国家科学技术学术著作出版基金资助出版
“十二五”国家重点图书
心血管介入治疗实用技术系列丛书

Interventional Therapy of Congenital Heart Disease

先天性心脏病介入治疗

主　　编　黄连军
副 主 编　吴文辉
编写人员　（以姓氏笔画为序）
马晓海（首都医科大学附属北京安贞医院）
王广义（解放军总医院）
王　浩（中国医学科学院阜外心血管病医院）
王　嵘（首都医科大学附属北京安贞医院）
朱鲜阳（沈阳军区总医院）
杜　靖（首都医科大学附属北京安贞医院）
吴文辉（首都医科大学附属北京安贞医院）
何怡华（首都医科大学附属北京安贞医院）
张玉顺（西安交通大学第一附属医院）
金敬琳（中国医学科学院阜外心血管病医院）
赵世华（中国医学科学院阜外心血管病医院）
徐仲英（中国医学科学院阜外心血管病医院）
高　伟（上海交通大学医学院附属上海儿童医学中心）
凌　坚（中国医学科学院阜外心血管病医院）
黄小勇（首都医科大学附属北京安贞医院）
黄连军（首都医科大学附属北京安贞医院）
蒋世良（中国医学科学院阜外心血管病医院）
主编助理　曾庆龙（首都医科大学附属北京安贞医院）

北京大学医学出版社

XIANTIANXING XINZANGBING JIERU ZHILIAO

图书在版编目（CIP）数据

先天性心脏病介入治疗/黄连军主编. —北京：北京大学医学出版社，2015.10
ISBN 978-7-5659-1163-7

Ⅰ. ①先… Ⅱ. ①黄… Ⅲ. ①先天性心脏—介入性治疗 Ⅳ. ①R541.105

中国版本图书馆 CIP 数据核字（2015）第 163713 号

先天性心脏病介入治疗

主　　编：黄连军
出版发行：北京大学医学出版社
地　　址：（100191）北京市海淀区学院路 38 号　北京大学医学部院内
电　　话：发行部 010-82802230；图书邮购 010-82802495
网　　址：http://www.pumpress.com.cn
E - mail：booksale@bjmu.edu.cn
印　　刷：北京佳信达欣艺术印刷有限公司
经　　销：新华书店
责任编辑：高　瑾　　**责任校对**：金彤文　　**责任印制**：李　啸
开　　本：787mm×1092mm　1/16　　**印张**：16.5　**字数**：410 千字
版　　次：2015 年 10 月第 1 版　2015 年 10 月第 1 次印刷
书　　号：ISBN 978-7-5659-1163-7
定　　价：108.00 元

序

我国现有先天性心脏病患者超过400万人，每年新出生的先天性心脏病患儿多达20万人。以往确诊先天性心脏病的患儿均行心血管外科开胸手术治疗。从20世纪60年代初起，国外就有学者试图用介入方法治疗先天性心脏病，但进展缓慢。1997年美国学者Amplatzer发明了一种由镍钛合金制作的封堵器，才使介入技术有了突破性发展并能在中国蓬勃开展。先天性心脏病的介入治疗从最初的房间隔缺损、动脉导管未闭和室间隔缺损封堵术开始，发展到目前可以通过介入方法治疗十多种先天性心脏病，并且已经发展成为一门独立的学科。

先天性心脏病介入治疗与外科开胸手术相比，优点一是危险性比较低，二是患者痛苦小，三是患者身体没有瘢痕，四是术后恢复时间短。采取介入治疗方法虽然具有一定优势，但并非所有先天性心脏病都是介入治疗的适应证，一些不是介入治疗适应证的患者仍然需要通过开胸手术的方法进行治疗。由此可见，目前介入治疗与开胸手术治疗先天性心脏病，在技术上已形成互补。

先天性心脏病介入治疗这门新兴学科，在国内发展不过三十余年，我国医学专家在此方面已获得丰硕成果，相比之下，相关参考书籍却比较匮乏。黄连军教授与其他国内具有丰富临床经验的一线先天性心脏病介入治疗专家一同编写的《先天性心脏病介入治疗》，总结了我国先天性心脏病的介入治疗经验。本书介绍了心脏胚胎发育及解剖，超声心动图在先天性心脏病介入治疗中的应用，以及房间隔缺损、室间隔缺损、动脉导管未闭、肺动脉瓣狭窄、主动脉缩窄、肺动静脉瘘、复杂先天性心脏病等的介入治疗。重点阐述了手术适应证、手术技巧与方法、并发症。本书内容丰富、图文并茂、文笔流畅、阐述精妙，是一本有价值的、符合我国国情的先天性心脏病介入治疗的参考书，对促进我国先天性心脏病介入治疗工作的开展有重大意义。

蒋世良

2015年3月于北京

前　言

过去的五十多年来，随着外科技术的进步与发展，先天性心脏病患者生存率得到了显著的提高。然而，减少手术创伤，缩短手术时间，是医患双方对于医学发展的共同追求。半个多世纪以前，许多天才的心脏病学家就已经开始尝试对先天性心脏病进行介入治疗。从 1953 年 Rubio 应用钢丝导管切割狭窄的肺动脉瓣，到 1966 年 Rashkind 应用球囊扩张导管进行房间隔造口术；从 1982 年 Kan 应用球囊导管扩张狭窄肺动脉瓣，到同年 Singer 应用球囊导管扩张了缩窄的主动脉；从 1969 年 Porstmann 经导管封闭了未闭的动脉导管，到 1974 年 King 应用双盘伞封闭了房间隔缺损，再到 1988 年 Lock 应用介入方式封闭了室间隔缺损。虽然，以今天的眼光审视当时的这些技术，存在着许多不成熟的地方，但不可否认，正是这些勇于创新的医生们，用创造性的思维为先天性心脏病的治疗开拓了一条无比广阔的道路。后人在他们创造的技术之上，进行不断的设计和改良。如今越来越多的先天性心脏病可以通过介入手术进行治疗，减少了手术创伤，减轻了患者的痛苦。同时，介入技术也更易推广和普及，这使得更多的先天性心脏病患者从中获益。

20 世纪 90 年代后期，各类先天性心脏病介入治疗器材引入国内，推动了我国先天性心脏病介入治疗的蓬勃发展。我国国情与发达国家不同。首先，我国人口基数大，先天性心脏病发病率更高；其次，受我国经济发展水平和整体医疗水平所限，某些先天性心脏病早期不能被检出。所以我国有更多的成人先天性心脏病患者，这些患者可能同时合并其他心血管疾病，使得介入治疗难度更大。另外，我们需要肯定国产品牌器材对我国先天性心脏病治疗所做出的贡献，特别是 2001 年研制出的对称性膜部室间隔缺损封堵器，使手术成功率增高，降低传导阻滞等严重并发症的发生率，使我国该项先天性心脏病介入治疗技术走在国际前列。近年来，我国先天性心脏病介入医师培养也已日益规范，先天性心脏病上报网络不断完善，每年各个培训基地成功培养了大量的介入医师，服务于全国各地的先天性心脏病患者。一些国内较大、较强的心脏病专科医院或心脏专科的先天性心脏病介入手术量不断增加，年均手术量可达 1000 例以上，同时手术技术也日益成熟，某些方面已经达到世界领先水平。

与此同时，我们更应该认识到自身的不足。介入医学是一门依靠器材的医学，一名合格的介入医生，除了要掌握精湛的手术技艺，同时要熟知各种器材设备的优缺点及使用特性，还要了解材料学的知识。目前，我们所使用的各类先天性心脏病介入术式及器材属于国内原创的并不多，这与我们的手术量及病例基数并不相符。一名杰出的医生不仅要解放自己的双手，更要解放自己的头脑，能够高瞻远瞩地发挥创造性思维，设计出应用于临床的划时代产品。从思路的产生到产品的应用需要一个漫长的转化过程，甚至可能需要不止一代人的付出，因此更需要我们持之以恒地努力。如近年来，先天性心脏病领域非常热门的经导管肺动脉瓣置入术，最初于20世纪90年代初便由Anderson提出了这一概念，由Bonhoeffer付诸实践，并于2000年将结果发表于《柳叶刀》杂志，甚至早于心脏外科领域目前最为热门的经导管主动脉瓣置入术2年。最终经导管肺动脉瓣置入器材于2006年被完善成第一个可以在市场上推广的器材。据自然出版集团最新公布的自然指数（nature index）表明，我国科研产出虽仅次于美国位列世界第二，但却极少有科研成果转化为创新技术产品，这昭示着我辈人以后奋斗之目标。

路漫漫其修远兮，吾将上下而求索。纵观介入医学的飞速发展，更小的创伤，更少的痛苦，更便捷的术式，一直是医生与患者的追求，我相信先天性心脏病介入治疗学会有越来越广阔的前景。我满载使命与国内具有丰富临床经验的先天性心脏病介入治疗专家一同编写了这部《先天性心脏病介入治疗》，总结先天性心脏病介入治疗的基本理论、基础知识、基本技能，同时展示我国学者对先天性心脏病介入治疗学的认识与经验，以期为我国先天性心脏病介入治疗工作提供有价值的实践与理论指导。

黄连军

2015年4月北京

目　　录

第一章

心脏的解剖和胚胎发育

第一节　心脏的解剖

一、心包

心包是一个包裹在心脏和大血管根部的纤维浆膜囊，有润滑和保护心脏的作用，可分为外层纤维心包和内层浆膜心包。

纤维心包贴于浆膜心包壁层的外面，顶端与大血管根部外膜延续，底部与膈的中心腱延续，周围通过韧带与气管、胸骨相连，将心包固定在胸腔的中纵隔内。

浆膜心包可分为脏层和壁层。脏层覆于心肌的外面，又称为心外膜，壁层在脏层的外围。脏层与壁层在出入心脏的大血管根部相移行，两层之间的腔隙称为心包腔，内含有少量浆液，起润滑作用，可减少心脏搏动时的摩擦。

心包脏层和壁层的移行部将大血管根部分隔为两组，一组为主动脉和肺动脉，另一组为上、下腔静脉和肺静脉。两组间的心包间隙称为心包斜窦，其与左心房后壁间的间隙称为心包横窦。

二、心脏的表面结构

心脏的心房、心室在表面以沟为界，心房和心室间以冠状沟分隔，左右心房间以房间沟分隔，左右心室间以室间沟分隔。前室间沟位于心脏胸肋面的偏左侧，后室间沟在心脏膈面的偏右侧。

心脏的前面亦称为胸肋面，相当于第 3～6 肋软骨水平，心房在后上方，心室在前下方。心室部分主要为右心室的前壁，约占心脏胸肋面的 2/3，构成心室右缘，余 1/3 为左心室前壁，构成心室左缘。

心脏的后面由左、右心房后壁构成，上达肺动脉的左右分支，下界为后冠状沟，右界为右心房的右缘，左界为左心房的左缘。心房在卧位时相当于第 5～8 胸椎水平，立位时相当于第 6～9 胸椎水平。心脏后面有房间沟，室间沟与冠状沟的交会点称为房室交界区。

心脏的下面亦称膈面，由心室构成，位于膈的中心腱及其左侧部，心尖由左心室构成，指向左前下方。

心脏的上界主要由左心房构成；右界由右心房构成，几乎呈垂直方向或略向右凸；下界主要由右心室构成，几乎呈水平方向从右界的下端伸展到心尖；左界主要由左心室左缘构成，呈弧状，其最上方为左心耳。

三、心腔的结构

心脏由房、室间隔和左、右房室口分隔为左心房、右心房、左心室、右心室四个心腔（图 1-1）。

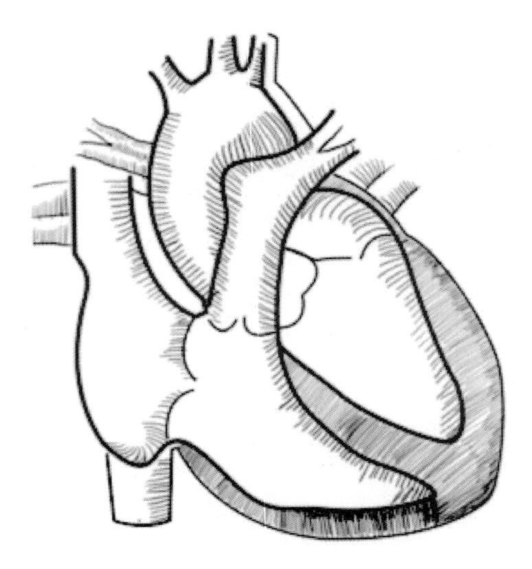

图 1-1 心腔内结构

右心房呈四方形，其后部内壁光滑，前部为右心耳，由胚胎时期的心房发育而成。两者之间有较粗的嵴，起自房间隔的上部，经前面绕过上腔静脉口，伸展到下腔静脉口的右缘并与下腔静脉瓣相接，称为界嵴。在心外膜，与界嵴相应的浅沟为界沟。

上、下腔静脉分别开口在右心房的后上方和下方，上腔静脉开口处无瓣膜，下腔静脉开口前缘有一半月形的下腔静脉瓣。冠状静脉窦开口于下腔静脉口与右房室口之间。

右心房的左后方为房间隔，房间隔的右后下部有一卵圆形凹陷即为卵圆窝。其基底由胚胎心脏的第一房间隔形成，窝的上缘和前缘较为明显，由胚胎心脏第二房间隔的游离缘形成。胎儿期第一房间隔与第二房间隔在窝的前方重叠，但不融合，如出生后仍不融合则形成卵圆孔未闭（图 1-2）。

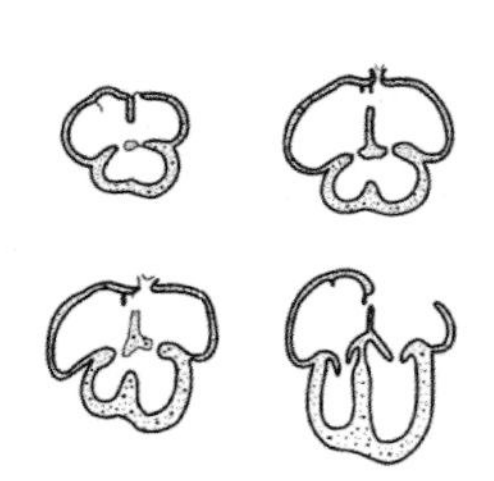

图 1-2 房间隔形成

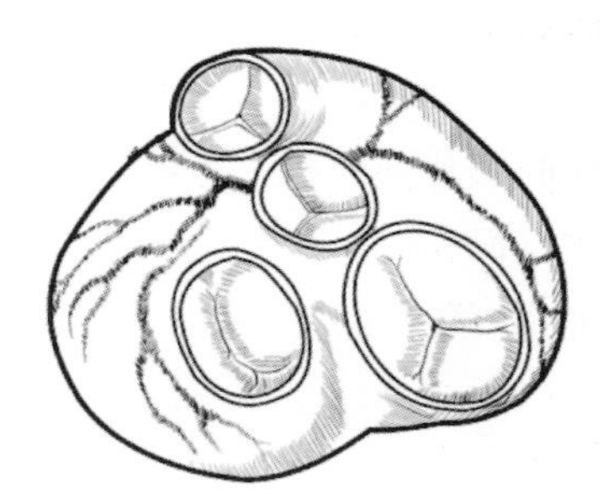

图 1-3 心脏纤维骨架及瓣膜

右心房的左下方为右房室口，周径约 11～12cm，口缘有三个近似三角形的瓣叶附着，即三尖瓣，分别为前瓣、后瓣和隔瓣（图 1-3）。三尖瓣的瓣叶以前叶最大，位于房室口与圆锥部之间，后叶最小，位于右后侧，隔瓣前侧部附着于膜部室间隔上，后部扩展至右房室口的后部。瓣叶间的连接部称为交界区，其上有腱索附着，与瓣叶交界相对应的三个乳头肌分别为前、后及隔乳头肌。前乳头肌的基部位于游离壁前侧近室间隔处；后乳头肌位于游离壁后侧近室间隔处；隔乳头肌较小，基部附着于室上嵴，又称圆锥乳头肌。

右心室前壁稍膨隆，称为游离壁，左后侧壁由室间隔构成，左上角位于肺动脉瓣和三尖瓣口之间，呈下宽上窄的圆锥状部分，是右心室心球面残余部分，称为右心室的圆锥部或漏斗部，肺动脉干由此发出。右心室漏斗部由胚胎时期的圆锥部发育而来，下缘粗大的肌性隆起即室上嵴，由漏斗间隔、心室漏斗和隔缘肉柱组成。室上嵴的左侧支为隔束，右侧支为壁束，两束间沿室间隔前侧延伸到前乳头肌基部的肌束为调节束，右束支主干走行于其间。

右室漏斗部的顶端为肺动脉口，直径约 2～3cm，肺动脉瓣由三个半月瓣构成，两个瓣位置在前，一个瓣在后（图 1-3）。

左心房位于右心房的左后方，其前面被肺动脉干和主动脉根部覆盖，后面构成心底的大部和心包斜窦的前壁。左心耳自左心房的左上角凸向肺动脉干前，左心耳形态狭长、弯曲，耳缘有更深的锯齿状切迹。肺静脉于左心房后上部汇入，入口无瓣叶。

左房室口位于左心房后下方，基部为致密的纤维组织环，环上有两个瓣叶附着，前瓣较大，位于主动脉口和左房室口之间，后瓣较小，位于房室口的右后方。瓣叶的心房面光滑，仅在近瓣缘部有不同程度的嵴状隆起，称瓣叶的闭合线。闭合线与瓣叶游离缘间表面不平，其心室面是腱索的主要附着部位。前后两瓣叶间的裂口状凹陷称为交界区，正对前后乳头肌。前乳头肌附着于左心室游离壁前侧缘，其腱索与二尖瓣前、后瓣的前侧相连，后乳头肌附着于左心室游离壁后侧近室间隔处，其腱索与前、后瓣的后侧相连。

房室瓣来源于心内膜垫和心室的心肌组织。在左右房室孔的连接部心内膜垫的前后结节融合，心内膜垫心室面的薄层心肌演变为瓣叶。心内膜下的心肌通过肌小梁与心壁相连，以后肌小梁发育为乳头肌及腱索。腱索原为肌性，以后才转变为纤维束。如心内膜垫发育融合障碍，即出现心内膜垫缺损或瓣叶裂。

左心室呈圆锥状，壁厚约为右心室的 3 倍（8～12mm）。主动脉瓣下的室间隔表面光滑，其与二尖瓣前瓣之间的空间称为主动脉前庭区，参与构成左心室流出道。除此之外的室间隔余部及左心室游离壁均有肌小梁突入心腔。

室间隔斜置于左右心室之间，与前后室间沟对应。室间隔上部与主动脉前瓣和右后瓣交界部之间由纤维组织构成，即膜部室间隔。室间隔其余部分均由心肌构成。在近主动脉瓣口处，室间隔逐渐变薄，并偏向右侧过渡至主动脉瓣口的右侧，并融合为一体。

主动脉口面积约 $4cm^2$，位于左房室口的右前方，左心室主动脉前庭区上方。主动脉瓣由三个半月瓣构成，两个在后，一个在前。主动脉根部对应瓣膜有三个窦状扩张，即主动脉窦，右冠状动脉起自右冠窦（即前窦），左冠状动脉起自左冠窦（即左后窦），无冠状动脉发出的窦称为无冠窦（即右后窦）。右冠窦与无冠窦基部与室间隔膜部上缘相接，无冠窦的左半侧及左冠窦的基部与二尖瓣前瓣基部附着于同一纤维环口，两者间无肌性间隔。

四、心脏的传导系统

心脏的传导系统包括窦房结、结间束、房室结、希氏束和左右束支及浦肯野纤维等。

窦房结为心脏起搏点，其位于上腔静脉口与右心房连接外侧的心外膜脂肪间，大小约 15mm×15mm×1.5mm。

房室结位于右心房三尖瓣附着部后方的房间隔右房面，冠状静脉窦口前方的心内膜下。结的深面与心脏的中心纤维体相连。

连接窦房结和房室结的即为结间束。前结间束从窦房结前缘发出经上腔静脉前进入房间隔与房室结相接；中间束从窦房结后缘发出沿上腔静脉后缘经卵圆窝前缘到房室结的顶部。后结间束从窦房结后缘发出，沿右心房界嵴到下腔静脉口，再沿冠状静脉窦口前缘到房室结后缘的上方。

房室结前方发出希氏束，向上到右纤维三角，在三尖瓣隔瓣附着处的室间隔膜部后缘下降到室间隔肌部的上缘。希氏束达主动脉瓣前瓣和右后瓣间的下方时，连续发出左束支纤维，走行于室间隔左侧的心内膜下呈扇形分布。右束支是希氏束的直接延续，沿隔乳头肌的后缘入调节束，达右心室前乳头肌的基部。左右束支经反复分支，最后形成相互交织的网状纤维末梢，即浦肯野纤维，与心肌细胞吻合。

五、冠状血管

冠状动脉将动脉血送至心脏各处，冠状静脉将静脉血运送回右心房。

（一）冠状动脉

冠状动脉起自升主动脉根部的主动脉窦。左冠状动脉起自左窦，主干走行于肺动脉干和左心耳之间，达左冠状沟后再分为左前降支和左回旋支。

左前降支为左冠状动脉主干的直接延续，沿前室间沟下行至心尖并延至膈面，终止于后室间沟的下 1/3 部。左前降支沿途发出分支供应前室间沟两侧的左右心室前壁、右心室漏斗部、心尖部、心脏膈面的下 1/3 及室间隔的前 2/3 区域（图 1-4）。

左回旋支沿左冠状沟走行，经心脏左缘转向膈面，终止于近心脏左缘的左心室后壁。左回旋支沿途发出分支供应左心房、左心室前壁的心底部分，左心室侧缘及左心室后壁近侧缘部（图 1-4）。

有时左回旋支和左前降支的分叉处有分支发出，称为对角支，供应左心室前壁上部。

右冠状动脉起自右窦，向右前方走行于肺动脉干根部和右心耳间，后沿右冠状沟向右走行至心脏右缘转向心脏的膈面。行至房室交界区后沿后室间沟下行，终止于后室间沟下 2/3 部。其走行于后室间沟部分又称为后降支。右冠状动脉沿途发出分支供应右心房，左心房后部，右心室漏斗部，右心室前壁、侧壁及后壁，后室间沟两侧的左右心室后壁以及室间隔的后 1/3 区（图 1-5）。

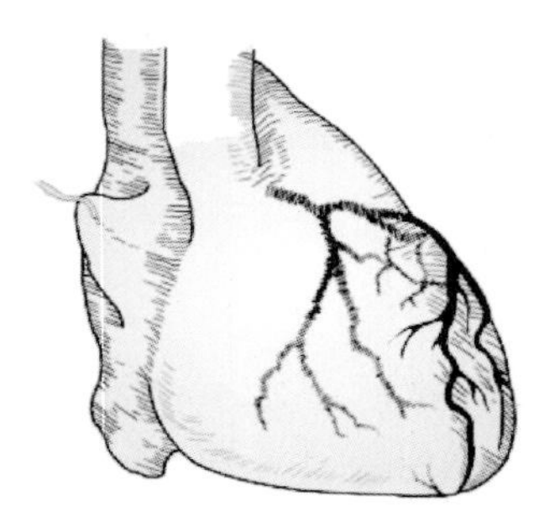

图 1-4　左冠状动脉

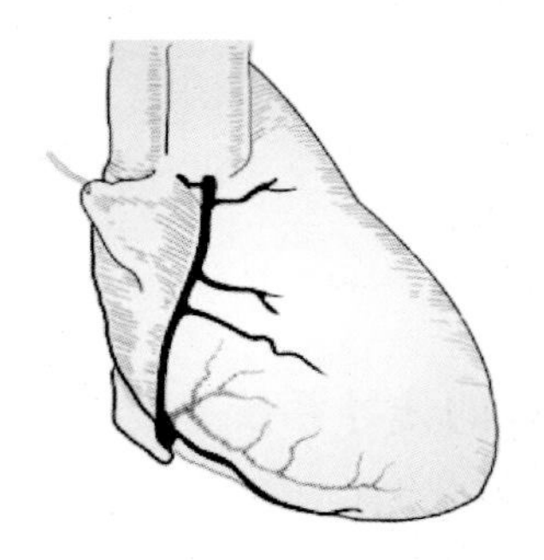

图 1-5　右冠状动脉

心脏膈面左右冠状动脉供应范围变异较大。据报道我国约 65.7％的个体右冠状动脉达左心室后壁，后降支起自右冠状动脉，而左冠状动脉仅达左侧缘旁的左心室后壁，称为右优势型；约 5.6％的个体，后降支起自左回旋支，且左回旋支到达右心室后壁，称为左优势型；其余约 28.7％的个体左心室后壁由左冠状动脉供应，右心室后壁由右冠状动脉供应，称为均衡型。心脏传导系统的血液供应随冠状动脉分布而异。约 60％窦房结动脉起源于右冠状动脉，40％起源于左冠状动脉，少数同时来源于左、右冠状动脉。房室结动脉起自心脏膈面的房室交界处。

（二）心脏静脉

心冠状静脉大多汇集到位于心脏膈面左心房、左心室间的冠状窦内，主要包括心大静脉、心小静脉、心中静脉、左心室后静脉和左心房斜静脉等。

心大静脉起自心尖部，沿前纵沟上行，转向左冠状沟到心脏的膈面入冠状窦。其属支来自左心房室前、外侧壁及小部分右心室前壁和室间隔的前部。

左心室后静脉引流左心室后壁及部分左缘和心尖区血液，走行于左室膈面，常汇入冠状窦，但也有汇入心中静脉或心大静脉的。

左心房斜静脉是左心房后壁的一小静脉，沿左心房后方斜行下降汇入冠状窦。

心中静脉起自心尖部，沿膈面的后纵沟汇入冠状静脉窦，引流左、右心室面及室间隔后部和心尖的血液。

心小静脉走行于右心房、室后面的冠状沟内，汇入冠状静脉窦末端。其属支来自右心房和右心室膈面。

右心室侧缘的右缘静脉汇入心小静脉或直接开口于右心房。

心前静脉引流右心室前壁、右心室漏斗部的血液，直接开口于右心房。

六、胸部大血管

（一）主动脉

主动脉可分为升主动脉、主动脉弓和降主动脉三个连续节段，其起自左心室主动脉口，向前向右侧上升走行，越过左支气管，在第4胸椎体左侧沿脊柱下降，经膈主动脉裂孔进入腹腔，至第4腰椎水平分为左右髂总动脉。

升主动脉长约5cm，于右侧第2胸肋关节水平移行为主动脉弓。升主动脉右侧为上腔静脉，后方有右肺动脉主干、右肺静脉，左邻主肺动脉。冠状动脉为升主动脉的唯一分支。

主动脉弓全长约5～6cm，其末端称为主动脉峡部。主动脉弓右侧有气管及其分叉，上方与头臂静脉毗邻，下缘跨过左右肺动脉和左支气管的上方。主动脉弓凸侧依次发出无名动脉、左颈总动脉及左锁骨下动脉，供应头部和上肢血液。主动脉弓凹侧发出支气管动脉。

无名动脉（头臂干）长4～5cm，起自主动脉弓上缘的右侧，向右上方斜升，达右胸锁关节背侧分为右颈总动脉和右锁骨下动脉。左颈总动脉起自主动脉弓上缘中部，沿气管左缘的前侧上升至颈部。左锁骨下动脉起自主动脉弓上缘的左侧，呈弓状向外上侧弯曲，达颈部外侧越过第1肋骨移行于腋动脉。

主动脉弓向下延续即为降主动脉，以膈为界分为胸主动脉和腹主动脉。胸主动脉右侧有胸导管，左侧有半奇静脉。沿途发出分支到支气管、食管、纵隔及肋间等。腹主动脉在脊柱前方，右邻下腔静脉，于腹主动脉前壁发出的主要分支依次为腹腔动脉、肠系膜上动脉和肠系膜下动脉，侧壁发出左右肾动脉。

（二）体循环静脉系统

包括上、下腔静脉和冠状静脉系统。

上腔静脉系统收集来自头颈、上肢、胸壁的血液，头部的静脉大部汇集为颈内静脉，上肢、胸壁及颈部的浅静脉分别汇集成腋静脉和锁骨下静脉。颈内静脉与锁骨下静脉再汇集成左右头臂静脉（无名静脉）。左右头臂静脉在右侧第1肋软骨的后面汇合成上腔静脉，汇入右心房。下肢静脉汇集成左右髂静脉，再汇合成下腔静脉，下腔静脉接收腹壁、腹腔内脏器的静脉，穿过横膈后即入右心房。

（三）肺动脉

主肺动脉短而粗，起自右心室漏斗部，向左后上斜行至主动脉弓下方，分为左右肺动脉。左肺动脉较短，水平向左，经食管、胸主动脉前方至左肺门，分上下两支进入左肺上下叶。右肺动脉较长，水平向右，经升主动脉、上腔静脉后方达右肺门，分三支进入右肺上、中、下三叶。左右肺动脉在肺实质内逐渐分支，最终达肺泡壁，形成毛细血管网。

在肺动脉干稍左侧，有一结缔组织索，连于主动脉弓下缘，称动脉韧带，是胚胎时期动脉导管闭锁后的残迹。

（四）肺静脉

左右各两支，分别称左上肺静脉、左下肺静脉、右上肺静脉和右下肺静脉。

肺静脉起自肺泡壁的毛细血管网，逐级汇合成肺静脉出肺门，注入左心房。

（五）支气管动脉

起自主动脉弓凹侧和降主动脉，沿支气管壁走行，沿途不断发出分支与肺动脉吻合进入肺组织。支气管动脉供应呼吸性细支气管，肺血管外膜，部分纵隔和脏、壁层胸膜。其大部分血液经肺静脉返回心脏，仅在肺门附近较大支气管处，由支气管静脉汇集肺门及其附近胸膜的静脉返回心脏[1-2]。

第二节　心脏的胚胎发育

胚胎的心血管系统发生很早，人胚在第 2 周时原始心脏已经开始形成，约在第 3 周末开始血液循环，第 4 周即有循环作用，至第 8 周房室间隔长成，将心脏分为左、右房室。因此，第 2～8 周是心脏胚胎发育的关键时期[2-3]。

一、原始管状心的形成

在人胚发育的第 3 周，心脏开始发生。心脏发生的最早迹象是在神经板头侧的中胚层组织中，出现原始心内膜细胞群，继而形成原始心内膜管。同时，心内膜管背侧的中胚层组织分裂为壁层和脏层。壁层和脏层之间的间隙，称为围心腔。在胚胎的第 4 周开始，前肠逐步闭合牵拉胚板，两侧的心内膜管亦被牵移到咽的腹侧。围心腔亦转移至心内膜管的腹侧，两侧心内膜管向中线靠拢，进而融合成原始管状心和心包腔。从侧方看，这个阶段的心脏，就像由一层薄膜悬挂在心包腔内的一个双层管状结构，管壁之间有无色透明的胶冻样物质，称为心胶冻。心胶冻仅含少量胚性间质细胞，但以后将形成非常重要的心内膜垫组织及其衍生物，如心脏的纤维支架、心瓣膜及其腱索、膜部室间隔、球韧带等。原始管状心向头端延伸与原始主动脉沟通，向尾端延伸与总主静脉沟通。

二、原始管状心的分节、屈曲和旋转

原始管状心逐渐呈粗细不均的分节现象。从尾端到头端，可依次分辨为静脉窦、心房、心室、心球和动脉干五个部分，管状心节与节之间有活瓣样结构，防止血液回流。原

始管状心逐渐变长，心球及心室部膨大，并沿逆时针方向旋转，使管状心呈S形。直到第7周末，心脏发育基本完成。在这之前，心脏的分节、旋转和分隔及与大血管沟通过程失常，将导致心脏畸形发生。

三、静脉窦和心房的融合

在胚的第4周中期，左、右原始心房融合为一个宽阔的共同心房。由于管状心的屈曲和旋转，心房被牵到球室襻的头背侧，两侧的居维叶（Cuvier）管也被牵入心包腔，并融合为静脉窦。静脉窦通过窦房孔与心房交通。心脏继续旋转，静脉窦被牵至心房的头背侧，使窦房孔成为略与胚体长轴平行的细长裂孔。窦房孔有瓣样结构，能防止血液回流。窦房孔的左侧瓣和右侧瓣在孔的头端融合成皱襞，皱襞沿心房壁向心房的头顶方向延伸，称为心房的假隔。在发育成熟后的心房内所见的终嵴，就是假隔的残迹，它标志静脉窦和心房融合线。窦房孔的右侧瓣，吸收不全时残留为附着于下腔静脉口到终嵴之间的房壁上网状结构，称为希阿里（Chiari）网。左侧瓣的尾端演化成下腔静脉口的欧氏（Eustachian）瓣和冠状窦口的德氏瓣。左侧瓣的头侧部分与卵圆孔的边缘融合，一般不留残迹。

四、心房的分隔

在静脉窦与心房融合同时，共同心房也开始呈分隔现象。最早出现的改变是在窦房孔稍左方一个帘样隔从房壁的顶背部开始，沿心房的前壁和后壁，向房室通道方向增长，形成一个拱形隔，称原发房间隔。隔的游离缘与心内膜垫之间的拱形孔，称为原发孔。至此，原发隔增长的速度变缓或暂时停止，而在隔的顶部出现吸收和成孔现象，所形成的孔叫作继发孔。继发孔形成后，原发隔又开始向房室通道方向增长，最后与房室通道的心内膜垫融合。原发孔形成后，因原发隔停止发育而形成的畸形，叫作原发孔型房间隔缺损。

在继发孔形成的同时，假隔和原发隔之间又出现一个新的隔，称为继发隔。继发隔也发生于房壁顶部，向房室通道方向增长，但在继发隔的游离缘到达继发孔的下缘水平后，隔的中心部分停止增长，而隔的前支和后支，仍沿心房壁继续增长，直达房室通道的心内膜垫，并与之融合，同时更沿心内膜垫延伸，与对侧支融合。因此，发育完整的继发隔，实际上是一个中间带孔的隔膜，因孔的形态呈椭圆状，称为卵圆孔。从功能观点看，原发隔好比竖立在地上、较高部位有窗的间壁，继发隔则是悬于其右侧的一个窗帘，在其较低部位有窗。胎儿期间，由于右心房压力高于左心房压力，血液通过卵圆孔，把原发隔推向左侧，再经继发孔流入左心房。胎儿出生后，由于左心房压力高于右心房压力，原发隔被推向右侧，贴附于继发隔的左侧面，将卵圆孔堵塞，血液既不能从右心房流入左心房，也不能从左心房流入右心房。在一般情况下，婴儿出生后1年，原发隔即与继发隔融合。此后，如两者只贴附而不融合，称为卵圆孔未闭。如卵圆孔和（或）继发孔过大，原发隔和继发隔即使融合，仍残留通道者，称为卵圆孔型或继发孔型房间隔缺损。

五、房室通道的分隔

房室通道的分隔开始于胚的第3周，到胚的第6周完成。首先，在房室通道的前壁和后壁的心内膜下，胚性结缔组织汇集成丘状隆起，称为心内膜垫。前、后心内膜垫增生，向中线靠拢，进而互相融合，将房室通道分隔为左、右两个房室孔。心内膜垫又和房、室间隔融合，将心脏分隔为完整的四腔心。腹侧和背侧心内膜垫融合不全，可形成二尖瓣的大瓣和三尖瓣隔瓣的缺裂。腹侧和背侧心内膜垫不融合，同时也不与房、室间隔融合，则形成完全型房室通道畸形。

六、心室的形成和分隔

在胚的第3周，原始管状心的左、右原始心室迅速向两侧膨出，室壁厚，疏松而多孔，心腔狭小并充以海绵组织。在管状心阶段，左心室和右心室是串联关系，心脏屈曲、旋转后，左、右心室则呈并联关系。为了适应心室左右并联的新关系，心腔内的结构也做出重大的调整和改造。

首先出现的是心室和心球的融合。由于球室的退化和吸收，原来狭窄的心球变成了宽阔的球室庭。球室庭吸收不全，可导致右心室漏斗部狭窄或主动脉瓣下狭窄。宽阔的球室庭的形成，也为心室和动脉干的分隔创造了有利的条件。

室间隔是由肌部室间隔、窦部室间隔和膜部室间隔三个部分融合而成的。而这三个部分有发育不全或融合不良的情况，即导致不同类型的室间隔缺损。

肌部室间隔出现于胚的第4周开始时。最初的迹象是在球室襻的顶部，出现一个肉梁样嵴。室间隔逐渐向房室通道方向延伸，并由疏松多孔的肌性组织，变为坚实的肌性室间隔。这个过程进行得不完善，即导致肌部室间隔缺损，一般数目较多，但缺损较小，俗称为瑞士干酪样缺损。心腔内的海绵样肌组织大部分被吸收，一部分则形成乳头肌及心室内的肉梁。对单心室畸形形成的机制，有人认为是肌部室间隔没有发育的结果，但多数人认为单心室是一侧心室没有发育的结果。

窦部室间隔由近端心球隔和远端心球隔融合而成。在肌部室间隔形成的同时，心球内膜下的胚性结缔组织汇集成左右对峙的两个心球嵴。左侧心球嵴向右向下增长。当左侧心球嵴的下极和肌部室间隔的游离缘相接触后，心球嵴即沿肌部室间隔的游离缘向房室孔心内膜垫右结节方向延伸。右侧心球嵴则向左，向心内膜垫右结节方向增长，并沿右结节至动脉干轴线的假想线，与对侧心球嵴融合，形成近端心球隔。在近端心球隔形成的同时，动脉干近端也出现左右对峙的两个心内膜垫，心内膜垫发育、增生，最终与对侧内膜垫融合，成为远端心球隔。近端心球隔和远端心球隔融合形成窦部室间隔。远端心球隔又与动脉干的螺旋隔融合，使主动脉和肺动脉的分隔完善化。

膜部室间隔由右侧心球嵴和背侧心内膜垫右结节衍生而来的纤维组织构成。它和肌部室间隔融合，将室间孔闭合。膜部室间隔形成缓慢，有时出生后到12岁才能完成。

七、动脉干的分隔

在胚的第5周，动脉干接受由两个心室射出的血液。在胚的第6周，动脉干迅速被螺旋隔分为与左心室交通的主动脉和与右心室交通的肺动脉。螺旋隔旋转失常，则形成肺动脉狭窄、主动脉狭窄或大动脉错位。

八、肺动脉的形成

引流肺芽的静脉汇集为一个主干，入左心房背侧。在心房发育的过程中，肺静脉干逐渐被吸收，并入左心房，到最后阶段，四个原始分支直接通入左心房。当肺静脉没有汇集为一个主干，并分别进入左心房或右心房；或汇集为一个主干，但不进入左心房，即构成肺静脉回流异常。肺静脉干并入左心房的过程正常，但入口处狭窄，则导致三房心的形成。

九、心脏传导系统的发生

在胚的第3周，原始管状心已分节为静脉窦、原始心房、原始心室、心球和动脉干五个部分。节与节之间都环绕一束有兴奋传导作用的特化组织。管状心屈曲、旋转后，特化组织的相互关系发生了变化，使窦房环、房室环和球室环结合成为一个相互联系的传导系统。

十、大血管的发生和演变

（一）动脉系统的发育

原始管状心向头端延伸与原始主动脉沟通。腹侧主动脉分支为六对主动脉弓，主动脉弓又汇合为背侧主动脉。双侧腹侧主动脉的末支形成将来的颈外动脉，而双侧背侧主动脉末支则形成将来的颈内动脉。它们的演变是第一对、第二对和第五对主动脉弓基本退化、消失；第三对主动脉弓的根部形成将来的颈总动脉；第四对主动脉弓的右侧形成将来的无名动脉，左侧形成将来的主动脉弓；第六对主动脉弓则形成将来的左右肺动脉和动脉导管。

（二）静脉系统的发育

胚胎早期，静脉系统亦为左右对称排列。左右前主静脉和左右主静脉汇合为左右总主静脉，继而汇合为静脉窦。总主静脉汇合为静脉窦前，尚分别接收左右脐静脉和左右脐肠系膜静脉等分支。静脉窦被牵入心包腔，并与心房融合，原来分居左右两侧的总主静脉变成前后总主静脉。左前主静脉大部分退化、吸收，只残余心后一小段称为冠状窦。如果左前主静脉不退化、吸收，则称为左上腔静脉畸形。左、右无名静脉逐渐退化、吸收，下主静脉系统迅速发展，并通过右脐肠系膜静脉，汇入静脉窦，即下腔静脉[3]。

第三节　胎儿的血液循环

脐静脉从胎盘经脐带至胎儿肝，脐静脉血富含氧和营养，大部分血液经静脉导管直接注入下腔静脉，小部分经肝血窦入下腔静脉。下腔静脉还收集由下肢和盆腔、腹腔器官来的静脉血，下腔静脉将混合血（主要是含氧高和营养丰富的血送入右心房）。从下腔静脉导入右心房的血液，少量与上腔静脉来的血液混合，大部分血液通过卵圆孔、第二房间孔进入左心房，与由肺静脉来的少量血液混合后进入左心室。左心室的血液大部分经主动脉弓及其三大分支分布到头、颈和上肢，以充分供应胎儿头部发育所需的营养和氧；小部分血液流入降主动脉。从头、颈部及上肢回流的静脉血经上腔静脉进入右心房，与下腔静脉来的小部分血液混合后经右心室进入肺动脉。胎儿肺无呼吸功能，故肺动脉血仅小部分（5%～10%）入肺，再由肺静脉回流到左心房。肺动脉大部分血液（90%以上）经动脉导管注入降主动脉。降主动脉血液除经分支分布到盆腔、腹腔器官和下肢外，还经脐静脉将血液运送至胎盘，在胎盘内与母体血液进行气体和物质交换后，再由脐静脉送往胎儿体内[4]。

胎儿血液循环的主要特点为：胎儿有两条脐动脉和一条脐静脉通向胎盘；静脉导管存在，使脐静脉的血很快流入下腔静脉；卵圆孔和第二房间孔起心内分流作用，使右心房血很快进入左心房；动脉导管存在，使肺动脉血快速注入降主动脉。

第四节　出生后血液循环的改变

胎儿出生后，胎盘血液循环中断，新生儿肺开始呼吸活动，血液循环发生一系列相应变化[4-5]：

1. 脐静脉闭锁，成为由脐部至肝的肝圆韧带；脐动脉大部分闭锁成为脐外侧韧带，仅近侧段保留成为膀胱上动脉。

2. 肝的静脉导管闭锁成为静脉韧带。

3. 出生后脐静脉闭锁，从下腔静脉注入右心房的血液减少，右心房压力减低，同时肺开始进行气体交换，大量血液由肺静脉回流进入左心房，左心房压力增高，于是卵圆孔瓣紧贴于第二房间隔，使卵圆孔关闭。出生后约 1 年左右，卵圆孔瓣与第二房间隔完全融合，形成卵圆窝。

4. 动脉导管逐渐退化，出生后 3 个月左右完全闭锁成为动脉韧带。

（黄小勇）

参考文献

[1] 邹仲之. 组织学与胚胎学. 第 5 版. 北京：人民卫生出版社，2001：272-282.

[2] 于频. 系统解剖学. 第 4 版. 北京：人民卫生出版社，1997：185-199.

[3] 刘玉清. 心血管病影像诊断学. 合肥：安徽科学技术出版社，2000：1-16.

[4] 薛辛东. 儿科学. 第 2 版. 北京：人民卫生出版社，2010：291-294.

[5] Thornburg KL，LoueyS. Uteroplacental Circulation and Fetal Vascular Function and Development. Curr Vasc Pharmacol，2013，11：748-757.

第二章

心导管检查和心血管造影技术

第一节 概 述

心导管术由外周血管插入不同功能的导管至心腔及血管腔检查各种生理参数及进行心血管造影以获取所需的生理解剖资料，是诊断心脏病，尤其是先天性心脏病最重要的诊断方法。介入性心脏病学是近年来迅速发展起来的一门新兴学科，它揭开了医学科技的新篇章。介入治疗以其创伤小、疗效好、风险低、康复快等独特优点，目前已发展为和药物治疗、外科手术并驾齐驱的三大治疗手段之一。心脏介入诊疗技术是通过体外操纵心导管进行心脏病诊断和治疗的新技术，该技术的发展使心脏病的治疗发生了革命性变化[1-3]。

1844 年，Bernard 在其生理学研究中，将导管插入了动物心脏。1929 年，德国医生 Forssmann 在同事的协助下，将一根导管从自己的左肘前静脉插入，借助荧光屏监视，将导管送入了右心房。20 世纪 30 年代由右侧心腔混合静脉血标本进行血氧测定，以 Fick 法计算心排血量，为血流动力学计算打下基础。1941 年，Conrad 和 Richards 首次应用右心导管检查，测定右心及肺动脉压和心排血量，用于诊断先天性心脏病和风湿性心脏病。因为在心导管检查方面的卓越成就，Conrad、Richards 和 Forssmann 在 1956 年共同获得了诺贝尔生理学或医学奖。1951 年，国内首先在北京、上海开展右心导管检查术，1954 年开展左心导管检查，20 世纪 70 年代开展婴幼儿心导管术。近年来，心导管术由以诊断为主要目的转向为以治疗为目的[3-4]。

第二节 右心导管检查的操作技术和导管途径

一、适应证

(1) 先天性心血管疾病：为明确诊断、获得血流动力学资料，为手术适应证选择或手术后疗效判定提供诊断信息或依据。

(2) 获得性心脏病：特别是肺动脉高压患者的诊断及危重患者的血流动力学监测。

(3) 心血管疾病介入治疗前后血流动力学变化的监测和随诊复查。

二、导管插入部位

(1) 下肢静脉：腹股沟部血管为小儿最常用的穿刺血管。由于该处股静脉及股动脉平行上行，与下腔静脉及降主动脉相接，进而进入左右心腔，因此较其他途径具有更多优点：腹股沟处血管较粗，静脉不易痉挛；肢体容易固定；同时离心脏有一定距离，便于导管操作；尤其有助于探查房间隔缺损及动脉导管未闭；另外该途径比较符合心导管的自然弯度，容易操纵导管由右心房进入右心室，但进入右心室后需转动导管才能进入肺动脉。

腹股沟正常静脉解剖：下肢静脉血回流至股静脉后进入腹部，向上经髂静脉与下腔静脉连接，然后回流入右心房。在髂静脉上端和脊柱相平行处还发出一支腰升静脉，在经皮穿刺插管时有时导丝或心导管向下腔静脉递送时可能进入腰升静脉而使导管递送受阻，需要在X线透视下改变递送路线后再进入下腔静脉。正常腹股沟处的动、静脉相平行，股静脉位于股动脉内侧，根据解剖观察股动脉及股静脉二者排列距离略有变异：紧靠、略有重叠或略有距离。在经皮穿刺时可靠股动脉搏动来判断股静脉的位置。经皮穿刺点一般在腹股沟韧带下方，年长儿及成人在其下2cm处，婴儿在其下1～2cm处。

（2）上肢静脉：主要为贵要静脉，较少用于小儿。该静脉表浅，导管容易插入；经左贵要静脉容易插入肺动脉，这是由于导管经左腋静脉、左锁骨下静脉、左无名静脉、上腔静脉、右心房、右心室，最后达肺动脉，其途径恰和心导管自然弯度相吻合；而经右贵要静脉途径插入，由于其途径和导管自然弯度相反，导管进入右心室后，需操作导管才能进入肺动脉。肘前部静脉插管以往多应用于成人或年长儿，目前小儿导管术时很少应用，除非不能由股静脉途径进入者才采用，可用经皮穿刺或静脉切开法。

（3）脐血管：通常在生后72h内，最好在24h内进行。此时脐静脉切断处尚未完全堵塞，静脉导管还未关闭，由脐静脉插管至静脉导管进入下腔静脉达右心房。因此该途径是借助于胎儿血液循环途径在尚未完全闭合前进行插管，除进行诊断性心导管术外，还可进行球囊房间隔造口术。一旦需做脐静脉插管，先清洁消毒脐带，于结扎处切除断端，找到脐静脉开口，以备导管插入。脐静脉插管由于有一定并发症发生率，应用时间要求严格，技术操作较为困难，目前仅少数心血管中心选择性地应用。

（4）腋静脉：腋静脉也可作为心导管插入的选择途径，尤其应用于下腔静脉或髂静脉阻塞、畸形或中断，或外科手术如Fontan手术后需要随访检查肺循环血流动力学状态时，腋静脉是比较有用的途径，但检查时应避免损伤臂丛及与腋静脉相邻的腋动脉。

（5）锁骨下静脉：婴儿心导管术后易发生髂静脉或肾下段下腔静脉血栓形成，尤其是对6个月内婴儿进行经皮穿刺法，心导管术后有高达16%患儿发生静脉阻塞，再次行心导管术时，经股静脉插管途径难以递送导管到达心腔。此时应疑及是否存在髂静脉阻塞，可注入少量造影剂，如果两侧髂静脉阻塞，可见造影剂上行经骶中或脊旁静脉达肾水平以上的下腔静脉；如果一侧髂静脉阻塞，造影剂通常可越过中线充盈对侧的股静脉或髂静脉。对于髂静脉或下腔静脉阻塞的患者，可选用锁骨下静脉途径进行插管。此外，该途径亦适用于上腔静脉与肺动脉分流手术（Glenn手术）后的随访，可检查腔肺吻合口是否通畅、肺动脉的发育情况以及肺循环的血流动力学状态。通常采用左锁骨下静脉或颈外静脉穿刺将导管插入进行探查。

（6）颈外静脉：右心导管术有时也可采用颈外静脉穿刺法，该途径亦可用于Glenn术后进行随访观察。此外，还可用于安置右心内膜起搏电极。由于颈外静脉与锁骨下静脉之间有一角度，因此需操纵导管、调整方向才能经锁骨下静脉、无名静脉达上腔静脉。

三、器材准备

（1）导管导丝：右心导管术常用的导管包括5～6F端侧孔导管、猪尾巴导管、端孔导管、Swan-Ganz导管、其他气囊-漂浮导管等。一般仅用导管就能完成右心导管术，但有时需导丝配合完成，常用的导丝为150cm长、0.089cm（0.035英寸）或0.097cm（0.038

英寸）的普通直头导丝、J形头导丝或普通泥鳅导丝。

（2）静脉穿刺针、5～6F静脉或动脉鞘管。

（3）多道生理记录仪：监测心电图、压力变化。

（4）血气分析仪：用于及时测定取血样本的血氧饱和度。

四、操作步骤

（1）术前准备：右侧腹股沟区备皮，建立静脉通路，婴幼儿及不能合作儿童需请麻醉师协助进行基础麻醉。

（2）静脉穿刺：于腹股沟韧带下方2cm、股动脉内侧0.5cm处局部麻醉下采用Seldinger穿刺法穿刺右股静脉，穿刺成功后将J形导丝送入穿刺针内，并循导丝插入血管扩张管及外鞘，随后撤去导丝插入血管扩张管，将外鞘保留入股静脉内，并用肝素盐水冲洗鞘管。如有特殊情况（如下腔静脉肝段缺如）穿刺股静脉不能完成检查者，可穿刺右侧颈总静脉或颈外静脉、锁骨下静脉。

（3）导管操作及各部取血测压：将右心导管经鞘管插入，依次将导管头端送至下腔静脉近端、右心房下部、上腔静脉近端、右心房上部、右心房中部、右心室中部、右心室流入道、主肺动脉、左肺动脉、右肺动脉。每到一个部位、取血1～2ml立即送去进行血气分析、测定血氧饱和度；随后接压力器测定各部压力情况，实际操作中我们只要求记录右心房中部、右心室中部、主肺动脉的压力。如无动脉通道及导管至主动脉异常通路，需在测压的间隙，用5ml注射器穿刺股动脉取1～2ml动脉血测定血氧饱和度。

（4）连续测压：测压状态下将导管头端由主肺动脉缓慢、匀速拉至腔静脉，记录主肺动脉-右心室间有无收缩压差或压力阶差移行区；或在肺动脉远心端至近心端缓慢、匀速拉动导管，测定左、右肺动脉与主肺动脉间有无压力阶差存在，一般收缩压差在10mmHg以上，表明有血流动力学意义。

（5）肺小动脉楔压的测定：一般来说，我们将肺小动脉楔压近似等于肺毛细血管楔压，其测定对于评价肺血管状态、测定肺血管阻力、反映左心房压力及左心室舒张末压等有重要意义。需要测量时，我们一般将4～5F端孔导管或球囊-漂浮导管送至肺动脉远端、楔入肺小动脉内来测定。目前，肺小动脉楔压并不是常规右心导管术中的测定项目。

（6）其他部位的取血及测压操作：有时由于患者本身的解剖畸形或变异，导管可到达正常情况下不能到达的部位，如导管经房间隔缺损或卵圆孔未闭至左心房及肺静脉，导管经室间隔缺损由右心室至升主动脉，或导管经未闭动脉导管由肺动脉入降主动脉等，同样，这些异常部位也要求取血、测压，以获得丰富的血流动力学资料。

（7）附加试验：为了评价肺动脉高压的性质或判断肺血管扩张能力，或了解肺血管对药物的反应，在普通右心导管检查完成后有时需对患者给予吸氧、吸入一氧化氮（NO）、给予肺血管扩张药（如前列腺素E等）后10～30min重复右心导管检查，将前后数据进行对比，以达到对肺循环的全面评价。

（8）术后处理：当各部位血氧饱和度和压力记录齐备并核对无误后，可撤出导管于体外，局部穿刺点压迫10～15min后加压包扎，沙袋压迫1～2h、平卧6h，口服抗生素1～2天。

五、右心导管操作手法及技巧

（1）导管进右心室：右心导管一般头端略带曲度，如无明显右心室高压、右心室增大、明显三尖瓣反流时，在右心房下部转动导管头端指向三尖瓣口，可趁三尖瓣口打开时直接将导管送入右心室中部。当心脏明显扩大，导管直接进入右心室有困难时，可采用“导管头端打圈法”，即将导管头端顶在右心房侧壁或肝静脉形成倒“U”形圈，然后轻轻转动并下拉导管，使导管头端朝向三尖瓣口，并弹入右心室内。确实进入右心室困难者，可借助导丝硬头人工弯曲成形，然后送入导管头端，使导管头端曲度加大，进入右心室内。

（2）导管进肺动脉：将导管由心室中轻轻后撤至右心室流出道，使导管水平状浮于心腔，然后顺时针转动导管使导管头端上抬后，推送导管一般都可顺利进入肺动脉。如导管进肺动脉困难，可尝试借助泥鳅导丝，导丝漂入肺动脉后，循导丝推送导管入肺动脉。

（3）导管进入异常部位的判断：异常部位包括房间隔缺损、动脉导管未闭、双上腔静脉、下腔静脉肝段缺如、冠状静脉窦等，需要通过影像解剖学位置结合压力波形加以区分[5]。

六、压力及血氧饱和度测量注意事项

压力和血氧测量值的准确性直接影响到右心导管报告结论的准确性，所以在右心导管操作中必须仔细、规范操作，确保数据的准确性。

（1）测压时必须保证导管、三通管、压力延长管、换能器的连接严密和通畅。导管、三通管、压力延长管必须定时冲洗，排气要完全，避免气泡和血凝块充塞导管或连接管从而影响压力描记，如发现压力波形与导管位置不符，需仔细检查，必要时可更换换能器。

（2）测压取血时需保持准确、良好的导管头端位置。正确的导管位置是游离于心脏、大血管腔内，如导管头端顶在血管壁或心腔壁上，则会导致取血困难、测压不准确。测压时不要触动导管，以保证测压的稳定性。

（3）每次测压前必须重新校零，以避免零点漂移带来的误差。

（4）各部位血氧饱和度的测定受血流层流、导管冲洗程度、测定时间等多种因素的影响，每次测定时需要仔细核对，并保持导管位置不变，一旦发现误差，需及时重新取样本。原则上每个心腔内血氧饱和度取2～3个样本，取平均值，以保证准确性；每次取血后应及时测定、尽量缩短体外停留时间。每次取血氧饱和度测量样本前必须充分冲洗导管，并用10ml注射器先抽取2～4ml导管内残留血液后再用5ml注射器取样本。

七、结果分析

1. 血氧结果分析　主要判断有无分流存在、分流方向、分流水平、分流量大小。

（1）左向右分流水平及分流量判断：左向右分流可发生在心房水平、心室水平、肺动脉水平、腔静脉水平。通过计算肺循环血流量（QP）与体循环血流量（QS）的比值（QP/QS）来判断分流量大小。正常时，QP/QS=1；1＜QP/QS＜1.5为少量分流；1.5＜QP/QS＜2为中等量分流；QP/QS＞2为大量分流。

（2）当右心房与腔静脉平均血氧饱和度之差大于9%时，可认为心房水平存在左向右分流，主要存在于房间隔缺损、肺静脉异位引流入右心房、冠状动脉瘘入右心房等疾病中。

(3) 当右心室与右心房平均血氧饱和度之差大于5%时，可认为心室水平存在左向右分流，主要存在于室间隔缺损、主动脉窦瘤破入右心室等疾病中。

(4) 当肺动脉与右心室血氧饱和度之差大于3%时，可认为肺动脉水平存在左向右分流，主要存在于动脉导管未闭、主肺间隔缺损等疾病中。

(5) 当上腔静脉或下腔静脉血氧饱和度明显增高或同一部位相近处多次采血发现血氧饱和度相差很大时，应怀疑腔静脉水平存在左向右分流，多见于肺静脉异位引流入腔静脉。

(6) 右向左分流判断：正常人外周动脉血氧饱和度为95%～100%，如果外周动脉血氧饱和度<95%，在排除肺部疾病导致的血氧交换困难后，应考虑存在右向左分流，低于90%时患者往往出现发绀。

2. 压力测定及压力曲线分析

心腔及血管内压力的测量是右心导管检查需要获得的重要生理参数。一般我们通过与导管尾端相连的多道生理记录仪来完成测压。

(1) 心房压力测定：正常左右心房压力曲线有两个向上的波即a波、v波。a波由心房收缩引起，出现在心电图的P波之后、R波之前；v波由心房充盈引起，出现在心电图的T波之后、P波之前；正常情况下a波峰顶略高于v波。正常a波值为4～8mmHg，v波值为4～7mmHg，右心房平均压为2～5mmHg，左心房平均压为5～10mmHg。右心房压力增高主要见于肺动脉高压、三尖瓣关闭不全、肺动脉瓣狭窄。缩窄性心包炎、限制型心脏病等患者心房压力曲线往往呈特殊形态，a波与v波几乎等高，曲线呈“M”型。左房a波高尖常见于二尖瓣狭窄，v波高尖常见于二尖瓣关闭不全；a波消失常见于心房颤动患者，a波重复出现常见于心房扑动患者。

(2) 心室压力测定：正常的心室压力呈高原型，心电图R波之后、S波中压力曲线迅速上升，曲线顶点为收缩压，心室射血后期曲线略有下降，形成波峰下的顿挫，然后进入心室舒张期，压力迅速下降至最低点（相当于T波之后），然后略有回升，形成小切迹，这时记录的是心室舒张压。正常右心室收缩压为15～30mmHg，舒张压为5～10mmHg，右心室舒张压>20mmHg应考虑明显的右心功能不全；正常左心室收缩压为80～130mmHg，舒张压为5～10mmHg。

(3) 肺动脉压力测定：测定肺动脉压是右心导管检查不可或缺的步骤。肺动脉瓣开放后，相当于心电图QRS波后、T波前，血液由右心室喷射入肺动脉，肺动脉压迅速升高形成一较圆钝的顶峰即肺动脉收缩压。右心室舒张期，肺动脉压下降至最低点，即为肺动脉舒张压。正常肺动脉收缩压为15～30mmHg，舒张压为5～10mmHg，平均压为10～20mmHg，如肺动脉收缩压为31～50mmHg，平均压为21～30mmHg，提示轻度肺动脉高压；收缩压为51～80mmHg，平均压为31～50mmHg，提示中度肺动脉高压；收缩压为80mmHg以上，平均压为50mmHg以上，提示重度肺动脉高压。

(4) 肺小动脉楔压测定：正常平均压为5～12mmHg，通常反映左心房平均压及左心室舒张末压，其平均压超过12mmHg即提示存在左心衰竭、左心室舒张受限、肺静脉回流受阻等。

(5) 主动脉压力测定：正常人主动脉收缩压和左心室收缩压相等，处于80～130mmHg之间，舒张压在60～90mmHg。

(6) 连续测压：主要测定血管腔内、心腔与血管腔内有无收缩压差，以判断血管有无狭窄、瓣膜有无狭窄。同一血管腔内收缩压差>10mmHg提示存在有意义狭窄，瓣膜上下收缩压差>20mmHg，提示存在有意义的瓣膜狭窄。一般常记录的连续压包括肺动脉至右心室连续压、左心室至主动脉连续压、肺动脉远端至近端连续压等。特别是肺动脉-右心室连续测压压力曲线能鉴别肺动脉瓣上、瓣膜及漏斗部狭窄。

3. 血流动力学指标计算

右心导管常需计算的血流动力学指标包括：每分氧耗量、肺循环血量（QP）、体循环血量（QS）、全肺阻力、心排血量等。

（1）氧耗量的测定：由于氧耗量的直接测定比较烦琐，临床上常采用体表面积及基础热卡推算法间接测定每分氧耗量，公式如下：

$$每分氧耗量（ml）=\frac{基础热卡（卡）\times 209}{60}\times 体表面积（m^2）$$

（注：基础热卡和体表面积可按年龄、身高、体重查表获得）

（2）循环血量计算：

$$体循环血流量（L/min）=\frac{氧耗量（ml/min）}{体动脉与体静脉血氧饱和度差值\times 1.33\times Hb（g/dl）}\times\frac{1}{10}$$

$$肺循环血流量（L/min）=\frac{氧耗量（ml/min）}{肺动脉与肺静脉血氧饱和度差值\times 1.33\times Hb（g/dl）}\times\frac{1}{10}$$

Hb为血红蛋白浓度（g/dl）；当体动脉血氧饱和度>95%时，若未测肺静脉血氧饱和度，则肺静脉血氧饱和度按100%算；当体动脉血氧饱和度<95%时，若未测肺静脉血氧饱和度，则肺静脉血氧饱和度按95%算。

（3）QP/QS计算：

$$\frac{QP}{QS}=\frac{体动脉与体静脉血压饱和度差值}{肺静脉与肺动脉血氧饱和度差值}$$

（4）全肺阻力（total pulmonary resistance，PVR）及肺小动脉阻力（pulmonary arteriolar resistance，PAR）计算：

$$全肺阻力（dyn\cdot s\cdot cm^5）=\frac{肺动脉平均压（mmHg）\times 80}{肺循环血量（L/min）}$$

$$Wood 阻力单位=达因单位（dyn\cdot s/cm^5）/80$$

一般PVR正常值为200～300dyn·s/cm^5（2.5～3.7wood单位），PVR大于450dyn·s/cm^5（5.5wood单位）表示全肺阻力明显增加。

$$肺小动脉阻力（dyn\cdot s\cdot cm^5）=\frac{肺动脉平均压-肺小动脉平均压（mmHg）\times 80}{肺循环血量（L/min）}$$

一般PAR正常值为47～160dyn·s/cm^5，PAR大于300dyn·s/cm^{5}表示肺小动脉阻力增加。

（5）心脏指数（cardiac index，CI）测量：

当无心内分流时，心排血量（CO）等于体循环血流量，同时等于肺循环血流量，心脏指数是指单位体表面积的心排血量，计算公式如下：

$$心脏指数（L/m^2\cdot min）=体循环血流量（L/min）/体表面积（m^2）$$

4. 附加试验的分析判断

（1）吸氧试验：吸入纯氧可扩张收缩状态下的肺小动脉，降低肺循环阻力，当重度肺动脉高压时，为区分动力性肺动脉高压还是器质性肺动脉高压，我们在完成常规右心导管术后还需进行吸氧试验，具体做法是：面罩给予纯氧吸入10min后在吸氧状态下重复右心导管检查，测压并进行各部分血氧饱和度分析，将吸氧前后的血流动力学资料进行对比。如果吸氧后外周动脉血氧饱和度上升至饱和、肺动脉平均压下降10mmHg以上、全肺阻力下降至500dyn·s/cm^5以下，一般认为肺动脉高压以动力性为主；如果吸氧后肺动脉压及全肺阻力下降不明显，则说明肺动脉高压以器质性为主。

（2）药物试验：主要指通过肺血管扩张药来降低肺循环阻力，常用的有NO、前列腺素E_1（PGE_1）等，主要判断标准基本同前。需要说明的是附加试验是临床判断病情的重要参考标准，但肺血管病变的情况要综合肺血管病变、血氧饱和度、临床症状全面评价[6]。

5. 右心导管报告的书写与存档

右心导管术的报告结果，不仅是重要的临床诊断依据，甚至是部分病例能否手术治疗的依据，书写有固定的要求和格式，并要求将压力曲线、血氧饱和度结果、分析数据共同保留，以便查阅（具体格式见表2-1和表2-2）。

表2-1　心导管检查报告（一）

<table>
<tr><td colspan="2">检查日期：</td><td colspan="2">报告日期：</td><td colspan="2">病案号：</td></tr>
<tr><td>姓名：
手术室：</td><td>性别：
助手：</td><td>年龄：
麻醉士：</td><td>科别：
麻醉方式：</td><td>病房：
导管型号：</td><td>心导管号：</td></tr>
<tr><td colspan="6">临床诊断：</td></tr>
<tr><td colspan="6">检查名称：</td></tr>
<tr><td colspan="6">插管部位及导管径路（导管径路图解说明）：</td></tr>
<tr><td colspan="6">检查经过（术中情况，反应及处理，药物剂量）：</td></tr>
<tr><td colspan="6">检查资料分析讨论：
1. 导管径路
2. 血样分析
3. 压力分析
4. 吸氧试验</td></tr>
<tr><td colspan="6">检查结果：
报告人：　　　校正人：</td></tr>
</table>

表 2-2　心导管检查报告（二）

检查日期：　　　　　　　　报告日期：　　　　　　　　病案号：

姓名：	性别：	年龄：	科别：	病房：	心导管号：

查表：

身高（cm）：	体表面积（m^2）：
体重（kg）：	基础热卡［Cal/（m^2·h）］：

各部位压力及血氧饱和度测定：

部位		血氧饱和度%		压力	
		吸氧前	吸氧后	吸氧前	吸氧后
上腔静脉					
下腔静脉					
右心房	上部				
	中部				
	下部				
右心室	流入道				
	中部				
	流出道				
肺动脉	主				
	右				
	左				
左心房					
升主动脉					
股动脉					
肺动脉-右心室连续测压：					
最大血氧饱和度含量：					

氧耗量（ml/min）：

肺循环血量（L/min）　吸氧前：
　　　　　　　　　　　吸氧后：

QP/QS　吸氧前：
　　　　吸氧后：

吸氧试验结果

	肺动脉压（mmHg）	全肺阻力（达因单位或 Wood 单位）
吸氧前		
吸氧后		

报告人：　　　　审核人：

第三节　插入方式

一、切开法

随着经皮插管技术的不断改进，目前动、静脉切开插管法的应用明显减少，但在特殊情况下仍需采用切开法。静脉切开前给予术前用药，根据患者病情及年龄选择局部麻醉

（局麻）与全身麻醉（全麻）。

（一）腹股沟部切开法

局部皮肤清洁准备、消毒，切开处位于腹股沟韧带下方：年长儿及成人 2～3cm，幼儿 1～2cm，新生儿及婴儿 0.5～1cm。于股动脉搏动内侧处做与股动脉垂直、与腹股沟韧带相平行的 1～2cm 切口，分离皮下组织、浅筋膜，在淋巴结内下方找到大隐静脉，向上分离看到大隐静脉进入股静脉，大隐静脉与股静脉交接处可见大隐静脉球部，该处为婴儿静脉切开法中需插入较粗导管时的最好部位，一方面大隐静脉球部直径较大隐静脉粗，另一方面作为股静脉的一个分支便于控制止血。通常 2 岁以上小儿大隐静脉暴露后远端以丝线结扎，近端放置丝线提拉血管（有止血作用），对于小婴儿由于大隐静脉细小其远端亦不宜过早结扎，可以用丝线提起，以防由于静脉回流受阻，使大隐静脉充盈不足而影响插管。用眼科剪在血管壁上剪一小口，插入心导管，或以特制的直角扩张器撑开静脉小切口，以助心导管插入，尤其适用于小婴儿及新生儿患者。对于新生儿及小婴儿完全性大动脉转位等重症先天性心脏病患儿需做球囊房间隔造口术者，由于需插入较粗 Rashkind 球囊导管，其头端更粗，难以插入大隐静脉，需要在大隐静脉球部或股静脉进行切开方能插入，由于该处血管分支很多，附近又有股静脉、股动脉，插管过程中容易出血，因此术前应充分暴露股三角（包括以上血管），将大隐静脉远端以及与大隐静脉球部相连的股静脉的近、远端均放置一控制线，这样一旦在操纵心导管时，发生静脉切口撕裂出血，即可将控制线收紧止血，便于术毕修补静脉。术前应配血备用。

（二）上肢静脉切开法

肘前窝处静脉表浅，选择近内侧的贵要静脉，通常由左贵要静脉递送导管经左腋静脉、左锁骨下静脉、左无名静脉、上腔静脉至右心房、右心室，随后可顺利进入肺动脉。而位于贵要静脉外侧的头静脉进入肩胛部后变细不易进入锁骨下静脉，因此不宜采用该静脉作为心脏插管途径。

（三）腋静脉切开

以往是常用方法。上臂外展，保持肱骨与躯干角度不大于 90°，如超过 90°，尤其是持久维持该位置可引起臂丛损伤。用普鲁卡因局部麻醉后，在胸大肌下缘的下部切开，分离皮下组织，注意避免损伤臂丛及腋动脉。

二、经皮静脉穿刺法心脏插管术

经皮静脉穿刺法心脏插管术由于不需静脉切开及结扎静脉，因此能快速、方便、有效地进行心脏插管术，同时简化了操作，通过经皮插管可随时根据需要经血管扩张管调换各种规格的诊断性和治疗性导管，明显地扩大心导管术的范围，即使在急诊亦可从容地进行插管术。经皮穿刺法可免除由于皮肤切开而引起的感染（尤其对于婴儿腹股沟处静脉切开，由于大小便污染局部伤口，容易发生感染）。另外可保留血管以供反复使用。因此已广泛应用于各年龄组患者，甚至在新生儿期也可常规应用。

（一）器材准备

经皮穿刺法需准备以下器材：

1. 穿刺针　通用规格有16～20号，3岁以上可用16号，婴儿患者选用18～20号。

根据穿刺针的材料及功能要求通常分为以下几种：

（1）不锈钢穿刺针：该穿刺针具有薄壁金属外套，内有配套的针芯，头端有锋利穿刺针斜面。此为最早普及应用的穿刺针，经济耐用。

（2）塑料外鞘穿刺针：该穿刺针外鞘多为透明具有一定弹性的塑料，内芯为钢针，塑料外鞘与针芯配套，由于塑料外鞘具有一定弹性，便于置于血管内，且损伤小，可于常规心血管插管及急诊监护时使用。另外透明的塑料外鞘可以直接见到静脉回血，便于穿刺后在回撤过程中观察穿刺针是否位于血管中。

（3）短而无针芯的穿刺针：通常为21号，类似注射针，该穿刺针小，针尖斜面小，对血管损伤小。由于习惯不同，一些心血管中心选用的穿刺针亦不尽一致，即使同一次心导管术过程中，根据当时情况亦可调换不同规格的穿刺针。

2. 导引钢丝　根据穿刺针大小规格可配以0.46mm、0.53mm、0.64mm、0.81mm、0.89mm、0.97mm等不同大小的导丝，应用于静脉插管的导丝有长短之分，短的长约40cm，长的约145cm。通常应用弯头导引钢丝。

3. 血管扩张管（经皮穿刺导管插入鞘）　血管扩张管包括鞘及血管扩张管两部分，通常规格为4～8F。

（1）止血扩张管：该止血装置为扩张管的尾部有防止出血的乳胶槽，可容导管插入扩张管内，而瓣口和导管紧密相贴，同时在止血扩张管尾部有一侧管带有三通开关，由该处可以注射液体，同时可测定压力，因此该血管扩张管可同时测定两个部位压力，即由心导管到达特定心腔压力及通过侧管测定扩张管插入部大血管压力，尤其适用于同时测定左心室与主动脉压力。

（2）普通血管扩张管：通常规格为4～8F，该血管扩张管可用于各种常规心导管术，但不适用于某些特种治疗导管，由于这些导管头端较导管体为粗，因此需用比导管大1～2F的血管扩张管。因此当特种导管插入后两种导管间留有缝隙而造成出血时，通常应用止血扩张管。

（二）经静脉穿刺操作方法

经皮穿刺器械及材料先用100U/ml肝素生理盐水进行冲洗。局部皮肤消毒，在普鲁卡因或利多卡因局部麻醉下进行经皮穿刺。

1. 股静脉穿刺法　垫高臀部，两髋关节稍外展，固定膝关节，对于新生儿及小婴儿可固定于自制的人字形木架上。两侧腹股沟处皮肤消毒，触及股动脉搏动后，确定穿刺部位，于股动脉搏动内侧0.5cm处局部麻醉，用手术刀尖划开皮肤0.2～0.3cm，手持穿刺针与皮肤成30°～40°角，向脐方向刺入皮肤、皮下组织、股静脉直至耻骨，然后穿刺针缓缓后撤，当穿刺针进入股静脉时即有血液涌入穿刺针内，如血液不畅可用注射器进行抽吸。一旦穿刺针位于血管内，即拔出内芯，向穿刺针内送入导引钢丝，通常静脉插管应用弯头导丝，如导丝无阻力顺利插入至下腔静脉，可撤去穿刺针，保留导管在血管内，再循导管插入血管扩张管及外鞘至股静脉，然后撤去血管扩张管及导丝，而外鞘仍留在股静脉内。心导管可经扩张管内插入，进行各种心导管检查，术毕导管及外鞘一同拔出，局部压迫止血。

大部分右心导管术可经股静脉穿刺法进行插管术，但股静脉穿刺时遇到以下情况需及时处理：

（1）误伤膀胱：对操作经验不足者更易发生此并发症。本前患者应排空小便，同时穿刺针应指向脐，穿刺针进入皮肤后，进入股静脉的位置不宜超过腹股沟韧带。

（2）导丝或导管插入血管内遇有阻力，不能顺利递送：如果经皮穿刺后血液自然涌出，表明穿刺针位于血管内。另有以下可能：①穿刺针刺破血管壁，使针尖斜面跨在血管壁伤口处，造成导丝递送困难，此时可把穿刺针稍后撤再递送导丝；②穿刺针抵住血管壁，可改变穿刺针方向，可用弯头导丝进行试插；③位置不当，尤其是臀部未适当垫高；④膀胱明显充盈者；⑤导丝或导管可能向上递送进入腹壁浅静脉或腰升静脉，可在透视下改变递送方向，先用弯头导丝向上递送到所需部位，然后沿导丝插入端孔导管或端侧孔导管（Gensini 导管）进行测压或心血管造影；⑥排除以上情况，必要时可推少量造影剂，观察血管有无畸形或髂静脉、下腔静脉有无血栓形成，以决定是否由上肢静脉、腋静脉、锁骨下静脉或颈静脉等途径插管。

沿导丝插入血管扩张管及外鞘时应轻柔，用力恰当，推送与略施旋转相结合，尤其用小号穿刺针及导丝插入时，先用蚊式血管钳略扩张皮肤小切口及皮下组织，有时需先用血管扩张管扩张静脉穿刺口，再插入血管扩张管及外鞘，新生儿股静脉有良好扩张性，需要时可容 6～7F 扩张管插入。

2. 其他静脉穿刺法　大部分患者都可通过经皮股静脉插管法进行心导管术，如果由于特殊情况不能进行者可选择其他部位穿刺，如前臂静脉，颈外、颈内静脉，锁骨下静脉或锁骨上静脉。应熟悉这些部位的解剖，预防可能发生的并发症。

第四节　导管操作与手法

要达到熟练、准确地进行心导管检查必须具备正常心脏及大血管 X 线定位，异常心血管畸形走行等知识。要熟知每例接受心导管检查患者的术前诊断，尤其是超声心动图表现，通过心导管检查需要获得哪些生理和解剖学方面资料。最后非常重要的是应掌握操纵心导管术的手法、技巧。一个训练有素的心脏专科医师在进行心导管术时必须保持清醒的头脑，密切关注患者生命体征的变化，包括心率及节律、动脉压、经皮血氧饱和度及血气的改变，以高度的责任感指挥整个导管组的工作，随着介入性导管术的深入开展，更需要有高度的责任心，及时抢救及预防可能发生的并发症。良好的心导管操作需要眼、脑、手、足协调并用，对心导管操作的路线需要规范化，并且掌握心导管检查时发生多种特殊情况的处理方法。

一、心导管操作的基本手法

心导管的操作主要是通过操纵导管尾端使导管向上、向下、向前、向后、向左、向右；另外可转动导管使头端改变方向，同时导管在转动方向过程中可以从上、下、左、右不同方向递送，达到术者所需要的位置，因此这些动作实际上都是相关的。

（一）导管的上下推送

在进行血管探查时，常常需要导管上下移动，此时需要密切注意导管头的方向，维持导管头呈自然弯度，有时导管硬度不足影响递送时，可插入相应的导丝至导管内，但不应超过导管头部，以免损伤血管。有时为了使导管头端变直可把导管回撤至下腔静脉处。

（二）导管前后操纵

在左侧位或左侧斜位时，为清楚显示导管由右心房插入右心室常采用前后操纵导管的方法。

（三）导管向左、向右操纵

操纵导管尾端使导管头向左或向右递送，到达心脏后根据压力、血氧饱和度资料，有时需做少量造影试验以确定解剖部位。

（四）导管转动

转动心导管是一精巧而有力的动作，进行这项技巧精良的手术操作时切忌大幅度转动，致使导管产生折痕或压瘪，甚至折断，大幅度的动作无助于导管头改变方向。目前可采用导丝头端控向操纵器使其改变方向。

二、右心导管递送程序

为了在尽量短的时间内完成心导管术的生理监测、异常通道的探查及心血管造影检查，作者总结本组6600例心导管检查经验，采取以下程序作为常规检查。

心导管术：分别测定压力及血氧饱和度，探查异常通道。经皮股静脉穿刺后，递送端孔导管上行经下腔静脉、右心房，最后至上腔静脉，必要时检查无名静脉。导管由上腔静脉回撤至右心房上、中、下部及下腔静脉，探查右心房水平有无异常通道，然后导管由右心房插至右心室中部，导管向上插至肺动脉干、肺动脉分支、肺小动脉，探查肺动脉水平左向右分流。最后导管由肺动脉干向下撤，沿途测量右心室出口及右心室入口，最后完成导管检查。

心血管造影：生理检查后根据需要，可做肺动脉、右心室、右心房及左上腔静脉造影。

以上检查程序对于复杂病例，可交替进行，以确定解剖部位及探查方法。

（一）上腔静脉的递送

按作者的经验，如由腹股沟部静脉插管，导管开始即上行达上腔静脉，一方面由于此时心导管头端比较直，亦不太软，容易插至上腔静脉；另一方面如果最后探查上腔静脉，由于导管头端已经较软或有弯曲，需换另一根导丝方能插至上腔静脉。上腔静脉入口位于心脏后位，导管达右心房后其头部指向右心房缘，使导管呈60°逆时针转动，有助于导管头指向后及右侧，然后缓慢把导管插至上腔静脉。为避免使导管头端弯曲，需要时可以应用导丝硬的一端插入导管直至导管头端变直，使导管容易进入上腔静脉。另外如果导管术开始时发现导管头端弯曲，可先测右心房压力及血氧饱和度，最后测下腔静脉生理常数，在测试过程中导管亦自然变直，容易进入上腔静脉。

左贵要静脉插管时，导管可能会受阻于左腋静脉与锁骨下静脉交界处，需转动导管方向以助导管通过。通常经右贵要静脉插管进入上腔静脉较左侧贵要静脉更容易。

（二）进入右心室

心导管由右心房插入右心室，根据右心室大小、肺动脉压力、右心室流出道狭窄及三尖瓣关闭不全等而有不同。心室愈大，肺动脉压力越高及三尖瓣反流越明显，插管越困难，反之较容易。进入右心室方法为：

1. 直接进入　如果无明显右心室高压，右心室无明显扩大者，操纵导管头指向三尖瓣。乘势插入右心室中部。

2. 导管头转动法　导管置于右心房，其头端指向右心房右侧壁，然后顺时针转动导管头端，使导管头转向前中部，通过三尖瓣口，可见导管头端呈水平方向越过脊柱。

3. 导管头端打圈法　对于心脏扩大者，可操纵导管头端在心房内打圈或先插入肝静脉处预先使导管头端弯曲，然后迅速推向右心房下部形成导管头指向三尖瓣的圈，顺势把导管插入右心室。

（三）进入肺动脉

右心导管术中，肺动脉压力及血氧饱和度测定为评价生理资料中的关键，但是有时插入肺动脉成为技术难点。对于无明显肺动脉高压及右心室流出道受阻的患者，心导管通过三尖瓣后，顺时针操作导管一般都可顺利到达肺动脉。快速到达肺动脉的关键在于导管经三尖瓣插入右心室入口后应快速转动导管使导管头端向上、向后乘势快速通过肺动脉瓣，如未成功则把导管后撤再次推送导管，应避免导管头端与流出道之间反复摩擦刺激，否则可导致严重的心律失常及心肌受损。导管在右心房内打圈后插入右心室顺血流进入肺动脉。Lock 推荐应用导丝的硬的一端绕 3ml 塑料针筒按两种不同的方式旋转，使导丝形成两种头端弯曲状，即①向后、向左有助于进入左肺动脉，②向后、向右有助于进入右肺动脉。

由于定向漂浮导管的应用，可迅速无明显刺激地把导管插入肺动脉，成为婴儿及重症患者肺动脉插管的常用方法。

（四）肺小动脉楔入

肺小动脉楔压的测定可评价肺血管状态，测定肺小动脉阻力，反映左心房压力及左心室舒张末期压力等，是评价循环生理的重要数据。肺小动脉楔入时必须应用端孔导管经左或右肺动脉插入肺野，可以应用端孔测压导管（Lehman 导管）或球囊漂浮测压导管楔入肺野。当导管由股静脉插至下腔静脉、右心房后，向球囊内注入 CO_2 充盈球囊，随后球囊导管经三尖瓣入右心室、右心室流出道，经肺动脉瓣入肺动脉干，进入左或右肺动脉，直至插入肺小动脉分支，测压显示肺小动脉楔压图形，随后吸瘪球囊，导管再略向前插入数厘米，测量肺动脉压力，再充盈球囊后测量肺小动脉楔压。可同时测定左心室压力，以测定左心室舒张末期压。

（五）肺静脉插入

正常肺静脉回流至左心房，由右心房到达左心房进入肺静脉只有通过以下途径方能实现。

1. 卵圆孔未闭　卵圆孔开放为胎儿血液循环重要的组成部分，出生后由于呼吸开始，肺循环建立，随之卵圆孔及动脉导管关闭，体、肺循环全部分开。但是卵圆孔解剖上尚未完全关闭，因此在新生儿期卵圆孔几乎都可开放，右心导管可由右心房经卵圆孔插至左心房、左心室，进行血氧饱和度及压力测定、左右心血管造影。即使成人仍有20%～30%卵圆孔尚未关闭，右心导管仍可经卵圆孔到达左心房。另外先天性心脏病伴右心房压力增高者常伴有卵圆孔开放，如重症肺动脉瓣狭窄、肺动脉闭锁、三尖瓣闭锁、法洛四联症等。心导管检查时常借助肺静脉楔压及肺静脉楔入造影来评价肺循环生理和解剖。

2. 房间隔缺损　包括继发孔及原发孔，通过缺损，导管可探查左右肺静脉压力、血氧饱和度及回流。

3. 经房间隔穿刺　插管到达左心房，可探查肺静脉回流、压力、血氧饱和度，尤其适用于肺静脉回流受阻，肺动脉发育不良需借肺静脉楔入造影来显示肺动脉者。

第五节　异常途径的判别及插管方法

一、下腔静脉缺如

下腔静脉缺如指胚胎发育过程中，右下主静脉与肝静脉汇合中断，导致下腔静脉与下肢及内脏的回流静脉不连接，经奇静脉或半奇静脉引流入右上腔静脉或冠状静脉窦进入右心房，约占先天性心脏病的3%。

由于下腔静脉与右心房无连接，导管不能直接经右心房进入右心室。透视下，正位相示导管沿脊柱右侧上行至上腔静脉水平，在奇静脉开口处进入上腔静脉，最后进入右心房；侧位相可见导管沿心房后缘上行进入上腔静脉或冠状静脉窦进入右心房。做心血管造影可确定异常静脉连接的走向。该畸形常伴有多脾综合征及复杂青紫型先天性心脏病，包括二腔心、房室通道、肺静脉异位引流、右心室双出口、肺动脉瓣狭窄或闭锁等。

由于该畸形的入心静脉路线长且多处转折，使导管递送困难。成人患者可导致导管长度不足，无法完成诊断及治疗，可改用颈静脉途径。儿童可采用球囊漂浮导管至右心房后，利用球囊血流的导向作用到达右心室及肺动脉，进行血氧及压力测定。

二、双侧上腔静脉

除正常的右上腔静脉外，还有左上腔静脉残留，根据左上腔静脉回流部位可分为回流至冠状窦和右心房者（占92%），回流到左心房者（占8%左右）。

（一）心导管探查

如果在心导管术前经超声心动图检查提示有左上腔静脉残留则可有目的地探查，如果术前未提示有左上腔静脉存在，在心导管术过程中发现有以下导管途径者应仔细探查。

1. 导管探及左上腔静脉存在　左贵要静脉插管时，导管可直接进入左上腔静脉、冠状窦、右心房。由下肢静脉插管时导管经下腔静脉、右心房，在三尖瓣同一水平，偏后处插入冠状窦开口以向左、向后方向进入冠状窦，直插至位于心脏左上缘的左上腔静脉。通常导管插入冠状窦时推进到相当于右心室流出道处，生理监测显示为冠状窦压力曲线，由于左上腔静脉回流使冠状窦的静脉血氧含量不像正常冠状窦那样低，在侧位时可见导管走向位于心脏表面。

2. 如果冠状窦不发育，左上腔静脉会直接流入左心房，常伴有复杂畸形。

3. 心导管探查左无名静脉（桥静脉）是否存在。

（二）心血管造影

导管可置于左上腔静脉、无名静脉进行造影，可直接显示左上腔静脉回流部位及左右上腔静脉间有无桥静脉存在。

三、房间隔缺损

正常卵圆窝及大多数房间隔缺损位于房间隔后部，和上下腔静脉位于同一水平。因此探查房间隔缺损时先将导管插至上腔静脉，再下移至心房中部，使导管置于心房后部，然后向左上方递送导管，通过房间隔缺损到达左心房及肺静脉。通常继发孔型位于房间隔中部，有时房间隔缺损为下腔型，则缺损偏下。原发孔型缺损时，导管于房间隔下部呈水平方向由右心房下部经原发孔插至左心房，由于股静脉插管时该途径导管并非处于自然弯度，因此探查较为困难。静脉窦型又称上腔型房间隔缺损，常伴有肺静脉回流异常，常为右上肺静脉回流至上腔静脉与右心房连接处或右心房内。

四、肺静脉插管及肺静脉异位引流

（一）肺静脉插管

1. 插管途径　出生后由于卵圆孔关闭，左右心房完全分隔，因此通常由右心途径不能直接插入肺静脉。但可经以下途径由右心房经房间隔到达左心房：①未闭的卵圆孔：正常人或伴有先天性心脏病时，可以推开平时生理性关闭的卵圆孔瓣，导管由右心房插至左心房；②经房间隔缺损：其中继发孔型房间隔缺损最多，根据部位可分为：中央型（最多），下腔型，上腔型（静脉窦型，最少），前二者由右心房进入左心房后较易进入肺静脉，后者伴部分肺静脉异位引流；③经房间隔穿刺插管探查左心房及肺静脉。

2. 肺静脉插管的临床意义　由于肺循环特定的解剖生理特点，通过肺静脉测压及血氧测定可反映肺动脉的生理状态，同时可进行肺静脉楔入造影，非常有助于复杂型心脏病的外科手术方案的选择。

（1）肺静脉楔压测定：反映肺动脉压力，一般以平均压表示，尤其是复杂型先天性心脏病缺血者，由于这些病例肺动脉闭锁或严重狭窄，难以经心室途径插管进行肺动脉测压，肺静脉楔压和肺动脉压力测定有良好的相关性。由于这类先天性心脏病常进行生理矫正手术，如 Fontan 手术，肺动脉压力程度常决定术后的效果，因此在术前做心导管术时需努力探查肺静脉，以评价肺动脉压力。但肺静脉楔压测定对于有明显肺动脉高压者的评价其意义不如肺缺血者。对于肺静脉入口有梗阻，可测得肺静脉压力明显增高，而左心房压力降低，形成肺静脉-左心房之间的压力差。

（2）肺静脉血氧测定：正常肺静脉血是动脉化的，如果血氧含量降低常提示肺部疾病影响气体交换，或者由于肺内存在动静脉直接交通，如肺动静脉瘘、右肺动脉与左心房交通等先天性心血管畸形，前者经吸氧后血氧浓度可增高，后者则无效。

（3）通过肺静脉插管做肺静脉楔入造影：由于肺动脉明显狭窄或缺如，常规左右心造影难以显示肺动脉及其分支者，由肺静脉楔入造影，造影剂由肺静脉反流入肺小动脉、肺动脉，从而评估肺动脉的状况。

（4）肺静脉造影：房间隔缺损时通常做右上肺静脉造影，由于右上肺静脉回流到左心房时，血流循房间隔而下，因此可清楚显示房间隔缺损的部位及大小。

3. 肺静脉插管的探查方法　导管经右心房插至左心房后，如经卵圆孔或继发孔型房间隔缺损中央型者，经股静脉插管可循心导管的自然位置探查左上肺静脉。然后导管在左心房内形成圈，将导管慢慢下拉，使导管头端滑入左下肺静脉。探查右肺静脉时，导管头插至左心房后，略后退至脊柱边缘，转动导管指向右侧，然后顺势将导管头推进右上肺静脉，然后自右上肺静脉退出使导管头指向下，慢慢向下滑至右下肺静脉，有时可用Cook导管头端控向操纵器以改变导管头方向。

（二）肺静脉异位引流的探查

1. 部分肺静脉异位引流探查　最常见右肺静脉，可见于右上肺静脉或全部右肺静脉进入右心房右侧，而左肺静脉异位引流少见。导管头端指向右心房右壁，在右心房与上腔静脉连接处慢慢向下移动直至右心房下部，或者导管头端置于右心房与下腔静脉交界处沿右心房右缘反复由下而上进行探查，然后将导管缓慢后撤并结合血氧饱和度测定以助导管头定位。另外有些肺静脉异位引流进入右心房开口位于近房间隔处，这时很难与导管经房间隔缺损插入肺静脉相鉴别。

2. 完全性肺静脉异位引流　最常见的类型为心上型，全部肺静脉回流至左上腔静脉，此时可经股静脉插管经下腔静脉、右心房、上腔静脉、无名静脉。由无名静脉进入左上腔静脉，为便于插入，可采用头端有一定弯度的导管。有时可用导丝头端控向操纵器使导管头端指向左上腔静脉；或用弯头导丝先插入左上腔静脉，然后循导丝再插入导管进行生理常数测定及心血管造影。自左贵要静脉插管有时可获得成功。

对于心内型完全性肺静脉异位引流，全部肺静脉都回流入冠状窦再进入右心房，心导管检查时可误将该途径当作正常的肺静脉进入左心房伴房间隔的途径，心导管术前和术中可有以下发现：

（1）临床表现为房间隔缺损及伴不同程度动脉低氧血症。

（2）二维超声心动图可提供重要的证据。

（3）心导管检查有以下表现：①心导管虽可经冠状窦插入肺静脉，但心内段导管不能进入左心室等途径；②侧位时导管走行于心脏表面，符合冠状窦特征；③冠状窦处血氧含量虽明显增高，但仍为和心脏静脉混合血；④肺动脉造影后肺静脉不回流至左心房而回流到冠状窦、右心房。

五、完全性大动脉转位

完全性大动脉转位手术适应证的确定和手术方法的选择在很大程度上取决于肺血管状态，由于完全性大动脉转位早期即可发生肺血管病变而影响手术的即时和远期效果，因此肺动脉测压是必需的。但是大动脉转位后肺动脉出自解剖的左心室，因此导管需通过房间隔交通由右心房到达左心房、左心室或经室间隔缺损由右心室达左心室后方能进入肺动脉。

（一）单纯性大动脉转位

即室间隔完整及无肺动脉狭窄者，可采用以下方法测定肺动脉压力。

1. 漂浮导管法　导管经股静脉插管，经下腔静脉、右心房，通过卵圆孔或房间隔缺损到达左心房，漂浮导管注入 CO_2 使球囊扩张，漂入左心室，随后操纵导管使漂浮导管头上抬，乘势把球囊导管送入肺动脉。

2．导丝头端控向操纵器的应用　当漂浮导管由左心房插至左心室后，通常导管头端难以上抬，这时可在导管内插入 COOK 特制头端控向导丝至导管头端，连接操纵器，使操纵控向导丝连同导管头端弯曲，球囊漂浮导管随血流进入肺动脉。

（二）完全性大动脉转位伴室间隔缺损

可通过以下途径使导管递送至肺动脉。

1．漂浮导管由右心房，经房间隔交通至左心房、左心室，然后按上法将导管插入肺动脉。

2．导管经右心房、右心室，经室间隔缺损插入左心室，有时可经左心室直接插入肺动脉，如难以直接插入肺动脉，可操纵控向导丝将导管头上抬，随后进入肺动脉。

（三）完全性大动脉转位伴严重肺动脉狭窄

包括左心室流出道或漏斗部严重狭窄者，如果经左心室难以插入肺动脉可测定肺静脉楔压，包括左右肺静脉，以评价肺动脉压力，结合心血管造影所提供的形态学资料，可于外科手术前进行评价，以选择合适的手术方案。

六、右心室双出口

右心室双出口时由于主动脉与肺动脉均从右心室发出，因此导管插入右心室后经探查即可进入肺动脉，除非伴严重肺动脉狭窄，导管难以插入肺动脉时才测定肺静脉楔压以评价肺动脉压力。右心室双出口时心导管及心血管造影诊断的最重要条件是左心室无大血管发出，主动脉及肺动脉皆由右心室发出，而左右心室间交通借助于室间隔缺损的存在，因此左心室造影为诊断右心室双出口最好的方法。插入左心室的方法为：①经卵圆孔或房间隔缺损，导管由右心房插至左心房，再递送导管达左心室；②房间隔穿刺插入导管至左心房、左心室；③经室间隔缺损导管由右心室至左心室。通常需借助于球囊漂浮导管，取左前斜位或左侧位，不需要扩张球囊将导管插入右心室。操纵导管经室间隔缺损将导管插至左心室，然后扩张球囊使球囊导管头端到达左心室尖部进行造影，可精确显示左心室和大血管关系。

（金敬琳）

参考文献

[1] Widimsky P. Catheterization and interventional cardiology in adult patients. New York：Oxford University Press，2010.

[2] Mathew V，Holmes DR. Atlas of interventional cardiology. 2nd ed. Philadelphia：Current Medicine，2003.

[3] 戴德载. 临床医学概论. 北京：科学出版社，2010：171-172.

[4] 周爱卿. 先天性心脏病心导管术. 上海：上海科学技术出版社，2009：1-6.

[5] 杨胜利，刘惠亮. 心导管及冠心病介入诊疗手册. 北京：人民军医出版社，2013：41-56.

[6] 杜军保. 儿科心脏病学. 北京：北京大学医学出版社，2013：104-109.

第三章

多排计算机化断层显像（CT）在先天性心脏病诊断和介入治疗中的应用

第一节　概　　述

计算机化断层显像（computed tomography，CT）是计算机技术和X线检查技术相结合的产物。1971年，Hounsfield研制成功第一台头部CT扫描机。1974年，Ledcey设计了全身CT扫描机。早期的CT扫描速度为秒级，不能克服心血管运动伪影，对心血管疾病的诊断受到了很大限制。1983年，电子束CT（electron beam computed tomography，EBCT）应用于临床，大大提高了扫描速度，使CT对心脏的检查成为可能。1992年诞生了首台双排螺旋CT。在此之后，CT的空间分辨力、密度分辨力、时间分辨力、纵向分辨力等性能不断提高，4排、8排、16排CT的出现，使组织或器官的运动及呼吸造成的伪影不断得以克服，在疾病的诊断与治疗中日益发挥出不可或缺的重要作用。

2004年，64排螺旋CT开始投入临床应用并迅速推广，其时间分辨率达到165ms，完成一次心脏扫描仅需十余秒，空间分辨率提高到各向同性的0.5mm，大大提高了检查的成功率及图像质量。连续层面的断层影像避免了影像的重叠，经后处理可以获得任意层面二维或三维图像，最大化展示心肺血管全貌，真实再现房室、心室大动脉连接关系及各房室、大动脉发育情况，并能清晰观察肺内血管发育、冠状动脉走行和解剖畸形，以及气道异常。使CT对先天性心脏病的诊断迈上了新的台阶。

双源CT（DSCT）是基于成熟64排螺旋CT技术发展而来的新设备，其时间分辨率有了更大的突破，达到83ms，而新一代DSCT甚至可以达到75ms，是目前时间分辨率最高的设备，使其在心血管系统成像上具有独特的优势。

320排CT采用160mm宽探测器，时间分辨率为165ms，能够实现宽探测器平台下非螺旋单次全器官容积扫描，避免可螺旋扫描中存在的螺旋伪影，以及多个RR间期重建可能导致的错层伪影，尤其适用于小儿先天性心脏病的检查。

此外，256排螺旋CT可实现80mm覆盖范围和135ms的时间分辨率；宝石能谱CT改进了探测器材料，提高了密度分辨率，以上均对先天性心脏病的无创精确诊断起到了极大的促进作用[1-2]。

但是，CT对于先天性心脏病的诊断也有其局限性。首先是CT检查所带来的X线辐射损伤；其次是造影剂肾损害；第三是相对高昂的检查费用。并且，CT检查无法得到准确的血流动力学资料。因此在先天性心脏病尤其是简单畸形中，CT并不是首选检查方式。

第二节 操作技术和方法

一、检查目的

1. 显示心脏各房室的解剖细节、连接关系。
2. 显示胸部大血管的相互位置、发育情况及连接关系。
3. 显示侧支循环。
4. 显示冠状动脉走行及发育情况。
5. 显示内脏发育情况。
6. 定量分析心脏功能。
7. 评价手术效果。

二、适应证

1. 胸主动脉发育异常。
2. 法洛四联症和肺动脉闭锁的肺动脉情况。
3. 心腔发育异常及房室连接异常。
4. 肺静脉发育异常，包括肺静脉连接异常。
5. 评价心脏异位及内脏发育异常。
6. 体静脉异常。
7. 冠状动脉发育异常。
8. 对先天性心脏病的术后评价。

三、禁忌证

1. 碘过敏试验阳性。
2. 严重心功能不全。
3. 肾功能不全。

四、术前准备

1. 碘过敏试验　阴性。由于婴幼儿表达能力差，应密切监测呼吸、心率、血压及皮肤黏膜改变。

2. 注药途径的建立　首选经下肢浅静脉注药，以最大限度降低造影剂伪影影响。其次经右上肢浅静脉注药，以防止左无名静脉干扰对主动脉弓的观察。

3. 心电监护　连接心电图，为了防止电极片造成的金属伪影，应注意电极片的摆放位置远离扫描区域。通常对于低龄幼儿选择双上肢及上腹部即可。

4. 屏气训练　对于成人及能够配合检查的儿童，应进行屏气训练。

5. 麻醉　由专业麻醉科医师，对≤5 岁婴幼儿，或>5 岁但无法配合检查的患儿实施麻醉。一般选用丙泊酚（商品名：静安，可用于儿童），剂量 2mg/kg，其作用维持时间 10～15min，可重复给药。注意监测心电图、呼吸、末梢血氧饱和度。

五、检查设备及扫描技术

1. 设备　64 排 MDCT/双源 CT。

2. 扫描体位　仰卧位，头先进。

3. 扫描范围　对于先天性心脏病患者，常规的扫描范围应包括膈下 3～5cm 至肺尖水平。若怀疑有腹腔脏器发育异常（心脏异位或多/无脾综合征）的患者则应包括至下腹部。若怀疑有气道发育异常或颈部血管发育异常的患者，则应包括至喉水平。

4. 造影剂　应使用非离子型造影剂。浓度以 370mg/ml 为宜。使用双筒高压注射器，A 筒为 370mg/ml 的造影剂，B 筒为 0.9%生理盐水。A 筒中造影剂流速成人为 3～3.5ml/s，儿童为 0.1ml/(kg・s)。造影剂总量为：流速×(扫描时间+10s) 为宜，一般总量为 2～3ml/kg。注入造影剂后，即刻以相同流速注入 B 筒的生理盐水，成人为 20～30ml，儿童为 10ml。

5. 扫描参数　依不同品牌或厂商的设备而定，选择回顾性心电门控扫描方法。管球旋转速度每圈 0.40s，扫描层厚 0.5mm，矩阵 512×512，螺距 14.4，管电压和管电流根据体重不同，儿童一般为 80kV×(200～250) mA，成人为 100～120kV×400mA。

6. 感兴趣区及触发时间的选择　先天性心脏病的 CTA 要求心脏各个房室及大血管内均有造影剂充盈，因此感兴趣区一般选择为肺动脉分叉下 10～20mm 左右层面。此层面应包括右心房、左心房、两心室流出道或两大动脉根部、降主动脉及肺内血管分支。触发时间应选择为上述各房室及血管腔内均有造影剂充盈扫描为佳。

六、重建及后处理技术

1. 重建　扫描时同步记录心电图。采用回顾性心电门控技术，选取最佳期相进行 TCOT 法（true cone-beam tomography，TCOT）或 MUSCOT 法（multislice cone-beam tomography，MUSCOT）重建，重建层厚和层间隔分别为 0.5mm 和 0.3mm。通常选择 40%和 75%的时相进行重建，必要时需进行多时相重建。

2. 后处理技术　分别进行标准轴矢冠位的多层重建、三维容积再现（volume rendering，VR），最大密度投影（maximum intensity projection，MIP）及曲面重建（curved planar reformation，CPR），获得诊断图像，同时可通过多时相重建评估心室发育情况。各种后处理技术优缺点比较见表 3-1。

表 3-1　各种后处理技术优缺点比较

	优点	缺点
VR	立体、直观。与部分切割技术结合应用，可以清晰显示心脏、大血管的空间位置关系及走行	操作比较复杂 对操作者的经验依赖性比较大
MIP	简单、快捷。多方位、多角度显示心脏及大血管的解剖结构；可以任意改变层厚，并予以测量	高组织密度遮挡血管成像
CPR	显示钙化、扭曲和支架的血管管腔的最好方法	不够立体、直观。高度依赖探针的精确度。单一曲线不能充分显示偏心病变。低灌注血管显示困难

第三节 CT在房、室间隔缺损及动脉导管未闭诊断中的应用

单纯房间隔缺损、室间隔缺损和动脉导管未闭是最常见的先天性心脏病，占全部先天性心脏病患者的一半以上，也是先天性心脏病介入治疗的主要适应证。在临床工作中，超声心动图和右心导管已可以满足诊断和治疗的需要，仅有少数病例，超声心动图无法明确畸形分类或并存畸形时，多排CT（multislice CT，MSCT）可作为无创性确诊检查手段应用于临床。

一、房间隔缺损

房间隔缺损（atrial septal defect，ASD）指房间隔构成异常。缺损可以合并或不合并心内膜垫的畸形。房间隔缺损分为原发孔型（Ⅰ孔型）房间隔缺损和继发孔型（Ⅱ孔型）房间隔缺损。本节仅讨论继发孔型房间隔缺损。房间隔缺损的发生是由于胚胎发育第四周时，原始第一房间隔吸收过度和（或）第二房间隔发育不良，导致的残留房间孔，主要表现为心房水平左向右分流，使右心房、室及肺血流量增加。房间隔缺损占先天性心脏病的10%～15%，根据缺损部位不同可分为以下4型：

1. 中央型　或称卵圆窝型，是本病最常见的一种类型，占75%，位于房间隔卵圆窝处，四周房间隔组织完整。本型为介入伞堵治疗的主要适应证。

2. 下腔型　占5%～10%。缺损位于房间隔下方下腔静脉入口处，因其主要由左心房后壁构成缺损后缘，故缺损没有完整的房间隔边缘，常合并右下肺静脉畸形引流入右心房。

3. 上腔型　又称静脉窦型缺损，占10%。缺损位于房间隔后上方上腔静脉入口下方，没有后缘，上腔静脉血直接回流至两侧心房，常合并右上肺静脉畸形引流入上腔静脉。

4. 混合型　常为巨大缺损，兼有上述两种以上缺损。

房间隔缺损常见并存畸形包括：部分型肺静脉异位引流、肺动脉瓣狭窄、永存左上腔静脉、二尖瓣狭窄或关闭不全等。

MSCT诊断房间隔缺损的直接征象为房间隔连续性中断，横轴位或四腔心位均可显示（图3-1）。同时还可看到右心房、室增大；右心室室壁增厚；主肺动脉扩张，其内径大于升主动脉等间接征象。但是应特别注意房间隔本身较薄，若右心室造影剂浓度过高产生伪影，容易造成误诊或漏诊。

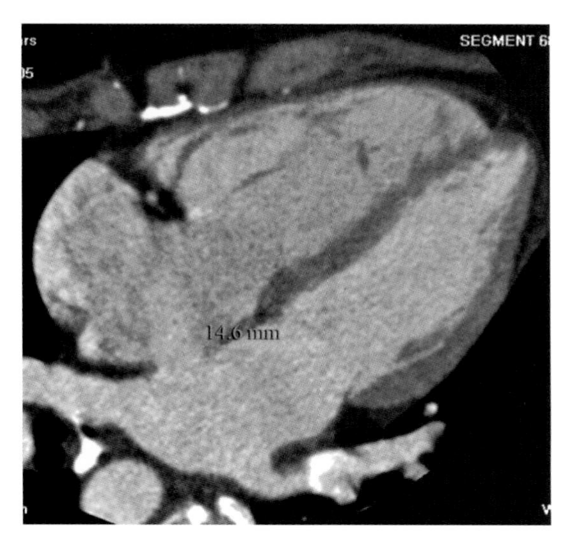

图3-1　房间隔缺损

二、室间隔缺损

室间隔缺损（ventricular septal defect，VSD）是指胚胎第8周，因心室间隔发育不全或停滞而形成的左、右心室间的异常交通，引起心室内左向右分流，产生血流动力学紊乱。室间隔缺损是最常见的先天性心脏

病，约占出生存活婴儿的0.2%和先天性心脏病的20%～25%。按病理解剖，室间隔缺损分为三型：

1. 漏斗部室间隔缺损

（1）干下型室间隔缺损：缺损紧位于肺动脉瓣下，位置较高，左心室分流入右心的血液可直接喷入肺动脉，易合并主动脉瓣关闭不全。

（2）嵴内型室间隔缺损：位于室上嵴，漏斗部间隔内，但与肺动脉瓣有一定距离，左心室分流的血液射入右心室流出道。

2. 膜部室间隔缺损

（1）单纯膜部室间隔缺损：单发而局限于膜部间隔的小缺损，有的呈瘤样膨出。

（2）嵴下型室间隔缺损：室上嵴下方的膜部缺损，常较大。

（3）隔瓣下型室间隔缺损：缺损大部分位于三尖瓣隔瓣下方。

3. 肌部室间隔缺损　位于肌部室间隔的光滑部或小梁化部，位置均较低，可单发或多发。

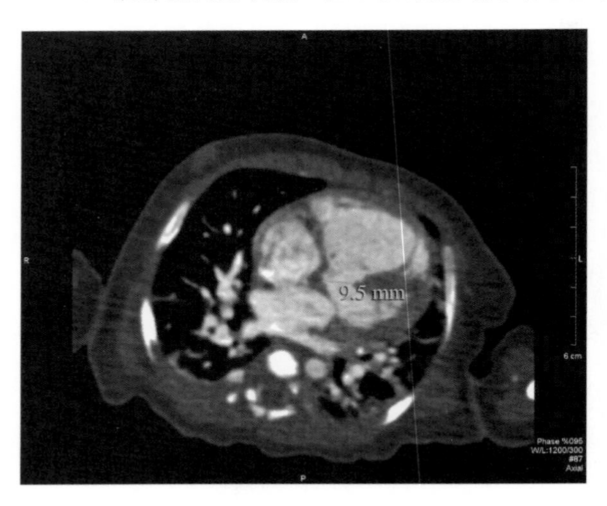

图 3-2　室间隔缺损

室间隔缺损的常见并存畸形包括：动脉导管未闭、主动脉瓣关闭不全、二尖瓣损害等。

MSCT诊断室间隔缺损的直接征象为室间隔连续性中断。以横轴位及四腔位显示最为满意（图3-2）。隔瓣后室间隔缺损于四腔位可见隔瓣后两心室间交通。嵴上型室间隔缺损垂直于室间隔根部，斜矢状位可见主动脉根部与右心室流出道之间的圆锥部间隔消失。干下型及嵴内型室间隔缺损以短轴位显示为佳。大量分流时可见心室增大，室壁增厚，肺动脉增宽，内径大于主动脉等间接征象。

三、动脉导管未闭

动脉导管未闭（patent ductus arteriosus，PDA）为最常见的先天性心脏病之一。发病率约9%～21%。男女比例为1∶(2～3)。动脉导管由左侧第六对主动脉弓的背侧部分发育而来，连接于左、右肺动脉分叉处与主动脉弓远端之间。88%于生后8周完全关闭，少数可延迟至1年。持续不闭者即为PDA，导致主-肺动脉水平连续性左向右分流。按其形态可分为：

1. 圆柱型　导管两端粗细相仿，也称管状型。

2. 漏斗型　导管主动脉端粗，肺动脉端较细。

3. 窗型　导管短而粗，又称缺损型，此型最少见。

动脉导管未闭可与室间隔缺损、主动脉缩窄并存。

MSCT的VR图像可清晰显示主动脉峡部与主肺动脉之间的异常通道从而确诊本病（图3-3）。多平面重建（MPR）或CPR图像可于横轴位及左斜矢状位显示主动脉峡部与左肺动脉起始部之间经动脉导管直接相连通，从而诊断本病。MSCT还可根据形态分型，测量导管内径及长度。间接征象包括左心房室增大，室壁增厚；升主动脉，主肺动脉及

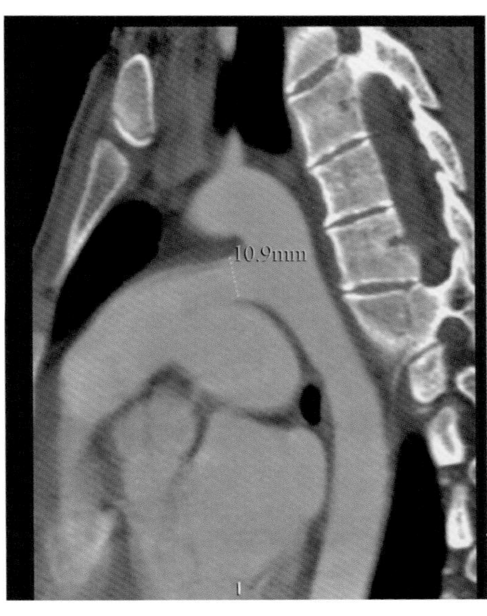

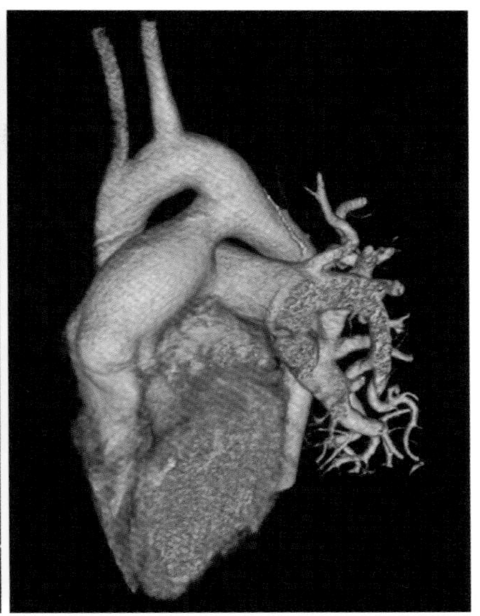

图 3-3 动脉导管未闭

左、右肺动脉扩张[3]。

第四节 CT 在先天性主动脉病变诊断中的应用

先天性主动脉病变包括主动脉瓣上狭窄、主动脉发育不良、主动脉缩窄、主动脉弓离断、主动脉双弓畸形、右位主动脉弓、头臂动脉发育异常等。MSCT 可清晰显示各种主动脉发育异常，做出明确诊断；并可作为无创性检查手段，对手术或介入治疗效果进行评估。

一、先天性主动脉瓣上狭窄

先天性主动脉瓣上狭窄（supravalvular aortic stenosis）罕见，约占先天性心脏病的 0.1%。50%呈常染色体显性遗传，50%散发或合并其他畸形。35%可同时合并精灵面容、智力低下和新生儿高血钙，称为 Williams 综合征。先天性主动脉瓣上狭窄可同时合并周围型肺动脉狭窄、冠状动脉瘤等。本病是由于升主动脉窦上段中膜变性、坏死，纤维组织增生，中膜增厚并继发内膜增厚而发生，分为三型：

1. 漏斗型　最常见，占瓣上狭窄的 50%～75%，最窄处位于主动脉嵴水平，呈沙钟样改变。

2. 弥漫型　占瓣上狭窄的 25%，升主动脉发育不全，头臂干动脉起始受累。

3. 隔膜型　极少见。窦上方有一隔膜，其中间有孔，其上升主动脉发育良好。

VR 图像可直观显示狭窄部位及分型，同时显示有无并发畸形，如周围肺动脉狭窄。CPR 或 MPR 横轴位、斜冠状位、斜矢状位、长短轴位、四腔位均可显示狭窄部位及形态，隔膜型狭窄以环壁呈嵴型突向腔内为特征（图 3-4）。

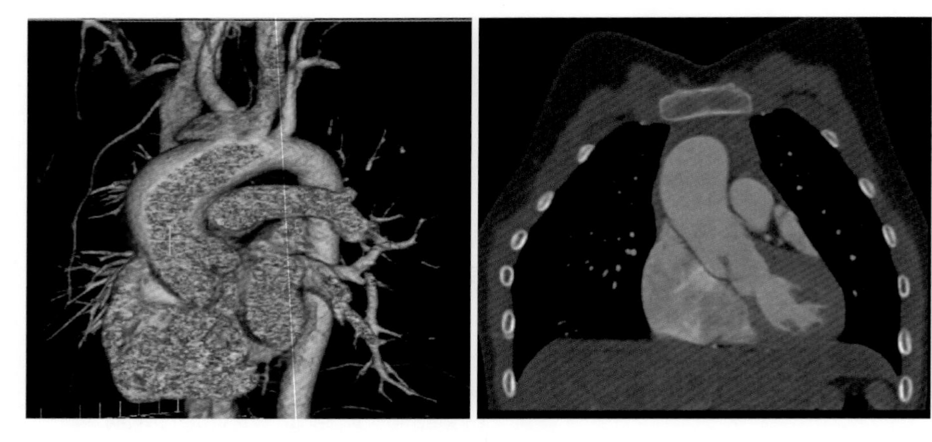

图 3-4 主动脉瓣上狭窄

二、先天性主动脉窦瘤

先天性主动脉窦瘤（aneurysm of sinus of valsalva，ASV）系胚胎期主动脉根部中层弹力纤维的发育缺陷，未能与主动脉瓣的纤维相融合，形成局部管壁的薄弱区。生后该薄弱区在主动脉压力作用下呈瘤样扩张。主动脉窦瘤破裂后成为心底部分流，其相对发病率仅次于动脉导管未闭，居第二位，约占先天性心脏病的2%。主要累及右窦和（或）无窦，右窦约占80%，其中多为右窦破入右心室流出道。

MSCT 的 VR 图像可直观显示主动脉窦瘤解剖形态及破口位置。CPR 或 MPR 冠状位、矢状位及长短轴位可以显示主动脉窦局限性瘤样扩张。斜冠状位可显示窦瘤突向右心室流出道，致右心室流出道狭窄。

三、主动脉缩窄

主动脉缩窄（coarctation of the aorta）是一种先天性的局限性主动脉狭窄畸形。主动脉弓分为三部分：近弓是指从无名动脉开口至左颈总动脉开口，是由胚胎时期主动脉囊发育而来；远弓是从左颈总动脉开口至左锁骨下动脉开口，其由胚胎时期第四胚弓发育而来；峡部是指远弓以远与降主动脉近导管区的部位，其是由胚胎时期第六胚弓发育而来。主动脉缩窄部位可发生在主动脉任何部位，长度不确定。90%以上为发生在左锁骨下动脉开口远端、动脉导管或韧带区域的局限性狭窄。

在婴儿期发现此病时通常比较严重，血液通过动脉导管才能到达下肢，并常伴有心脏畸形。儿童或青少年患者病情较轻，多为局限性狭窄，常有上肢高血压的症状和体征。

MSCT 能非常有效地对主动脉缩窄术前及术后进行评估并准确测量狭窄部位的直径（图 3-5）。斜矢状主动脉层面图像（相当于血管造影的左前斜位）能显示狭窄的直径及精确测量狭窄长度。测量主动脉弓远段的直径非常重要，这关系到外科手术术式的选择。MSCT 还能有效显示侧支血管，供应降主动脉的侧支常来自内乳动脉和锁骨下动脉及肋间动脉分支。这些侧支循环能反映狭窄引起的血流动力学改变意义，是狭窄引起血流动力学改变的一个重要指标，侧支血流的流量与狭窄的严重程度明显相关。

四、主动脉弓离断

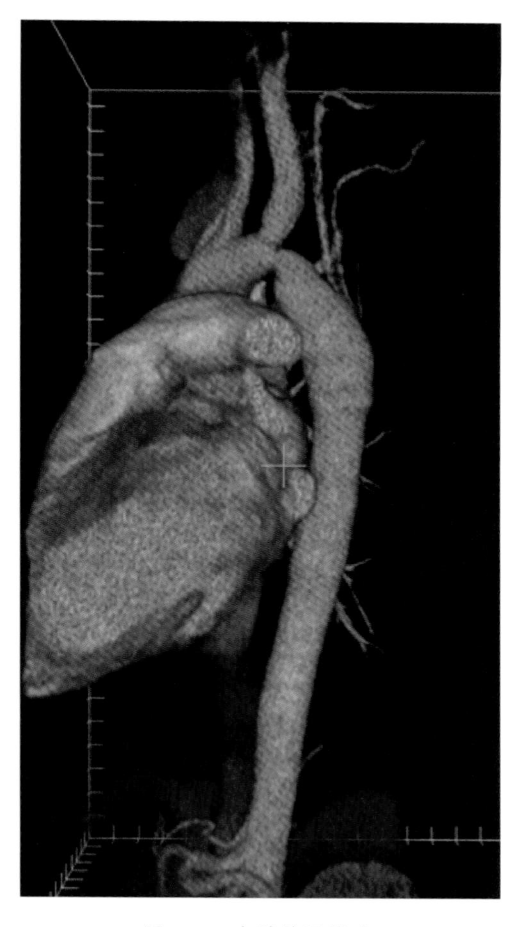

图 3-5 主动脉弓缩窄

主动脉弓离断（interruption of aortic arch）是指主动脉弓的某个部位的管腔或管壁的连续性中断，或由闭锁的纤维束条相连，从而引起升主动脉与降主动脉之间的血流中断。主动脉弓离断被认为是由于胚胎期主动脉弓发育不良，造成弓的形成失败，或阶段性退化。

根据离断的部位可分为三型：A 型，离断位于主动脉峡部，是由于纤维索带或动脉导管韧带的闭锁，导致主动脉弓闭锁；B 型，离断位于远弓处，即左锁骨下动脉和左颈总动脉之间，这一型最为常见，易合并迷走右锁骨下动脉；C 型，离断位于近弓部，即左颈总动脉与无名动脉之间。

主动脉弓离断极少单独发生，多合并其他畸形。最常见为主动脉弓离断三联征，即主动脉弓离断、室间隔缺损和动脉导管未闭。MSCT 可以清晰显示上述畸形（图 3-6）。但应注意有无左心排血受阻性疾病并存，例如①左心室流出道梗阻：尤其是由于“Moulaert 肌肉”凸向左心室流出道所造成者；②主动脉瓣环中度以上发育不全；③主动脉瓣畸形：约 70% 以上为主动脉瓣二瓣畸形；④圆锥间隔向后移位，导致室间隔上部对位不良；⑤升主动脉发育不良。MSCT 可明确测量主动脉

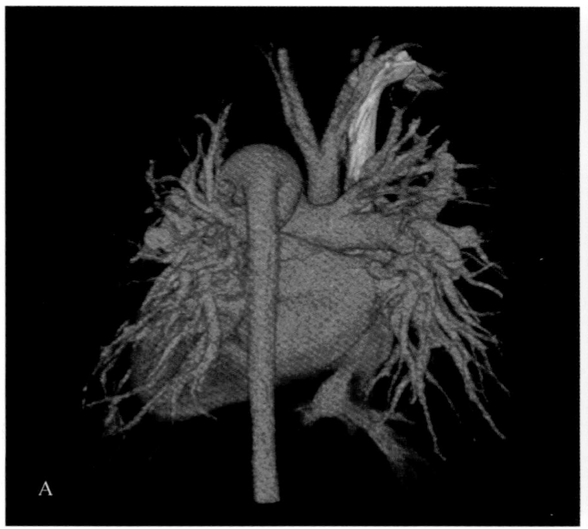

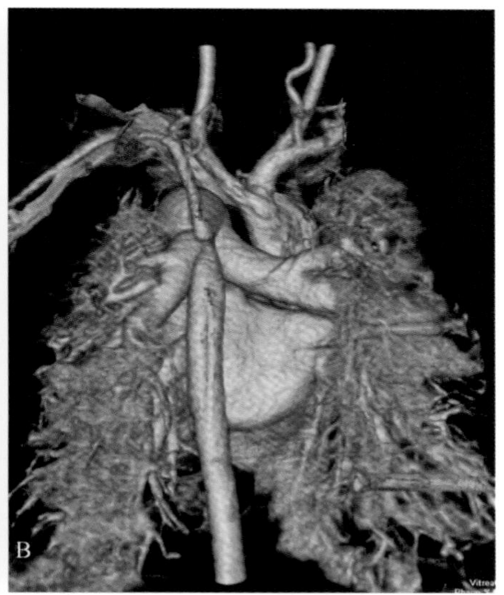

图 3-6 主动脉弓离断

A. 主动脉弓离断 A 型；B. 主动脉弓离断 B 型

弓连续性中断的长度，左心室流出道最窄处直径（通常是继发于圆锥间隔后移），主动脉瓣环大小及升主动脉直径；明确室间隔缺损的位置及大小，从而对本病做出精确诊断。

第五节　CT在先天性肺动脉病变诊断中的应用

先天性肺动脉病变包括：肺动脉高压和肺动脉狭窄。MSCT可清晰显示亚段以上各级肺动脉，在诊断肺动脉病变，尤其是狭窄上具有明显优势，可精确诊断各类肺动脉病变并对手术或介入治疗效果做出准确评估。

先天性肺动脉狭窄

先天性肺动脉狭窄（pulmonary stenosis，PS）常见，约占先天性心脏病的10%～18%。根据狭窄部位，分为四型：

1. 瓣膜型狭窄　最常见，占70%～80%。瓣膜在交界处融合成圆锥状，向肺动脉内凸出，中心为圆形或不规则形瓣口。瓣膜增厚，瓣口处显著。漏斗部正常或因肌肥厚造成继发狭窄。肺动脉主干有不同程度狭窄后扩张。可分为：三瓣叶型狭窄、二瓣叶型狭窄、单瓣型狭窄、球型肺动脉瓣狭窄、瓣叶及瓣环发育不良。狭窄程度可分为三型：轻型指收缩压小于6.7kPa（50mmHg），中型指收缩压在6.7kPa（50mmHg）与体循环收缩压之间，重型指右心室收缩压大于左心室收缩压。肺动脉瓣狭窄常合并房间隔缺损、室间隔缺损、动脉导管未闭等。50%的Noonan综合征合并发育不良型肺动脉瓣狭窄。

2. 瓣下型狭窄　即漏斗部狭窄，少见，可分为隔膜型狭窄和管状狭窄。

3. 瓣上型狭窄　可累及肺动脉干、左右肺动脉及其分支，可单发亦可多发，占先天性心脏病的2%～4%。2/3患者合并其他畸形：间隔缺损、动脉导管未闭等。根据病变部位，分为累及主肺动脉、左右肺动脉主干的中心型，累及左右肺动脉肺内分支的外围型，或二者混合存在。

4. 混合型狭窄　上述类型合并存在。

对于单纯瓣膜型狭窄，超声心动图即可做出准确诊断，一般不需要再做其他影像学检查。MSCT对其他部位的狭窄横轴位、斜冠状位、左斜矢状位检查，可显示右心室流出道、主肺动脉、左右肺动脉主干的狭窄部位、狭窄程度及受累长度（图3-7）。但MSCT

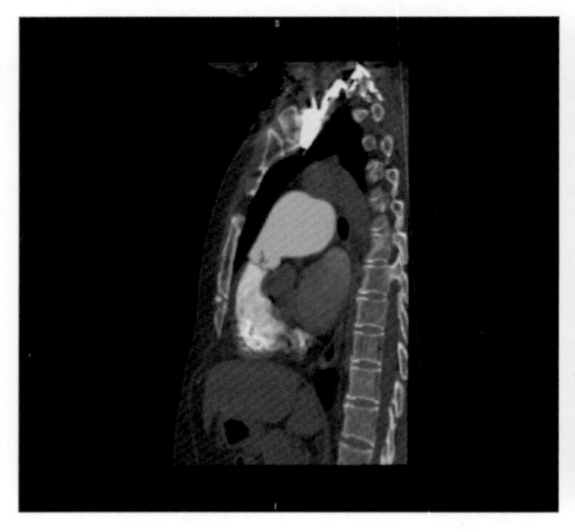
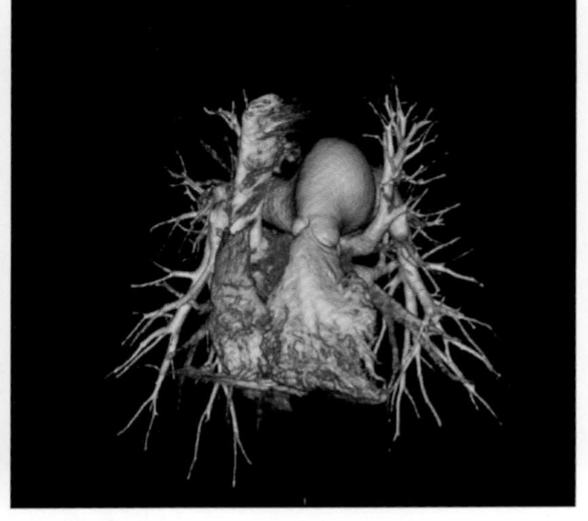

图3-7　肺动脉狭窄后扩张

对肺内分支狭窄的检出不理想，三维增强磁共振肺血管造影（3D CE MRPA）经 MIP 及 MPR 重建可直接显示右心室流出道、中心肺动脉及段级以上周围肺动脉狭窄，评价肺动脉发育情况[4-5]。

（杜 靖）

参考文献

[1] 戴汝平. 先天性心脏病多排螺旋 CT 成像与诊断. 北京：科学技术出版社，2009：3-36.

[2] 陈步星. 多层螺旋 CT 心脏成像与冠状动脉造影. 北京：北京大学医学出版社，2007：166-168.

[3] 刘迎龙，莫绪明. 小儿心脏外科监护学. 北京：科学技术出版社，2009：62-69.

[4] 金征宇. 多层螺旋 CT 影像诊断. 北京：科学技术文献出版社，2009：248-250.

[5] Greil GF，Kuettner A，Schoebinger M，et al. Visualization of peripheral pulmonary artery stenosis using high-resolution multidetector computed tomography. Vascular Medicine，2005，10：235-236.

第四章

超声心动图在先天性心脏病介入治疗中的应用

1964 年 Dotter 等采用硬质心导管扩张周围动脉的粥样硬化性狭窄病变，1966 年 Rashkind 用球囊导管进行房间隔造瘘术等，为心血管病开辟了介入性治疗的新途径。介入治疗能否成功达到预期的临床治疗效果，与超声心动图学的关系相当密切。超声心动图检查具有无创、简便、没有明显放射性损伤、可实时清晰显示心脏大血管内部结构及血流动力学动态变化等特点，在先天性心脏病介入治疗中发挥的作用日趋重要，发展前景广阔。从术前对临床病例的选择，确定适应证、禁忌证和治疗方案，术中对介入手术的监测，准确实时地判定治疗效果和并发症，到术后的疗效评价和病情随访，超声心动图都发挥着其他影像学方法无法比拟的重要作用。本文主要就超声心动图在先天性心脏病介入治疗中的应用进展进行综述[1-2]。

第一节　瓣膜疾病的介入治疗

一、瓣膜狭窄球囊成形术

1987 年 Pandian 首先报道了经胸超声心动图在二尖瓣球囊成形术中的应用，随后国内不少单位也相继进行了此项检查。超声心动图能够观察二尖瓣的活动度，有无严重钙化，是否存在左心房血栓，有无二尖瓣反流以及瓣下结构情况，为二尖瓣球囊成形术筛选合适的患者。经胸超声显示房间隔穿刺过程欠佳，而经食管超声则能够克服经胸超声的不足，能避免经胸超声出现的回声失落现象，更清晰地显示房间隔的位置、形态，以及卵圆窝的位置，同时又能很好地观察二尖瓣。超声心动图还能够观察球囊导管通过二尖瓣口的情况，及时了解跨瓣压差的改变和瓣膜反流的程度，掌握扩张的程度，减少并发症，从而达到最佳的介入治疗效果。

超声心动图能够明确主动脉瓣狭窄类型、瓣环大小及心功能，如伴有中度以上主动脉瓣关闭不全、严重钙化、心功能不全者则不宜行瓣膜球囊扩张术。术中超声能够指导球囊定位于主动脉瓣口，并及时测量主动脉瓣开放情况、跨瓣压差及瓣口面积，监测有无主动脉瓣叶撕裂、穿孔、脱垂，有无血管壁损伤、室壁穿孔、心脏压塞以及其他并发症（图 4-1）。

此外，超声心动图也能确诊肺动脉瓣狭窄的类型，显示患者右心扩大程度、肺动脉瓣及瓣环情况，多普勒能够测量右心室收缩压及肺动脉瓣跨瓣压差等。术中超声能够指导球囊定位于肺动脉瓣口，并及时测量扩张前后肺动脉瓣跨瓣压差、面积，彩色多普勒还能够显示肺动脉瓣血流及反流情况，有无肺动脉、右心室流出道和右心室壁损伤，以及其他并发症（图 4-1）。

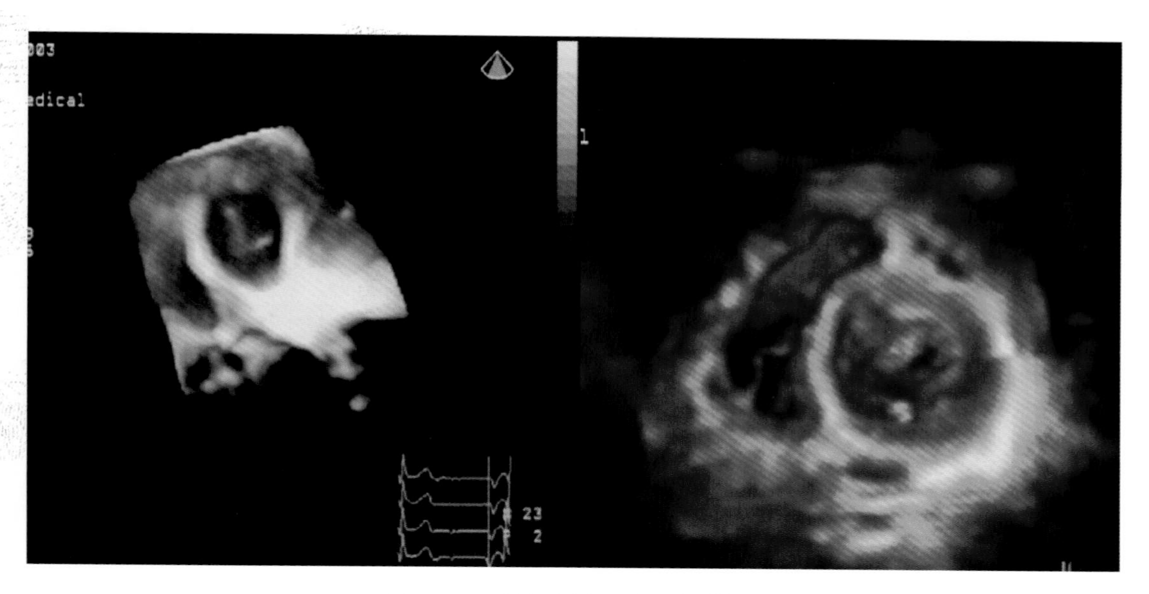

图 4-1　三维超声显示肺动脉瓣情况

二、经皮瓣环成形术

在临床上有较多二尖瓣关闭不全患者的左房室瓣瓣叶本身无明显病变，常继发于左心室扩张所产生的左房室瓣瓣环扩大等几何结构的改变（如充血性心力衰竭患者）。对这类患者，进行左房室瓣瓣环成形（环缩），减小左房室瓣瓣环直径，增加前后叶的接触面积，即能有效地减轻二尖瓣关闭不全。超声心动图在术中能够实时监测，从不同切面显示冠状静脉窦开口的位置，了解其与周围组织的三维立体关系，为术者提供观察冠状静脉窦开口及走行的最佳角度，指导环缩器的成功植入（图 4-2 和图 4-3）。

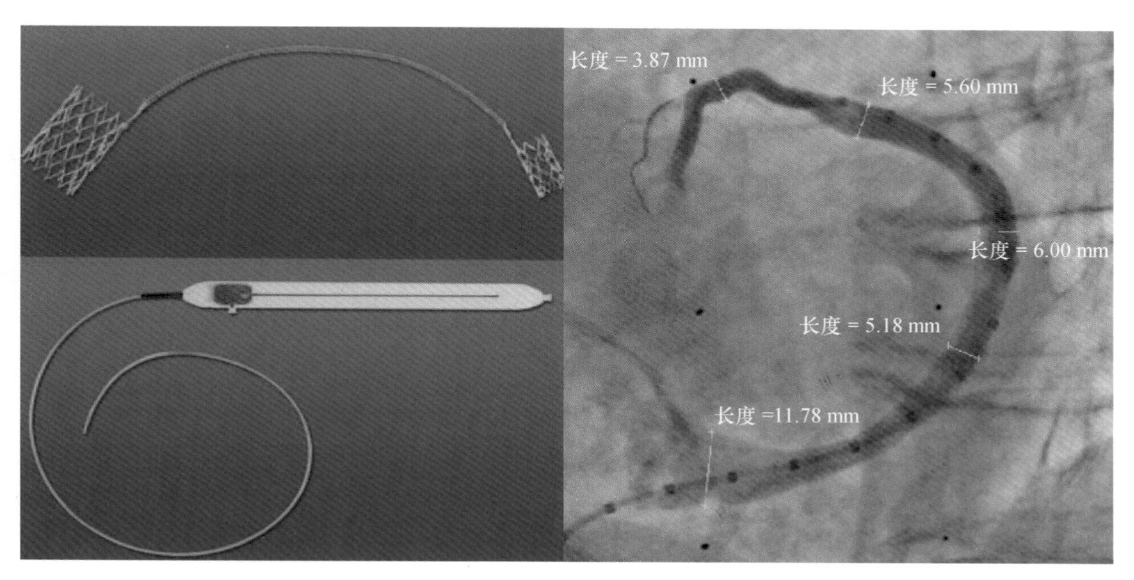

图 4-2　经皮二尖瓣环成形装置（左）和造影所见（右）

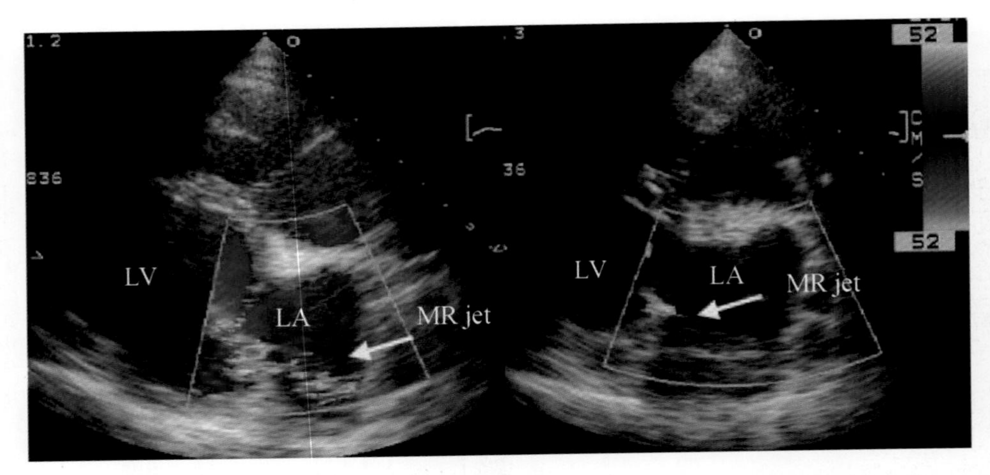

图 4-3 经皮二尖瓣环成形术前，二尖瓣中量反流（左）；术后二尖瓣微量反流（右）
LV：左心室；LA：左心房；MR jet：二尖瓣反流

三、瓣周漏介入封堵治疗

据统计，二尖瓣人工瓣膜置换术后瓣周漏的发生率较高（约5%），二次手术后瓣周漏的发生率高达10%。发生瓣周漏后内科治疗疗效通常不佳，但再次手术的风险很大，近年来人们尝试通过介入治疗途径来封堵瓣周漏。术前经食管超声能确切诊断瓣周漏的具体位置、大小和分流量的多少。封堵术中经食管超声的监测也非常重要，它可以实时观察输送导管的进入途径，指导封堵器释放的位置，尤其可避免术中释放封堵器时影响瓣叶的功能（图 4-4）。该技术仍在不断探索中，但无论选择何种类型的封堵器，手术的成功都离不开超声心动图的应用[1]。

四、经皮瓣膜修补术

外科手术是治疗较严重程度二尖瓣反流的标准方法，包括瓣叶切开，腱索转换，瓣环成形及缘对缘修补等。近年来，在缘对缘修补术的基础上，一种新型的治疗方案即二尖瓣夹合术（MitraClip system）应运而生。术前超声心动图能够定位二尖瓣叶病变的区域及反流程度，还可以观察心脏的大小，估测心功能及肺动脉高压，为 MitraClip system 筛选适宜的手术对象；术中超声心动图可以监测患者二尖瓣反流量的多少，便于临床医生将二尖瓣夹（MitraClip）调整到最佳的位置，术后超声还可以随时对患者进行随访及预后评估。

五、经皮人工瓣膜植入术

随着医疗器械和操作技术的不断改进，经皮人工主动脉瓣或肺动脉瓣植入术目前已经小规模用于临床。由于主动脉瓣毗邻房室瓣和室间隔，所以人工主动脉瓣植入术较人工肺动脉瓣植入难度大。作为一种新兴的微创、高耐受性方法，目前主要用于不适于外科换瓣手术的高危患者，如高龄不适于外科换瓣手术患者和患有多系统疾病的患者。超声心动图在经皮人工瓣膜植入术中的应用前景广阔，可以严格地筛选具有适应证的患者。术中密切观察手术的全过程，精确定位植入的瓣膜，确定植入的瓣膜是否牢固，观察植入术后有无瓣周漏及反流，及时评价经皮人工瓣膜植入术疗效（图 4-5）[1]。

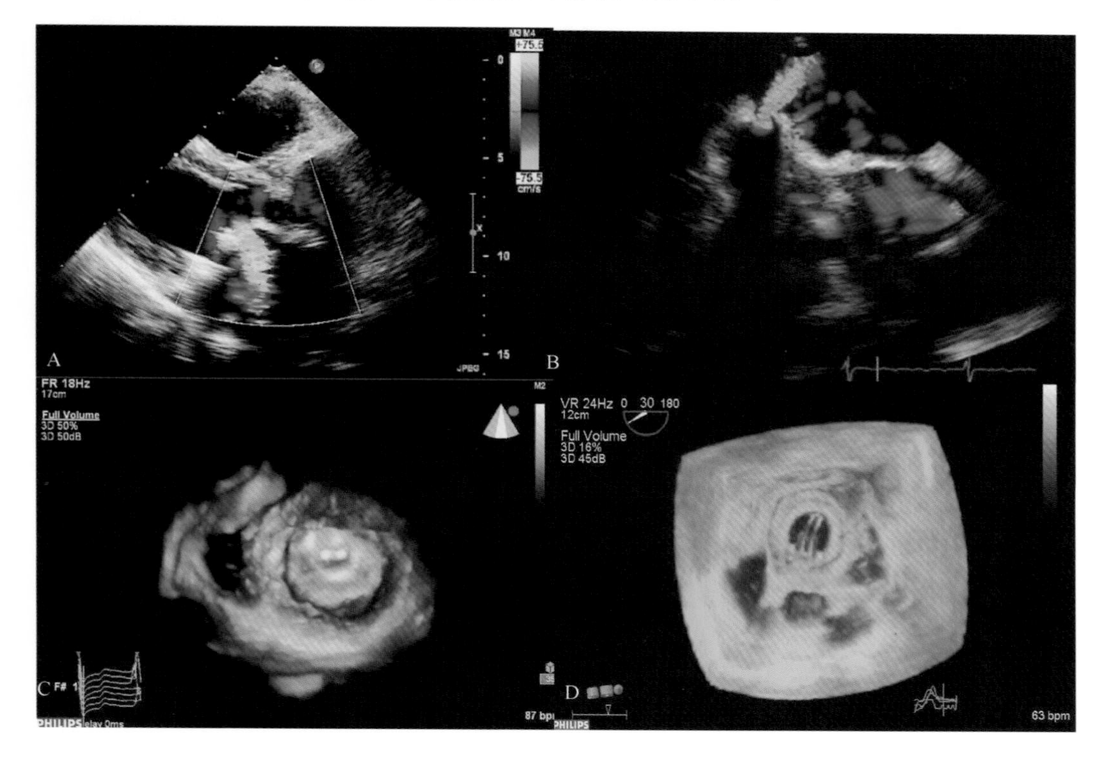

图 4-4　超声显示瓣周漏

A、B. 二维超声显示二尖瓣人工机械瓣瓣周漏；

C、B. 三维超声显示二尖瓣人工机械瓣瓣口情况

第二节　间隔缺损的介入治疗

一、房间隔缺损封堵术

超声心动图在房间隔缺损（atrial septal defect，ASD）介入治疗中对适应证选择、技术操作以及疗效评价起到重要作用（图 4-6）。1990 年 Hellenbrand WE 等首次报道了应用经食管超声心动图引导 ASD 封堵，大大提高了成功率和安全性。

ASD 封堵的适应证如下：Ⅱ孔 ASD、分流方向为左向右；左房侧的边缘距右上肺静脉、二尖瓣≥7mm；右房侧的边缘距离上腔静脉、下腔静脉、冠状静脉窦均应≥5mm；残端组织发育良好，边缘组织较厚；多发 ASD 之间的间距最好在 5～7mm 之内；通常 ASD 的最大直径不宜超过 36mm。ASD 封堵术的禁忌证：Ⅰ孔型及冠状静脉窦型 ASD；边缘组织过短，尤其是下腔静脉端及房室瓣环部位；房间隔组织发育差，有大的房间隔瘤；合并重度的肺动脉高压；合并其他必须手术矫治的畸形；合并血栓、感染、败血症或其他严重并发症[2]。

据报道[3]，卵圆孔未闭（patent foramen ovale，PFO）时发生的脑逆栓塞为不明原

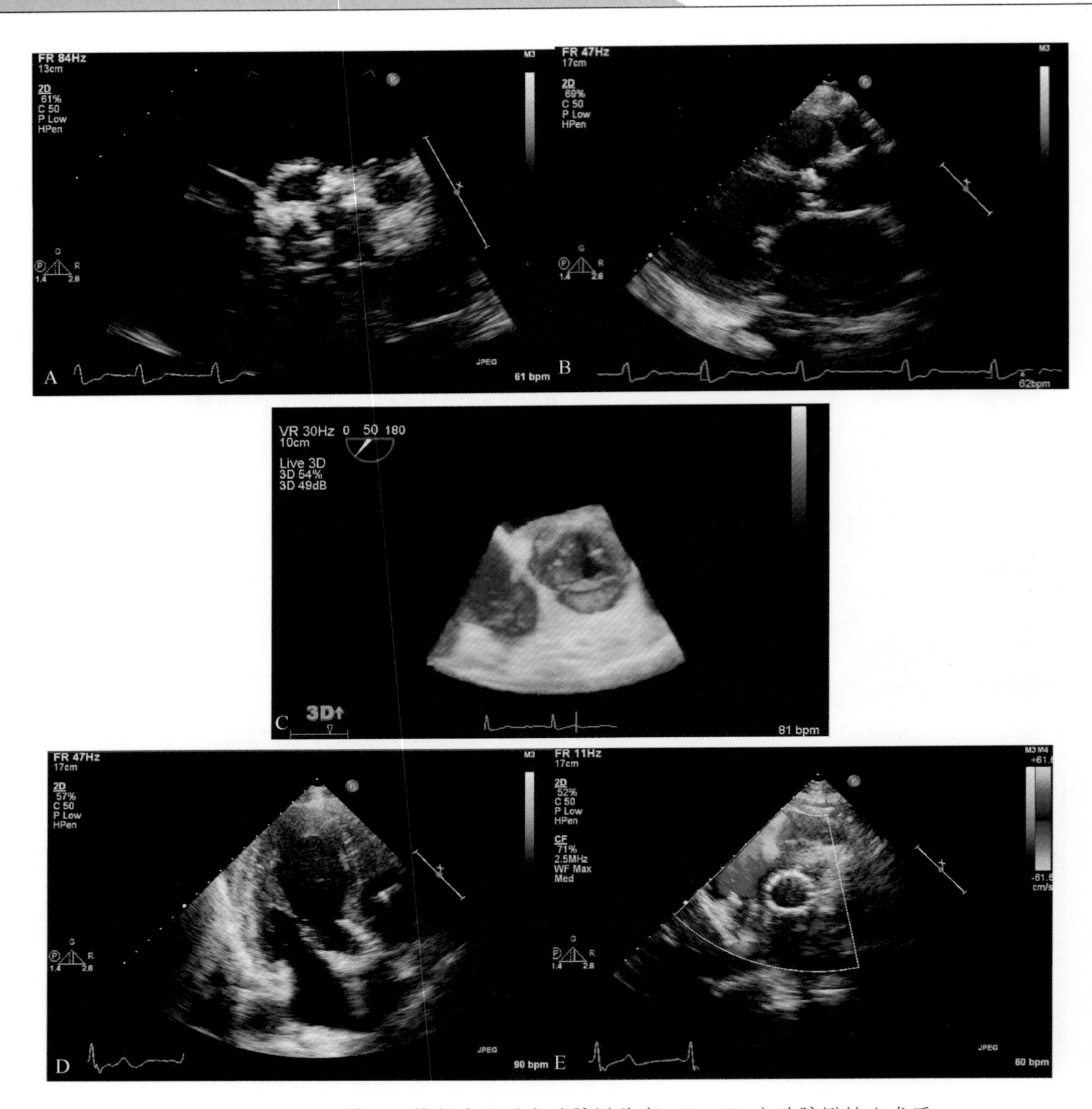

图 4-5　A～C. 二维、三维超声显示主动脉瓣狭窄；D、E. 主动脉瓣植入术后

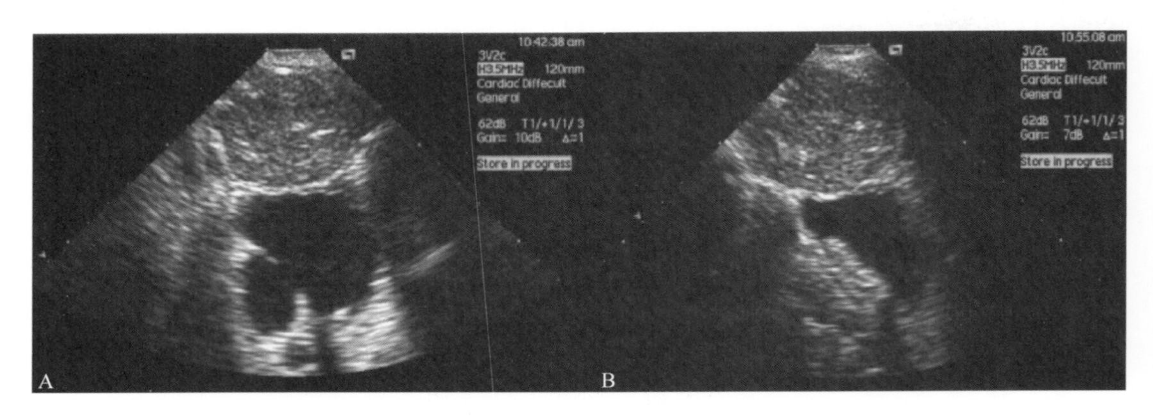

图 4-6　A. 术前房间隔缺损；B 术后房间隔缺损封堵成功

因脑栓塞的首要考虑原因，故 PFO 的脑逆栓塞需要临床进行经导管 PFO 介入封堵。具体适应证如下：①PFO，静脉系统血栓，发生短暂性脑缺血发作（transient ischemic attack，TIA）或脑梗死；②经皮 PFO 双向分流，发生 TIA 或脑梗死；③右心房超声造影示超声造影剂从右心房进入左心房，发生 TIA 或脑梗死。PFO 的初步封堵结果表明该介入治疗是安全和成功的，能明显降低复发栓塞事件的发生率[3]。

二、室间隔缺损封堵术

1988 年 Lock 等首次应用双面伞封堵室间隔缺损（ventricular septal defect，VSD）获

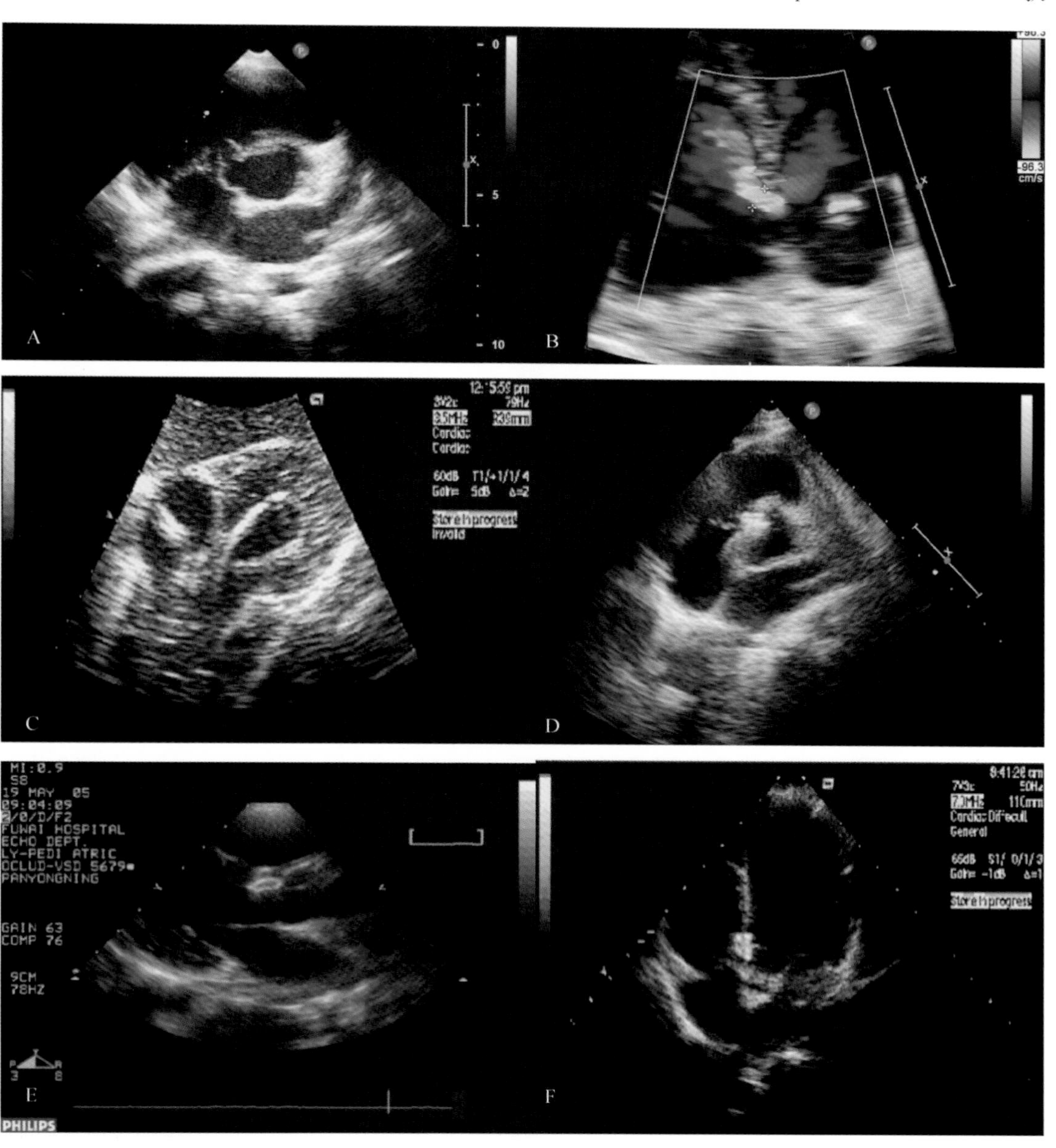

图 4-7　A、B. 封堵术前；C～F. 封堵术后

得成功，其后临床采用的封堵器械有 Rashikind、CardioSEAL、Clamshell 及 Sideris 伞等，均因适应证窄、残余分流率高及并发症多而未能推广应用。目前临床主要采用 Amplatzer 封堵器闭合 VSD（包括膜周部和肌部 VSD）（图 4-7）。超声能够为 VSD 封堵筛选具有适应证的手术对象。VSD 封堵的适应证如下：年龄通常≥3 岁；有血流动力学意义的单纯 VSD；膜周部 VSD 直径＞3mm；肌部 VSD 直径＞5mm；VSD 上缘距主动脉右冠瓣≥2mm；无主动脉右冠瓣脱垂及主动脉瓣关闭不全；外科术后残余分流。

第三节　动脉导管未闭封堵术

1967 年 Porstmann 首次施行非开胸法动脉导管未闭（patent ductus arteriosus，PDA）封堵术获得成功，国内 1983 年开始将该技术应用到临床。目前国内外普遍应用的 PDA 封堵术是 Amplatzer 法及可控弹簧栓子法。超声心动图在 PDA 封堵术中具有重要的指导意义。术前需要超声心动图确诊并明确导管位置、走行、形状、分流及肺动脉压力情况，由于目前经验已较丰富，在封堵器放置过程中一般不需要超声监测，但有时因导管位置变异、走行异常致封堵器放置困难时，常需要超声心动图显示封堵器的位置，主、肺动脉端是否打开，形状是否正常，大小是否合适，分流情况等，可以结合 X 线进一步调整封堵器的位置及形状以保证封堵成功（图 4-8）。

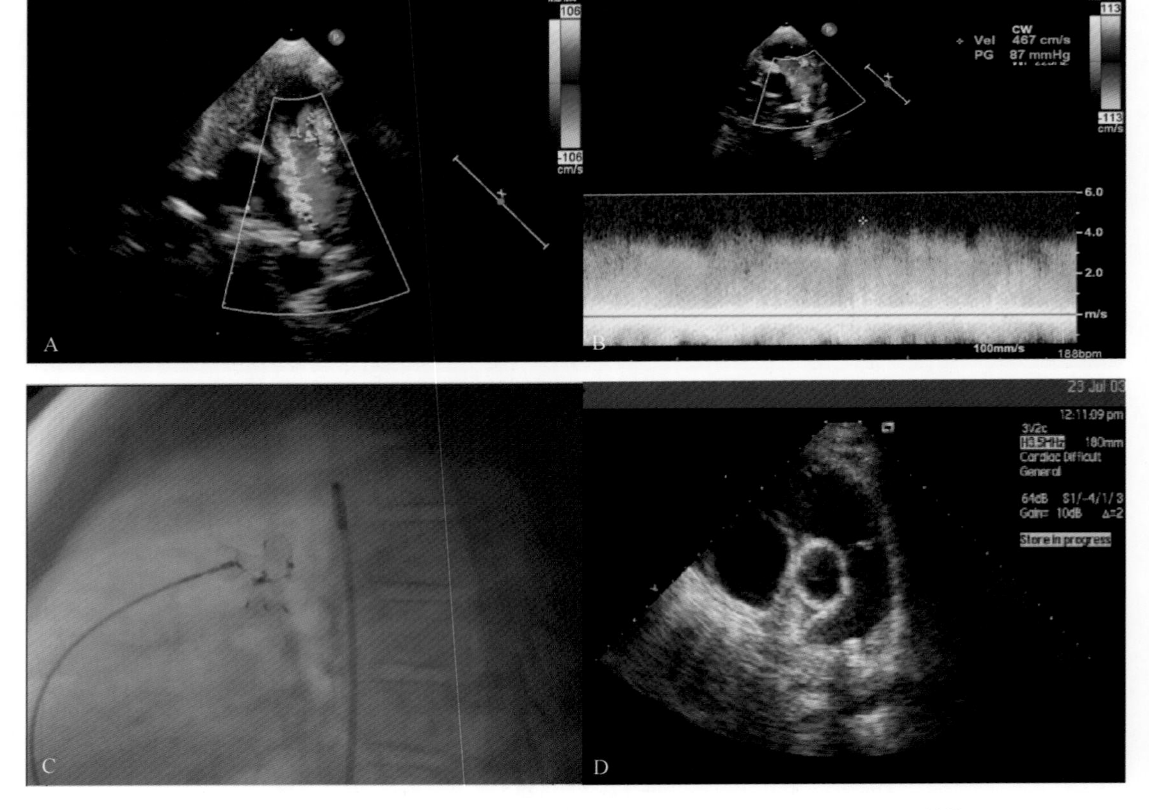

图 4-8　A、B. 术前彩色多普勒超声显示 PDA；C. 术中造影显示 PDA 封堵；D. 术后超声显示 PDA 封堵成功

第四节　冠状动脉瘘的经导管栓塞术

自 1983 年 Reidy 等首次报道了经导管冠状动脉瘘栓塞术以来，该技术现在已经取得了较大的进展。该手术治疗成功的关键在于术前明确诊断，术中发现瘘口并成功封闭，同时防止心肌缺血及残余漏发生。经胸超声心动图可以用于术中监测心功能，及时发现室壁运动异常，以及有无室壁瘤和心包积液，了解导管位置。经食管超声心动图还可以评价左冠状动脉主干、前降支、回旋支和右冠状动脉近端管腔大小，多普勒还能够检测舒张期峰值血流速度及其变化，及时了解冠状动脉介入治疗的效果。术后超声还能够观察有无残余分流以及冠状动脉夹层、冠状动脉穿孔和心肌梗死等并发症的发生。

第五节　胸主动脉瘤及主动脉夹层的覆膜支架置入术

主动脉夹层通常发病急，病情凶险，多因破裂大出血而迅速死亡。临床未做处理者病死率很高，故需早期诊断治疗。目前介入治疗胸主动脉瘤和主动脉夹层的方法是血管内覆膜支架的置入。无外科手术指征或手术风险较高是血管内覆膜支架置入的主要适应证。在考虑用带膜支架隔离动脉瘤前，发现内膜破口，区分类型，区分真假腔以及正确估计所需支架的构型、长度和直径非常重要，这正是超声心动图在术前为临床医生所能提供的重要信息。超声心动图在介入治疗的术前诊断、术中监测和术后评价中发挥重要作用，有助于提高手术的准确性、安全性和预后[1]。

第六节　重度主动脉弓缩窄或闭锁的经皮球囊血管成形术

超声心动图对主动脉弓缩窄的诊断具有重要价值。在胸骨上窝进行二维超声探测，通常可清晰显示升主动脉、主动脉弓及降主动脉起始段的形态，从而明确是否存在缩窄以及缩窄的部位、程度和分型，为临床选择治疗方案提供重要信息。自 1982 年 Singer 等最早报道主动脉弓缩窄经皮球囊血管成形术以来，经临床应用表明，该技术对外科手术后再狭窄和单纯隔膜型主动脉弓缩窄有肯定疗效，但对管状狭窄者效果不佳。应用经皮球囊血管成形术时，了解主动脉解剖和选择球囊大小是决定重度主动脉弓缩窄或闭锁介入治疗成败的关键因素。如果选择球囊过大，就会发生血管破裂及动脉瘤。超声能够指导术者对球囊大小进行选择，实时观察手术过程，以减少和避免并发症的发生。术后利用超声心动图可对手术效果做出即刻评价[1]。

第七节　完全性大动脉转位经导管房间隔造口术

被确诊患有完全性大动脉转位的患者，其体循环与肺循环系统之间必然存在房间隔缺损、室间隔缺损、动脉导管未闭等心血管内的交通分流，以及肺动脉与支气管动脉等之间侧支循环的交通，否则，体循环动脉血氧饱和度低，组织严重缺氧、酸中毒，患者难以存活。术前，超声心动图可确诊完全性大动脉转位，观察房间隔厚度及下腔静脉路径，明确是否具有房间隔球囊造口术适应证。术中，超声心动图能实时观察手术过程，对球囊导管进入途径、球囊位置和切割过程均能直接观察，追踪监测指导手术过程，以减少和避免并发症的发生。超声心动图还可用于实时监测、观察和指导床旁房间隔球囊切割术的过程。术后，还可利用超声心动图观察、测量房间隔缺损大小及心房水平分流速度，对手术效果做出直接评价[1]。

第八节　主动脉内球囊反搏术

超声心动图能够指示气囊导管插入降主动脉的深度及充盈程度，观察球囊大小，是否漏气，实时评价左心功能，并监测并发症，如血管内膜撕裂、血栓等。

第九节　梗阻性肥厚型心肌病经皮导管肥厚室间隔化学消融术

自 1995 年 Sigwart 率先报道经皮导管肥厚室间隔化学消融术（PTSMA）成功以来，其他报道陆续发表，均取得较好效果。超声心动图作为无创性检查监测方法，在术前、术中和术后起着重要作用。超声心动图可随时观察与测量左心室流出道的流速及压差，操作简便灵活，可反复多次进行。除可通过心尖五腔和心尖左心室长轴等切面，测量左心室流出道的压差外，还可通过胸骨旁左心室长轴、短轴、二尖瓣区 M 型曲线以及上述切面的二维和彩色多普勒观察二尖瓣前叶及腱索的 SAM 征有无减轻、二尖瓣反流是否减少、左心室流出道内五彩血流现象有无缓解等。术后早期左心室流出道的压差下降的主要原因可能是室间隔的运动消失，晚期可能还有室间隔变薄等因素参与。故随访时部分患者术后早期可有左心室流出道的压差较术中有所升高的现象，但 2 个月后应下降至与术中测量值接近。

第十节　心内膜心肌活检

心内膜心肌活检能够为原发或继发的心肌病变提供重要的信息，用 X 线透视进行监视引导，若钳取组织时盲目进行，有时可能穿破心肌，或损伤瓣膜、腱索、乳头肌和传导系统。二维超声和透视相结合，能够观察钳取组织的位置，减少对瓣膜及腱索的损伤并及时发现并发症。

第十一节　超声在心脏再同步化治疗中的应用

心力衰竭患者的心脏再同步化治疗（CRT）是近几年发展起来的以心脏起搏为基础的技术，通过左右心室多部位起搏，恢复心室整体同步收缩。国内外研究表明，超声心动图新技术尤其是定量组织多普勒技术的应用在预测再同步化疗效方面意义更大，如应用组织速度显像、组织同步显像、应变率及组织追踪等技术，可以定量分析左心室内以及左右心室间的不同步运动。新近推出的实时三平面牛眼图及三维组织同步显像技术可以将心肌所有节段的达峰时间经彩色编码后，以牛眼图及三维动态的形式显示出来，能更直观、更客观地评价所有节段运动的同步性，更好地为 CRT 筛选患者（图 4-9）[1]。

CRT前

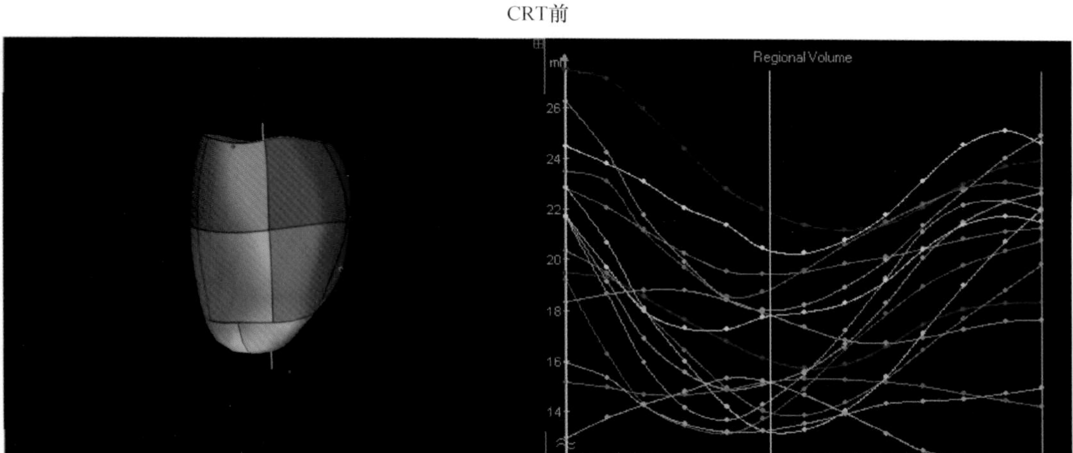

CRT后

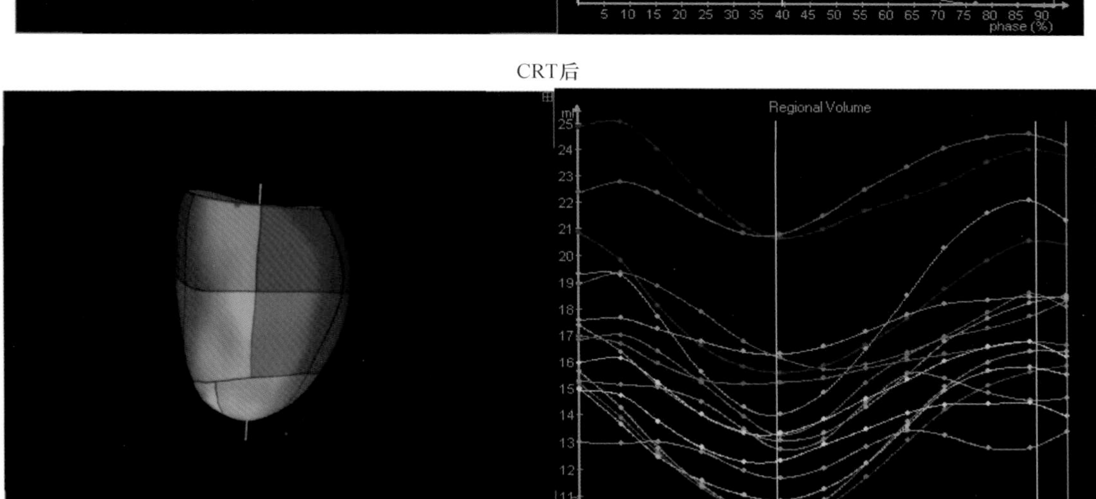

图 4-9　心力衰竭患者进行实时三维超声监测

左侧显示，左心室二维斑点追踪图像，右侧显示，左心室不同节段二维斑点追踪曲线；很好地显示不同节段二维斑点追踪达峰时间的不同。CRT 术前，达最小容积时间差异明显；CRT 术后，达最小容积时间差异明显减小

随着计算机速度的进一步提高，心脏三维重建速度也由过去的数十分钟缩短为近乎实时状态，这使得心脏三维的显示达到“按下按钮即显示（press a button and show）”的形式。实时三维超声心动图可将先天性心脏病的缺损以“面对面”方式显示出来，能够清晰显示缺损的形态，还可以立体显示缺损与周围结构的毗邻关系及运动状态下缺损形态的改变。此外，彩色多普勒三维超声能够同时显示血流通过缺损口的形态。这些信息对于术前选择病例、帮助选择合适的介入治疗均有帮助。

总之，在先天性心脏病介入治疗过程中，包括多平面经食管超声心动图、三维重建超声心动图等高新技术的现代综合超声心动图检查方法，在术前患者选择，介入术中和术后的监测中起着越来越重要的作用，它的精确性、方便性、重复性和廉价性是其他检查所不能比拟和取代的。

（王　浩　马　红）

参考文献

[1] 马宁，李志安. 超声心动图在介入心脏病学中应用的进展和前景. 中华超声影像学杂志，2006，15(11)：872-874.

[2] 刘延玲，王浩，戴汝平，等. 超声心动图在先天性心血管疾病介入治疗中的应用研究. 中华医学会超声医学新进展学术会议论文汇编，2004：2.

[3] 王广义. 经导管心房间隔缺损介入封堵术. 首届中国先天性心脏病超声诊断与介入治疗暨手术演示学术会议论文集，2004：5.

第五章

超声心动图在胎儿先天性心脏病诊断和介入治疗中的应用

胎儿先天性心脏病是严重影响宫内胎儿生长发育及新生儿生存的先天性疾病之一，在胎儿畸形中的发生率较高，占活产新生儿的5‰～8‰。胎儿期先天性心脏病的早期诊断和早期治疗能改善新生儿先天性心脏病的预后，对降低新生儿病死率和死亡率，对减轻家庭和社会经济负担和对优生优育都有着重要意义。随着超声心动图及计算机技术的快速发展，胎儿超声心动图是目前产前唯一能够显示胎儿心脏结构的检查技术，因此胎儿超声心动图的应用受到越来越广泛的重视[1]。

第一节　概　　述

1972年Winsberg首次应用了宫内胎儿超声心动图并确定了其临床应用价值。20世纪80年代初，Kleinman等应用二维超声心动图观察胎儿心脏并进行胎儿先天性心脏病的诊断。20世纪80年代中期，Huhta等应用二维超声心动图结合M型超声心动图测量胎儿心腔大小、大血管内径、心脏收缩功能以及诊断胎儿心律失常。20世纪80年代中后期，人们开始应用二维超声心动图、彩色多普勒血流显像、频谱多普勒相结合观察胎儿心脏结构、瓣膜活动、血流动力学、心脏活动节律及心脏功能，大大提高了胎儿先天性心脏病的产前诊断率。1996年，Meyer-Wittkopf等[2]率先介绍了静态和动态胎儿三维超声心动图的临床研究。试图多角度、多切面观察胎儿心脏内空间结构关系，帮助胎儿先天性心脏病的诊断和鉴别诊断，但到目前为止，由于胎儿心脏较小，机器分辨率等因素，三维胎儿心脏超声仍是一个辅助手段。随着超声技术的发展，尤其在西方国家，胎儿超声心动图不仅在产前诊断方面而且在指导和评估胎儿宫内干预治疗方面也起到很大作用。随着妊娠期对胎儿进行宫内干预治疗的开展，可以明显改善产后围术期患儿的状况和总体预后。因此，胎儿超声心动图在胎儿宫内干预治疗的指导和监测方面有很大潜力。

一、胎儿超声心动图适应证

先天性心脏病为遗传和环境因素共同作用的结果。大多数先天性心脏病存在高危因素，主要来自母体、胎儿和家族三方面。目前胎儿超声心动图检查的适应证包括以下三个方面。

1. 母体因素

(1) 高龄孕妇：孕妇年龄大于35岁，胎儿的染色体畸变率增高。

(2) 孕妇患有先天性心脏病或有先天性心脏病家族史：孕妇自身患有先天性心脏病，已有其他子女患有先天性心脏病以及较近的旁系亲属患有先天性心脏病。

（3）孕妇既往有异常妊娠史：如多次流产，胎死宫内或出生胎儿有先天性心脏病等。

（4）孕妇早期患有感染性疾病：如流行性感冒、流行性腮腺炎、水痘、风疹等病毒性感染。

（5）孕妇患有结缔组织病：如系统性红斑狼疮、风湿性关节炎、Rh溶血病等。由于母体结缔组织病产生的抗体可通过胎盘影响胎儿的心脏传导系统。

（6）孕妇患有内分泌代谢疾病：如胰岛素依赖型糖尿病，其胎儿畸形发生率是正常人的4～5倍，其中1/3为心脏畸形，而肥厚型心肌病的发病率可高达30%～50%。

（7）孕妇妊娠时服用某些药物或接触致畸物质：如氧化锂、大伦丁、苯丙胺、三甲双酮、尼古丁、放射线等。

（8）孕妇妊娠期出现先兆流产、妊娠高血压、羊水过多或过少。

（9）母体同种免疫：如抗Ro或抗La抗体阳性。

2. 胎儿因素

（1）常规超声检查提示胎儿心脏畸形。

（2）胎儿心律失常：如心律不齐，心动过速（心率>180次/分），心动过缓（心率<110次/分）。

（3）胎儿心脏以外器官发育畸形：如非免疫性水肿、颈项透明层厚度增加、颈部淋巴水囊瘤、单脐动脉、脑积水、肾积水等。

（4）染色体异常：如21-三体综合征、13-三体综合征、18-三体综合征等。

（5）双胎妊娠：如双胎输血综合征、无心双胎畸形等。

3. 家族因素

（1）双亲患有先天性心脏病。

（2）家族中有先天性心脏病胎儿或患儿出生。

（3）孟德尔疾病：如遗传性球形红细胞增多症、马方综合征、结节性硬化症、Wilson病、Tay-Sachs病、Duchenne和Becker肌营养不良、Huntington舞蹈症、地中海贫血综合征、脆X综合征等。

虽然一部分先天性心脏病存在高危因素，但是约80%的胎儿先天性心脏病发生在不具有危险因素的情况下。因此，选择适宜的孕周对每个胎儿进行胎儿超声心动图检查是非常有必要的。

二、胎儿超声心动图检查的最佳孕周

妊娠18～24周时，胎儿心脏发育趋于完善，心腔内结构显示清晰，此期宫内羊水较多，胎儿活动度较大，对心脏切面、血流的观察及测量显示率最高，所以此时进行胎儿超声心动图检查为最佳时机。

一些外国学者，如Haak等报道在孕11～14周高危胎儿超声检查中诊断胎儿心脏畸形的敏感性为88%，特异性为97%，并在之后的尸检和随访中与超声诊断无显著性差异。然而，在妊娠早期，由于胎儿心脏较小，一些心脏切面及血流情况无法准确获得，因此在妊娠早期进行胎儿超声心动图检查适用于高危胎儿，还需在孕18～24周时复查，从而提高胎儿先天性心脏病超声诊断的准确性。在妊娠晚期，由于胎儿体积较大，胎位固定，羊水减少，透声窗较差，超声声束受到胎儿脊柱及肋骨的遮挡而很难清晰显示心脏及大血管结构。故在妊娠 18～24 周时进行胎儿超声心动图检查为最佳时机。

三、胎儿超声心动图的检查技术及新技术

1. 二维超声心动图（two dimensional echocardiography） 1972 年 Winsberg 首次应用了胎儿超声心动图并确定了其临床应用价值。目前，二维超声心动图仍是胎儿超声心动图中最常用的显像方式。用于胎儿超声心动图的探头频率为 4～5MHz。

2. M 型超声心动图（M-mode echocardiography） M 型超声心动图是显示声束传播方向上组织各点随时间变化的一种灰度调制型显示方式。由于具有较高的时间分辨率，常用来测量收缩期或舒张期房室的径线，瓣膜活动的幅度，显示室壁的运动，评估心脏功能，判断心律失常等。

3. 彩色多普勒血流显像（color Doppler flow imaging，CDFI） 彩色多普勒血流显像技术是使用运动目标显示器，测算出血流中血细胞的动态信息，并根据血细胞的移动方向、速度、分散情况，调配红、蓝、绿三基色及亮度，叠加在二维图像上；是最常用的血流显像模式，能够反映瓣膜的反流、各种分流并进行狭窄瓣膜口的显像。

4. 组织多普勒成像（Doppler tissue imaging，DTI） 组织多普勒成像可以获得低频率、高振幅的多普勒频移信号，实时显示不同节段心肌运动的时间、方向和速度，为定量分析心肌运动功能提供了新的方法。Tutschek[3] 等应用 DTI 技术观察妊娠中晚期胎儿心肌活动时发现，该技术能对胎儿心律失常定性，并能评价胎儿心脏整体和局部的收缩和舒张功能。

5. 组织速度成像（tissue velocity imaging，TVI） 组织速度成像可以在同一时相对心脏各部位的速度波形进行比较，也可对胎儿不同时期心肌组织速度成像中的心肌进行取样后将运动曲线进行对比，从而迅速诊断胎儿心律失常。该技术在诊断室上性和室性心律失常方面有很大优势。

6. 谐波成像（harmonic imaging，HI） 谐波成像与基波成像（fundamental imaging，FI）原理不同，HI 是通过发射一定频率超声进入人体组织，换能器则接收谐波回声信号，通过过滤器对其进行处理，仅提取谐波成分产生图像。由于 HI 接收的波束宽度较 FI 的波束更为细窄，所以，HI 能显著改善侧向分辨率，提高微细结构的显示率，在观察胎儿卵圆孔、室间隔、主动脉弓、动脉导管弓等结构时显示更清晰。Paladini[4] 等应用 HI 在胎儿超声心动图检查中得到结论，HI 图像质量较 FI 显著提高，尤其是在肥胖孕妇群体中最明显。

7. 能量多普勒成像（power doppler imaging，PDI） 能量多普勒成像是收集血流中单位面积下红细胞的通过量和信号振幅的大小后进行彩色编码成像。胎儿期血流特点：循环血流量低，尤其是肺循环。PDI 能显示低速、低流量的血流信号，对高速血流不会产生信号的混叠。但是它不能显示血流方向、性质和速度。

8. 增强型血流成像（e-Flow） 增强型血流成像的接收技术采用宽带接收的同时，自相干成像中加入运动伪像抑制，使彩色血流信号与二维信号区分开，提高其敏感性的同时，避免了传统彩色多普勒技术引起的血流外溢，同时采用高速声束提高了帧频速度，从根本上改善血流的空间分辨率和时间分辨率，能够真实反映微细血液循环的灌注情况，并有效控制了高灵敏度下血流外溢现象。胎儿超声心动图检查中应用 e-Flow 技

术，与传统彩色多普勒血流成像相比，能够显著提高肺静脉及静脉导管的血流显像程度，并能清晰显示室间隔缺损时的心室水平分流信号，有助于诊断胎儿肺静脉畸形引流、室间隔缺损及静脉导管血流异常。

9. 高分辨率血流显像（HD-Flow） 高分辨率血流显像运用双向能量多普勒技术，双向 PDI 编码，显示血流方向和密度信息，对微小血管的显示具有高度灵敏性，能够减少彩色过溢，适用于显示微小血管，如：子宫内膜血管、卵巢血管、肝内血管、胎儿心脏血管等。传统彩色多普勒血流显像技术（CDFI）具有角度依赖性，无法显示与声速垂直方向上的血流信号，普通的能量多普勒（PD）能显示细微血流，但不能显示方向性，CDFI、PD 都存在血流溢出伪像，即血流信号溢出血管外，因此遮挡部分二维灰阶图像，相比之下 HD-Flow 兼具了前两者的优点，既无角度依赖性又能显示方向性，大大减少血流溢出伪像，在显示血流的同时，能够清晰显示二维血管或组织的边缘。尤其对 3D、四维（4D）容积数据采集下的小血管的显示敏感性更高。

10. 三维成像 胎儿三维超声心动图采用特殊容积探头收集胎儿心脏信息，经计算机处理得到一个容积数据库后进行三维重建，从而获取立体三维图像。它能显示胎儿心脏内三维结构及空间毗邻关系，对诊断胎儿先天性心脏病有很大帮助。但是，三维超声建立在二维超声的基础之上，对图像质量和技术要求较高，同时受胎儿方位、孕周、孕妇体质等多方面影响，故胎儿三维超声检查尚不能得到广泛应用[5]。

四、胎儿超声心动图检查的安全性

当进行胎儿超声心动图检查时，需要应用超声的多种技术，超声波输出能量也会随着模式的变化而变化。因此在进行胎儿超声心动图检查时应避免对胎儿造成损害，限制超声波的输出功率和单次检查时间。超声的生物效应可以分为热效应和机械效应。热效应通过能够显示潜在温度升高的热指数（thermal index，TI）来评估，而机械效应则用机械指数（mechanical index，MI）来评估。虽然目前对胎儿超声心动图检查的输出功率还没有明确的限制，但应该遵循“ALARA”原则，即使用能完成该检查的最小超声能量。

胎儿超声心动图检查的能量指标：

1. 声能量（acoustic output） $94mW/cm^2$。

2. TI 早孕期进行胎儿超声心动图检查时 $\text{TI}<0.5$，当 $0.5<\text{TI}<1.0$ 时，检查时间 $<30\text{min}$。

3. MI 当存在气体时，$\text{MI}<0.4$，不存在气体的情况下，MI 可以根据需要增加但尽可能保持较低的水平。

第二节 超声心动图诊断胎儿先天性心脏病的方法

一、胎儿超声心动图检查的基本内容

在胎儿超声心动图检查中，时常受到孕妇体形、胎位、羊水、胎动等多方面因素的影响而不能一次完成。故对胎儿进行多次多方位、多切面、顺序检查就非常必要。检查的基本内容如下：

1. 解剖位置　确定胎儿数目，胎方位，胃泡及内脏位置，脐动、静脉的数目，心脏位置及心脏轴等。

2. 参数测量　双顶径，心胸比例，股骨长度等（确定真实孕周）。

3. 心房、心室及大血管连接　观察心尖朝向，静脉与心房的连接，心房与心室的连接，动脉与心室的连接关系。同时观察胎儿期的两个特殊结构——卵圆孔及动脉导管的情况。

4. 心脏及大血管切面　四腔心切面，五腔心切面，左、右心室流出道长轴及短轴切面，三血管切面，三血管及气管切面，腔静脉长轴切面，主动脉弓切面，动脉导管弓切面等。

5. 彩色多普勒血流显像　房室瓣、半月瓣、卵圆孔、肺静脉、主动脉弓、动脉导管、上腔静脉、下腔静脉、肝静脉、脐动脉、脐静脉等血流。

6. 参数测量　胸廓横径，心脏横径，心房、心室大小，半月瓣、房室瓣环内径，升主动脉、主动脉弓、峡部及降主动脉内径，肺动脉主干及左、右肺动脉内径，动脉导管内径，卵圆孔大小，室壁厚度，房室瓣、半月瓣、主动脉弓、动脉导管、静脉导管及脐动脉流速等。

7. 心律及心率　应用心房及心室壁的 M 型曲线或房室瓣频谱观察胎儿的心律及心率。

二、胎儿超声心动图检查的基本切面

由于胎儿超声心动图检查过程中易受孕妇因素、胎方位、羊水、胎儿脊柱等多方面的影响，所以在检查中存在一定的限制。但是一次完整而系统的胎儿超声心动图检查必须包括以下基本切面[6]。

1. 腹部横切面

确定胎头与脊柱位置后，将探头与胎儿脊柱垂直，从脐血管入胎体处向胎儿头侧平行扫查，观察主动脉与下腔静脉的位置，主动脉应位于脊柱左侧，下腔静脉应位于脊柱右侧，胃泡应与心脏一同位于左侧，胃泡位于腹腔，心脏位于胸腔（图 5-1）。若存在胎儿内脏反位，则上述结构发生改变。

2. 胸腔横切面

在腹部横切面的基础上，将探头继续向胎儿头侧扫查，可见胎儿心尖应指向左前方，右心室靠近胸前壁（图 5-2）。此切面可以显示双心室及双心房四个切面，计算心胸比值，正常值为 0.25～0.33。同时可以计算心脏轴，正常值为左偏 40°±25°。

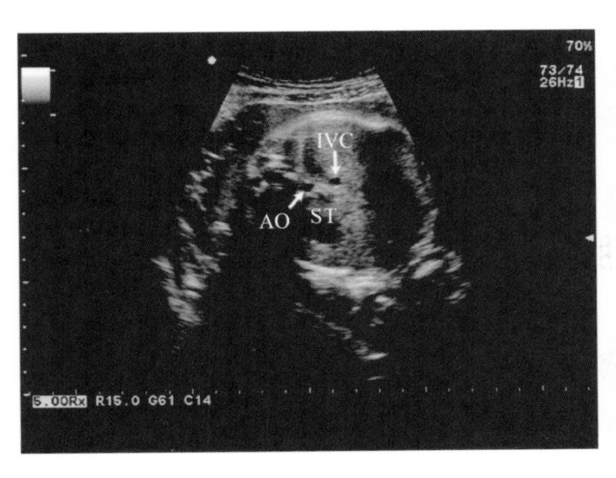

图 5-1　主动脉、下腔静脉及胃泡位置正常

ST：胃泡；AO：主动脉；IVC：下腔静脉

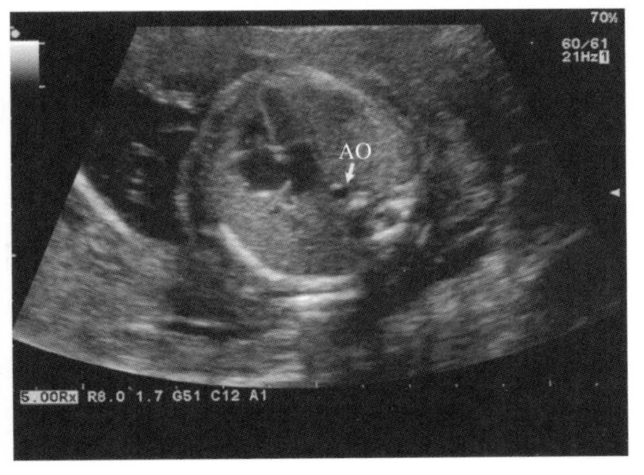

图 5-2　心脏位于左侧胸腔，心尖指向左前方

AO：主动脉

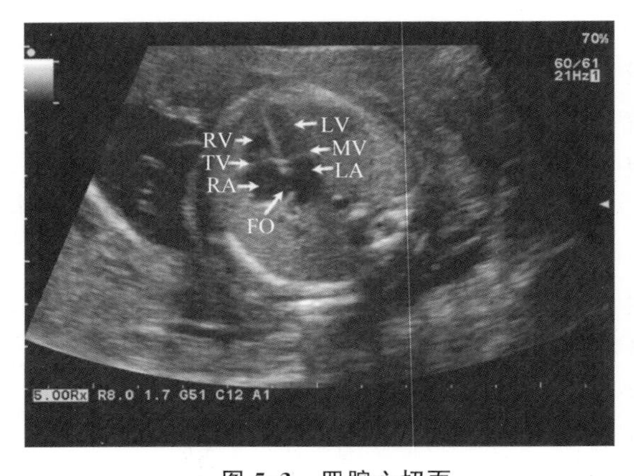

图 5-3　四腔心切面

LA：左心房；MV：二尖瓣；LV：左心室；RA：右心房；TV：三尖瓣；RV：右心室；FO：卵圆孔

3．四腔心切面

此切面是胎儿超声心动图检查中最重要的切面之一。有 35%～63%的胎儿心脏畸形都可以从四腔心切面检查出来。将探头与脊柱平行，先纵向扫查，显示心脏后旋转 90°就可获得四腔心切面（图 5-3）。根据观察需要，改变声束方向显示横向四腔心切面或纵向四腔心切面。横向四腔心切面时探头声束垂直于房、室间隔，可以观察房间隔、室间隔有无缺损，卵圆孔大小，观察卵圆瓣，了解卵圆孔的血流方向及血流束宽度，以及室间隔有无缺损等情况。纵向四腔心切面时探头声束平行于房、室间隔，根据胎方位的不同又分为仰卧位纵向四腔心切面和俯卧位纵向四腔心切面。仰卧位纵向四腔心切面是胎儿心脏检查的最佳位置，此时，胎儿心脏距离探头最近，心尖朝上，心底朝下，能够清晰观察心腔及大血管结构。

四腔心切面观察的主要内容包括：心脏四个心腔、二尖瓣及三尖瓣。左心房紧邻脊柱，位于脊柱前方，并与降主动脉在同侧，肺静脉与左心房相连。右心房位于左心房右侧，左心房与右心房之间为房间隔，可见胎儿期的特殊结构——卵圆孔及卵圆瓣回声，卵圆瓣朝向左心房摆动，血流信号从右心房流向左心房。左侧房室瓣为二尖瓣，右侧房室瓣为三尖瓣，三尖瓣附着点较二尖瓣附着点距心尖更近。左心室内膜较光滑，可见两组乳头肌，右心室内膜较粗糙，可见调节束回声。根据对四腔心切面的仔细观察，可以排除一些先天性心脏病，如左、右心室发育不全，较大的房间隔缺损或单心房，房室瓣闭锁，三尖瓣下移畸形，心脏占位，先天性肥厚型心肌病等疾病。由于四腔心切面不能观察到静脉与心房的连接、大动脉与心室的连接及大血管异常情况，所以，该切面结合左、右心室流出道切面及腔静脉切面观察，就可大大提高胎儿先天性心脏病的检出率。

4．左心室流出道切面

在四腔心切面的基础上，将探头朝胎儿头侧倾斜，若为横向四腔心切面，探头向胎儿右肩旋转 30°即可显示左心室流出道（图 5-4）。此切面可以观察左心室流出道、流出道室间隔、主动脉瓣上及瓣下结构。主动脉前壁与室间隔相连，后壁与二尖瓣前叶相连。此切面可以确定左心室与大动脉的连接关系。

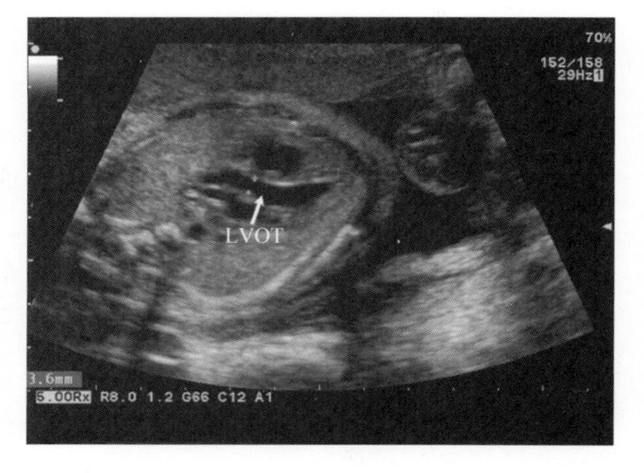

图 5-4　左心室流出道切面

LVOT：左心室流出道

5．右心室流出道切面

在四腔心切面的基础上，将探头向胎儿头侧倾斜，或在左心室流出道基础上继续向头侧偏移，并向胎儿的左肩旋转 30°即显示右心室流出道（图 5-5）。此切面可以观察右心房、右心室、右心室流出道、干下室间隔、主肺动脉及其分支，肺动脉位于主动脉左前方，主动脉位于右后方，两者呈交叉关系。此切面可以确定心室与大动脉的连接以及大血管位置关系。

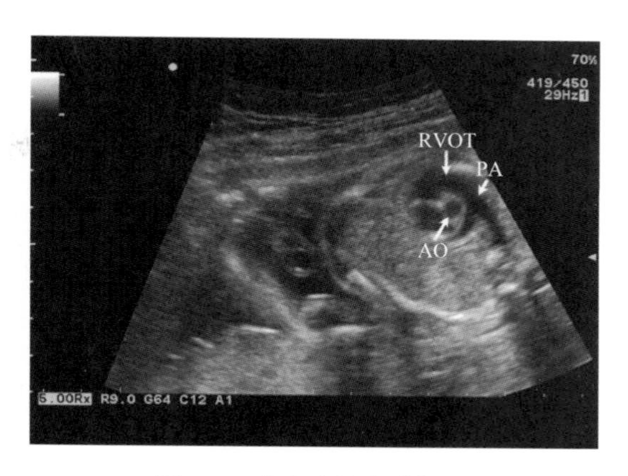

图 5-5 右心室流出道切面

RVOT：右心室流出道；PA：肺动脉；AO：主动脉

6. 主动脉弓及动脉导管弓切面

将探头与脊柱垂直，旋转 90°后显示降主动脉，将探头逐渐向胎儿头侧移动，即可显示主动脉弓及动脉导管弓切面。升主动脉在右侧第 2 胸肋关节水平移行为主动脉弓，弯曲度较大，呈“拐杖把”样，弓部从右向左分别发出三个分支为头臂干、左颈总动脉、左锁骨下动脉（图 5-6）。动脉导管弓起自肺动脉，通过动脉导管与降主动脉相连形成近 90°夹角，呈“曲棍球”样（图 5-7）。主动脉弓与动脉导管弓两者相距很近，但主动脉弓较导管弓更靠近头侧，在此切面可以观察升主动脉、主动脉弓及其分支、主动脉峡部、降主动脉、腹主动脉、肺动脉及其分支、动脉导管及其血流等。

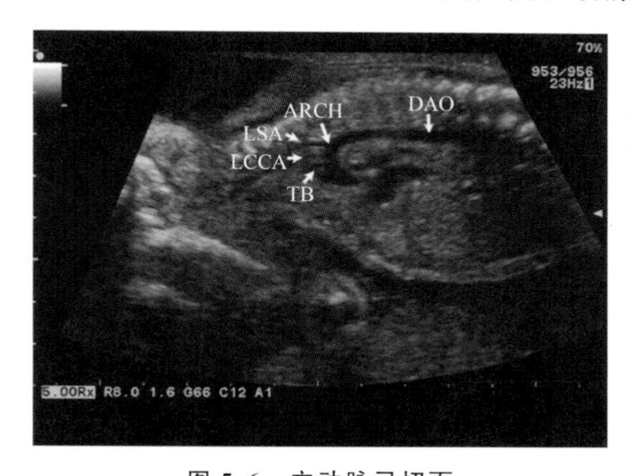

图 5-6 主动脉弓切面

ARCH：主动脉弓；DAO：降主动脉；TB：头臂干；LCCA：左颈总动脉；LSA：左锁骨下动脉

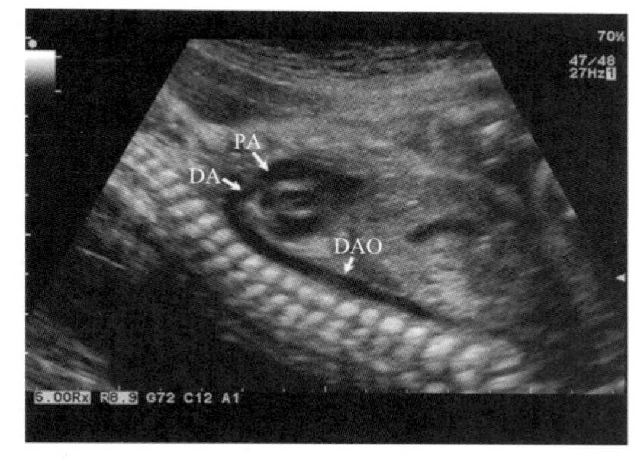

图 5-7 动脉导管弓切面

DA：动脉导管；DAO：降主动脉；PA：肺动脉

7. 三血管气管切面

在四腔心切面基础上，将探头向胎儿头侧移动，即可获得三血管气管切面（图 5-8）。三血管从左至右分别为肺动脉、主动脉、上腔静脉。因主动脉弓与动脉导管呈 30°夹角，主动脉弓位于气管前方，从右向左走行，气管和上腔静脉则位于主动脉弓的右侧，气管在脊柱前方，上腔静脉在气管的前方。此切面可以观察三血管及气管的关系，正常肺动脉内径略大于主动脉内径，肺动脉与主动脉内径之比不大于 1.4。若气管位于主动脉弓的左侧，肺动脉在气管前方则为右位主动脉弓。肺动脉的左侧若出现异常血管，有永存左上腔静脉及心上型肺静脉异位引流的可能。

8. 腔静脉长轴切面

在主动脉弓切面的基础上，将探头向胎儿右侧移动，即可显示上、下腔静脉长轴与右心房相连（图 5-9）。下腔静脉内径略宽于上腔静脉。此切面可以观察上、下腔静脉与右心房的连接，卵圆孔以及右肺动脉等结构。

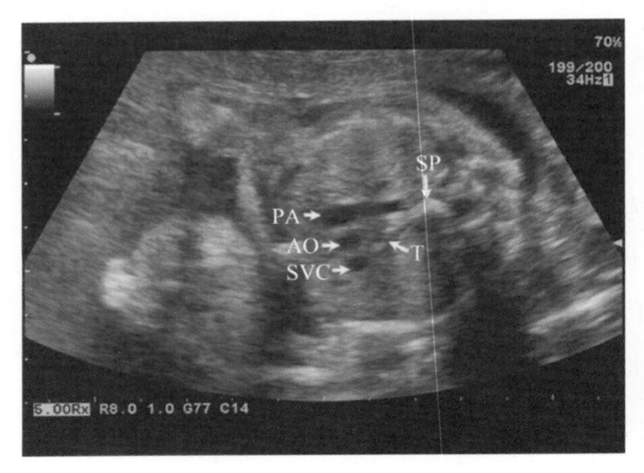

图 5-8　三血管气管切面

PA：肺动脉；AO：主动脉；SVC：上腔静脉；T：气管；SP：脊柱

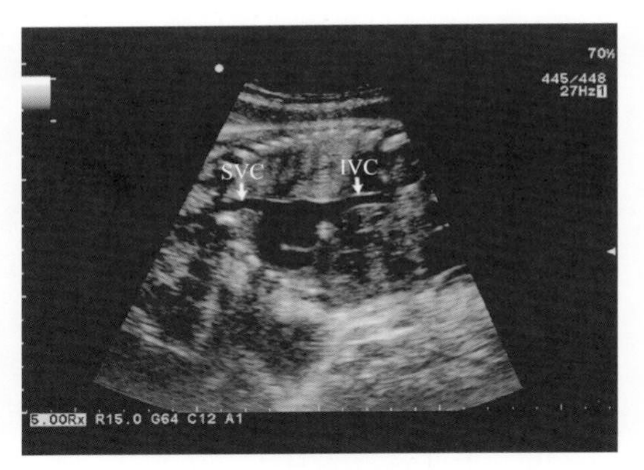

图 5-9　腔静脉长轴切面

SVC：上腔静脉；IVC：下腔静脉

9. 肺静脉切面

在四腔心切面的基础上，将探头略向胎儿头侧倾斜，可显示与房间隔平行的右上肺静脉，侧动探头可显示与房间隔存在一定夹角的右下肺静脉，同时可显示靠近左心耳的左上肺静脉。在主动脉弓切面，可以显示靠近降主动脉的左下肺静脉（图 5-10）。由于肺静脉在胎儿超声心动图检查中较难显示，所以应选择高帧频、低流速的彩色多普勒血流成像技术进行观察。

10. 双心室短轴切面

在左心室流出道切面基础上，将探头朝胎儿左肩旋转 90°并向心尖扫查，即可显示双心室短轴（图 5-11）。此切面可以观察左心室腔，右心室腔，乳头肌，显示左心室壁、室间隔、右心室壁的厚度及运动等。

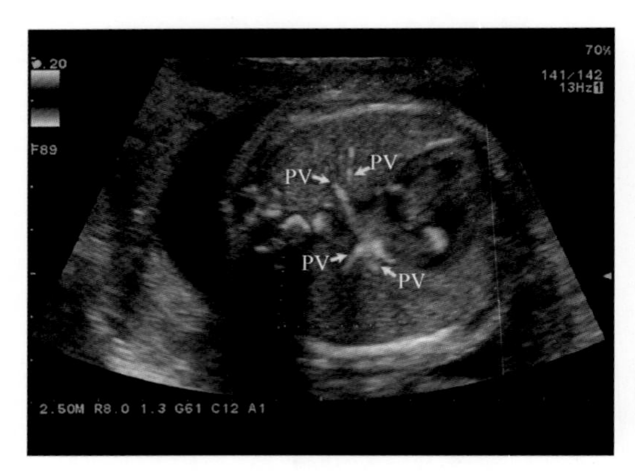

图 5-10　肺静脉切面

PV：肺静脉

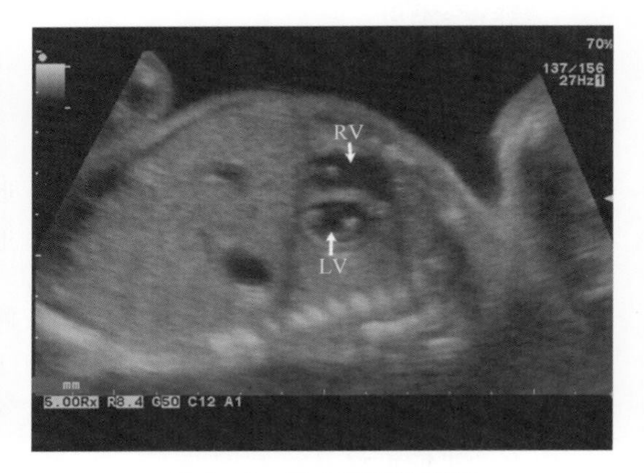

图 5-11　双心室短轴切面

LV：左心室；RV：右心室

上述切面为胎儿超声心动图检查中的基本切面，通过这些切面的观察能够确定胎儿心脏位置、结构及大血管关系。胎儿超声心动图的图像模式以二维超声为基础，同时与 M 型超声、彩色多普勒血流显像、频谱多普勒（脉冲多普勒和连续多普勒）、三维超声等相结合，对诊断胎儿先天性心脏病具有重要意义[7-10]。

第三节　胎儿先天性心脏病的诊断

一、先天性心脏病的分类和命名

为了描述先天性心脏病的病理形态，许多专家进行了深入研究和探索，其中著名的心脏病理学家 van Praagh R 和 Anderson R H 等做出了重大贡献。他们提出的心脏顺序节段分析法（sequential segment analysis）得到人们的广泛认同和普遍应用。即把心脏分为心房、心室和大动脉三个节段，确定三个节段之间的连接和关系，从而准确描述心脏畸形，避免先天性心脏病的漏诊和误诊。心脏顺序节段分析法的内容如下：

1. 心房排列

心房排列的确定是根据心房的解剖学特征。形态右心房的解剖标志为右心耳呈三角形或梯形，基底部较宽大，右心耳内膜面的梳状肌延伸到房室前庭全周。形态左心房的解剖标志为左心耳狭长、弯月状，基底部开口小，心耳内的梳状肌没有延伸到房室前庭，故左心房后下壁较光滑。当心耳形态不典型时，心房内的梳状肌分布是判断形态心房的唯一标准。以心房形态学为基础，心房位置有以下四种分布：

（1）心房正位：形态右心房在右侧，形态左心房在左侧。通常的内脏器官右肺为三叶，左肺为两叶，胃和脾在左侧腹腔，肝和胆囊在右侧腹腔（图 5-12）。

（2）心房反位：形态右心房在左侧，形态左心房在右侧。内脏器官的位置发生反转，形成正常排列的镜面关系（图 5-13）。

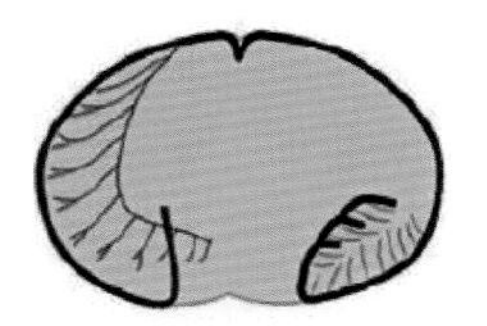
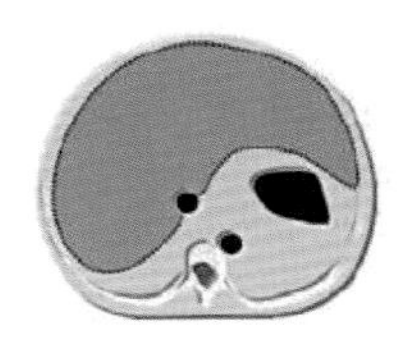

图 5-12　心房正位

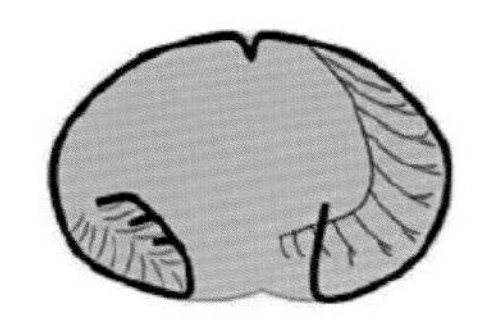
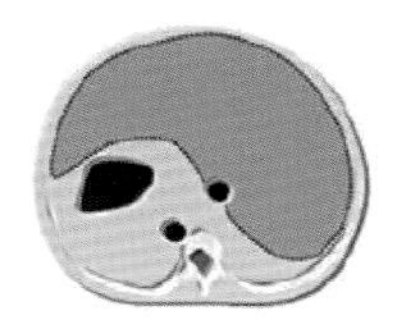

图 5-13　心房反位

（3）心耳右异构：两个心耳均为右心耳形态（图 5-14）。

（4）心耳左异构：两个心耳均为左心耳形态（图 5-15）。

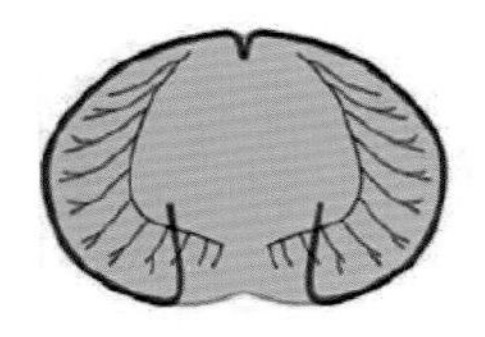
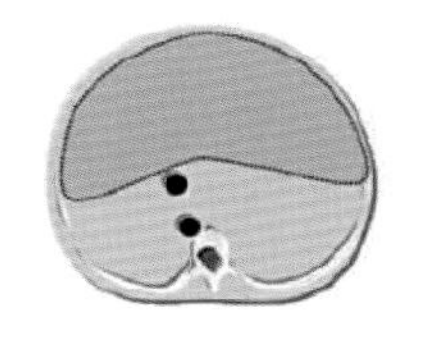

图 5-14　心耳右异构

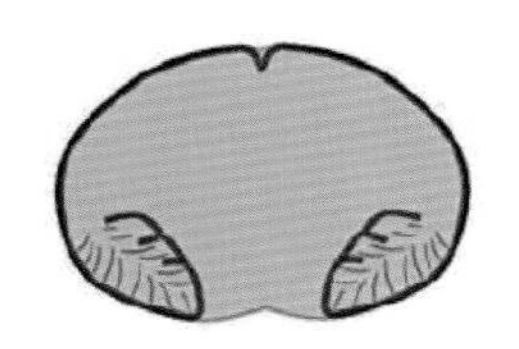
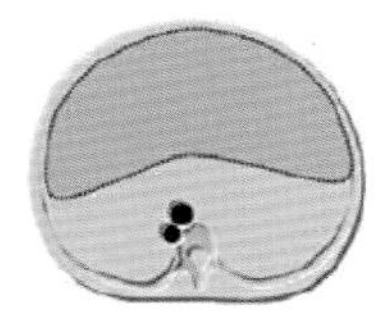

图 5-15　心耳左异构

胎儿心脏心房排列的判断主要根据内脏位置（胃泡）、腹主动脉与腔静脉的位置。

2. 心室结构

心室的确定是根据心室的解剖学特征来判定的，分为左心室、右心室和未分化心室。

正常心室解剖学上由流入道部、肌梁部和流出道部组成。流入道部是心室的必备部分，如果缺失则不能成为形态和功能上的完整心室，而称为残余心室。肌梁部是心室分化的解剖标志部分，形态右心室的肌梁粗大，排列不规则；形态左心室的肌梁细小，排列较规则。流出道部是病理状态下形态学变化最多见的部分，它是心室的非必需部分。

心室结构分化有两种情况：心室分化成形态学上的左心室和右心室，双心室共同存在并有室间隔分隔，共同构成心室。心室不分化且不形成室间隔，仅有一个心室，称未分化心室。形态左、右心室又有两种构型：一是右手构型即心室右袢，形态右心室在右侧，形态左心室在左侧。二是左手构型即心室左袢，形态右心室在左侧，形态左心室在右侧，与右手构型正好相反。

但是，心室分化成左、右心室并不一定表示心室具有解剖和功能上的两个心室。如三尖瓣闭锁时，形态右心室成为残余心室。左心发育不良时，虽然左心室形态完整，但是其容积过小而不能承担体循环功能。出现上述这些病理变化时，心室都为功能性单心室。

3．房室连接部

确定了心房排列和心室结构后，应分析房室连接部。房室连接部与房室瓣并不等同，需将两者区分开来。

（1）房室连接部的连接

①双心室的房室连接：双心室房室连接方式见表5-1。

表5-1　双心室的房室连接方式

类型	连接方式
房室连接一致	形态右心房连接形态右心室
房室连接不一致	形态右心房连接形态左心室
不定位房室连接	心耳异构的房室连接，有右异构和左异构

②单心室的房室连接：双入口心室，两组房室瓣均进入一侧心室，另一心室无房室连接。双入口心室连接方式见表5-2。

表5-2　双入口心室连接方式

类型	异常连接方式
左心室双入口	右侧房室无连接，如三尖瓣闭锁
右心室双入口	左侧房室无连接，如二尖瓣闭锁

③单心房的双心室连接：一组房室瓣缺如，另一组房室瓣骑跨或跨越在与之相连的两个心室上。骑跨是指瓣环超过一侧心室，而跨越是指腱索和乳头肌附着部位超过一侧心室。

（2）房室瓣的形态：分为独立的两组房室瓣和共同房室瓣。两种类型的瓣都可有狭窄瓣、无孔瓣、回流瓣和跨越瓣的形态种类。

4．大动脉

大动脉有四种解剖形态，分为主动脉、肺动脉、共同动脉干和单一动脉干。共同动脉干和单一动脉干的区别在于：动脉干在心包腔内发出分支到肺，成为共同动脉干；若在心包腔以外发出分支到肺，称为单一动脉干。

5．心室与大动脉的连接

首先要确定心室体结构和动脉段，再对动脉连接的漏斗部和动脉瓣进行分析。

（1）心室与大动脉的连接：分为以下几种类型（表5-3）。

表5-3 心室与大动脉的连接方式

类型	连接方式
连接一致	形态左心室连接升主动脉，形态右心室连接肺动脉
连接不一致	形态左心室连接肺动脉，形态右心室连接升主动脉
双出口心室	升主动脉和肺动脉均发自同一心室，判断标准是50%规则，即一条大动脉的全部或另一条大动脉的大部分发自同一心室，分为右心室双出口和左心室双出口
单出口心脏	见于共同动脉干和单一动脉干

（2）漏斗部形态：分为肺动脉瓣下漏斗、主动脉瓣下漏斗、双侧漏斗和双侧无漏斗。

（3）动脉瓣形态：有两种类型即分开的主动脉瓣和肺动脉瓣，又分为狭窄瓣、无孔瓣、回流瓣、跨越瓣。共同动脉瓣，又分为狭窄瓣、回流瓣和跨越瓣。

6. 心脏位置

（1）心脏位置正常：分为左位心、中位心和右位心。根据心脏房室位置及连接关系又进一步分为镜面、混合、旋转三种类型。

（2）心脏位置异常：心脏正常位于胸腔内，在病理情况下，心脏则位于胸腔之外，或裸露在体表，或转移至腹腔，通常合并有膈疝或胸腹壁组织缺损。

（3）并列心耳：正常情况下，两心耳分别位于大动脉根部的两侧。但少数情况下两心耳位于同侧。左侧并列心耳较常见，右侧并列心耳少见，常合并各种复杂心脏畸形。

7. 非对称性内脏器官的排列

非对称性器官包括肺、支气管、肝和脾。

（1）肺和支气管：排列方式见表5-4。

表5-4 肺和支气管排列方式

类型	排列方式
正常排列	右肺三叶，左肺两叶，右支气管主干短，走行于同名动脉上方，左支气管较长，走行于同名动脉下方
镜面排列	右肺两叶，左肺三叶，与正常排列相反
右异构	两肺和支气管具有右肺和右支气管的形态
左异构	两肺和支气管具有左肺和左支气管的形态

（2）肝：根据位置的不同分为右位、中位和左位。

（3）脾：分为左位、右位、多脾和无脾。

一般认为，心房和胸腹腔内的非对称性器官分化和排列是有内在联系的，其中支气管异构和心耳异构符合率最高，但是，心耳异构和其他内脏器官异构并非完全一致，所以，需将两者分开后再分析。

二、胎儿常见先天性心脏病的超声诊断

根据先天性心脏病的顺序节段分析法对常见的胎儿先天性心脏病进行系统描述如下。

（一）静脉与心房连接异常

1. 肺静脉异位引流

肺静脉异位引流是指肺静脉未能与左心房直接相连而与体静脉或右心房相连的心脏畸形。分为完全型和部分型两种类型，完全型肺静脉异位引流是四条肺静脉均与体静脉或右心房连接（图 5-16）；部分型肺静脉异位引流是其中的 1～3 支肺静脉与体静脉或右心房连接（图 5-17）。

【病理解剖】

在胚胎期，起自左心房后壁的肺静脉共干发育不良，与远端的肺静脉干未能接通，肺静脉丛与体循环系统的侧支交通在某处存留并扩张，均可引起四支肺静脉干未能与左心房直接相连，从而导致完全型肺静脉异位引流。根据四支肺静脉干与左心房之外的右心房或体静脉连接部位及途径的不同，完全型肺静脉异位引流分为四型。①心上型：四支肺静脉干汇入肺静脉共干，经垂直静脉引流入左无名静脉、奇静脉或直接引流入上腔静脉。②心内型：四支肺静脉干汇入冠状静脉窦及无名静脉，共同汇入右心房或分别汇入右心房。③心下型：四支肺静脉汇入肺静脉共干，经垂直静脉引流入下腔静脉、门静脉或静脉导管。④混合型：四支肺静脉干以不同的组合方式经不同的途径汇入体静脉和（或）右心房的不同部位，其中以心内型和心上型的混合型最多见。

部分型肺静脉异位引流根据异位引流的部位可以分为心上型、心内型和心下型三种类型。病变的轻重程度主要取决于异位引流的肺静脉数量，即导致左向右分流量的大小，是否有心房水平的分流存在以及异位引流的肺静脉是否存在梗阻[11]。

【超声诊断】

由于胎儿的肺静脉细小，在胎儿期不一定能完全显示全部四条肺静脉，如果仅有 1～2 支肺静脉异位引流，并不一定引起心腔大小的改变，故容易漏诊。但对完全型肺静脉畸形引流的胎儿，会出现相应的心脏结构的改变。

二维超声心动图：完全型肺静脉异位引流由于右心接收了异位引流的肺静脉血流，在四腔心切面显示右心增大，左心房相对较小。未见肺静脉与左心房相连，在左心房后方可见粗大的肺静脉干，追踪观察肺静脉干引流至相应的病理解剖部位。图 5-16 为完全型肺静脉异位引流。部分型肺静脉异位引流需仔细探查肺静脉的走行及引流位置。图 5-17 为心内型部分型肺静脉异位引流。

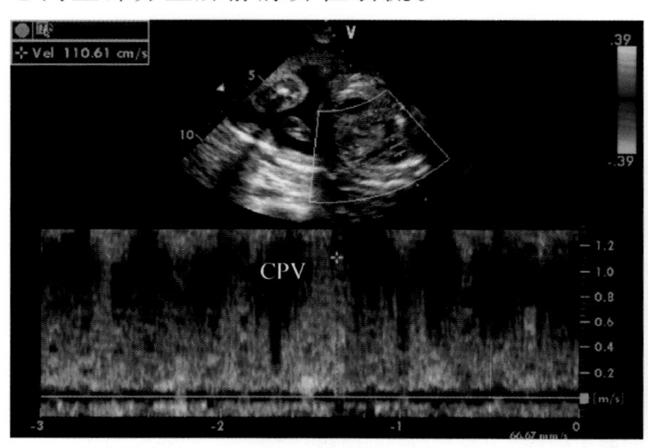

图 5-16　完全型肺静脉异位引流（心内型）

CPV：肺总静脉

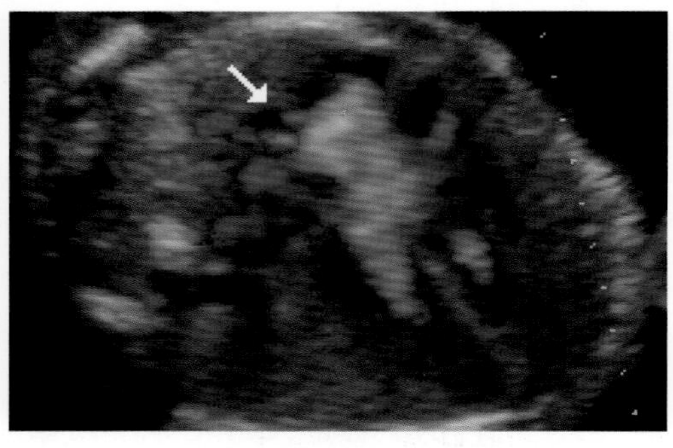

图 5-17　部分型肺静脉异位引流（心内型）

箭头所指为一条肺静脉引流入右心房

彩色多普勒超声心动图：未见肺静脉血流信号进入左心房，而是肺静脉干内的血流信号引流至相应的病理解剖部位。

2. 体静脉异常连接

体静脉异常连接是体静脉系统引流的先天性畸形，其连接方式有多种，根据病理解剖可以分为三类：上腔静脉异常连接（包括永存左上腔静脉）、下腔静脉异常连接（包括肝静脉）、全腔静脉异常连接。其中永存左上腔静脉是体静脉先天性畸形中最常见的一种。

(1) 永存左上腔静脉

【病理解剖】

大致分为四种类型：①引流入冠状静脉窦，开口于右心房内，是最常见的类型。②引流入左心房，开口多在左心房顶部相当于左上肺静脉与左心耳之间，冠状静脉窦可正常存在，也可能缺如。③经过冠状静脉窦与左心房之间的缺损（部分型无顶冠状静脉窦综合征）而与左心房相通，会产生部分右向左分流。④永存左上腔静脉连接左肺静脉，肺静脉血流经永存左上腔静脉及无名静脉进入右心房，产生左向右分流，实为部分型肺静脉畸形引流。

【超声诊断】

二维超声心动图：当永存左上腔静脉引流至冠状静脉窦时，可见左心房的左侧有一管腔回声与冠状静脉窦相连，左房室沟区的冠状静脉窦扩张。三血管气管切面，在肺动脉左侧可见一管腔回声（图 5-18，图 5-19）。

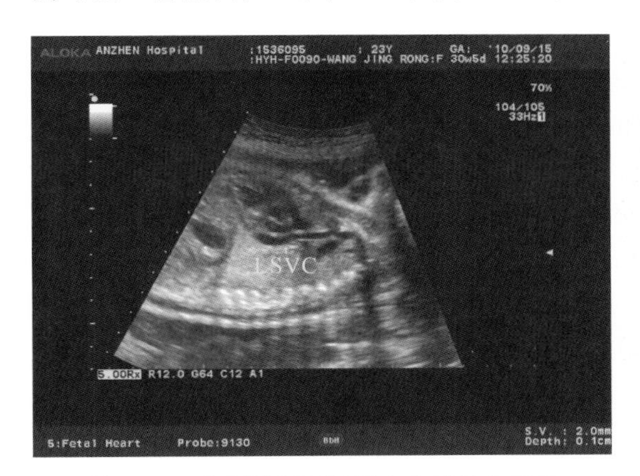

图 5-18 非标准切面显示左心房的左后方有一管状回声

LSVC：永存左上腔静脉

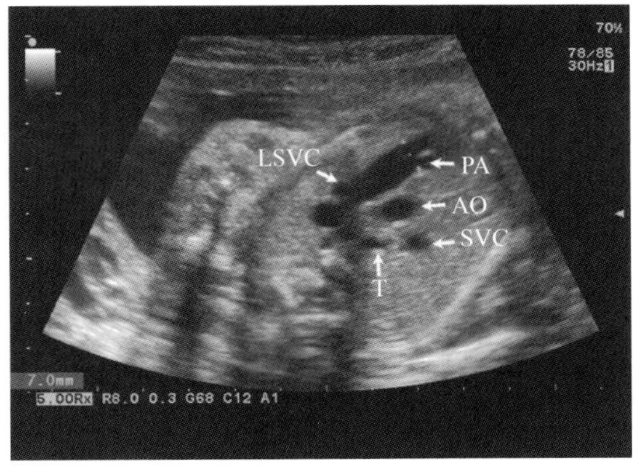

图 5-19 三血管气管切面

LSVC：左上腔静脉；PA：肺动脉；AO：主动脉；SVC：上腔静脉；T：气管

彩色多普勒超声心动图：显示左心房左侧的管腔回声内探及静脉血流信号，血流经冠状静脉窦引流至右心房。

(2) 下腔静脉畸形

【病理解剖】

下腔静脉近心段缺如少见，下腔静脉血流通过扩大的奇静脉引流入右上腔静脉。肝静脉直接引流入右心房。下腔静脉引流入左心房较罕见，常合并下腔型房间隔缺损。

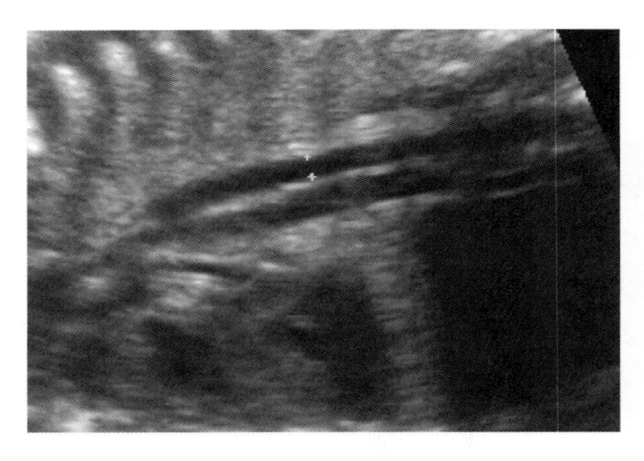

图 5-20　降主动脉后方有一增宽的管状回声为奇静脉

【超声诊断】

二维超声心动图：腔静脉长轴切面的下腔静脉肝后段缺如，三支肝静脉直接与右心房相连。主动脉弓切面可见降主动脉胸段的后方有一管腔与之平行走行，追踪探查该管腔向上走行，与上腔静脉入右心房口处相连（图 5-20）。

彩色多普勒超声心动图：三支肝静脉血流直接引流入右心房。降主动脉胸段后方的管腔内探及静脉血流信号，其内血流信号引流至上腔静脉。

（二）心房异常

三房心

【病理解剖】

因胚胎期发育异常，左心房被纤维肌性隔膜分隔为近端腔和远端腔，即副房和真房。副房接收全部或部分肺静脉血，真房包括左心耳，并与二尖瓣相连。由于三房心临床变异复杂，病理解剖涉及四个方面：①左心房内纤维肌性隔膜的形态以及有无交通口，据此分为隔膜型、漏斗型、管道型和闭锁型；②有无房间隔缺损以及缺损的位置，缺损位于右心房和副房之间还是和真房之间，或是和两个均有交通；③副房是否接收全部肺静脉血液回流；④有无体静脉与左心房或肺静脉连接。临床上多根据副房是否接收全部肺静脉血液回流将三房心分为完全型和部分型。

【超声诊断】

二维超声心动图：多切面观察可见左心房内有一纤维肌性隔膜回声，将左心房分为副房和真房。根据病理解剖的不同，卵圆孔可位于副房也可位于真房，肺静脉可部分或全部开口于副房，副房与真房之间有交通孔。

彩色多普勒超声心动图：卵圆孔处为双向分流信号。心房内的纤维肌性隔膜的交通孔处由于狭小血流信号呈明亮色。由于右心容量负荷过重，多出现三尖瓣反流信号。

（三）房室连接异常

1. 心内膜垫缺损

【病理解剖】

在胚胎发育期，心内膜垫组织形成房室瓣口等重要结构。心内膜垫分隔形成两个房室瓣口，从房室瓣口发育形成二尖瓣和三尖瓣，并且心内膜垫与其他部分的心脏间隔融合，参与形成下部的房间隔和后上部的室间隔。如果心内膜垫发育出现异常，随其发育的异常所发生的时间和受累组织结构、程度等不同，形成不同病理改变。部分型心内膜垫缺损病理表现为单纯性Ⅰ孔型房间隔缺损、Ⅰ孔型房间隔缺损合并二尖瓣前叶裂、Ⅰ孔型房间隔缺损合并三尖瓣畸形、Ⅰ孔型房间隔缺损合并轻度二尖瓣和三尖瓣畸形、单心房、心内膜垫型室间隔缺损、心内膜垫型室间隔缺损合并轻度房室瓣畸形。过渡型心内膜垫缺损病理表现与完全型类似，但房室瓣前后瓣桥在室间隔融合，形成近似于正常的二尖瓣和三尖瓣。完全型心内膜垫缺损病理表现为Ⅰ孔型房间隔缺损、心内膜垫型室间隔缺损、共同房室瓣或严重房室瓣畸形。

【超声诊断】

二维超声心动图：心尖四腔心切面的十字交叉部位回声中断，部分型心内膜垫缺损表现为Ⅰ孔型房间隔回声中断，二尖瓣前叶或三尖瓣叶裂；完全型心内膜垫缺损表现为Ⅰ孔型房间隔缺损合并室间隔上部回声中断，共同房室瓣根据解剖分型不同附着于不同部位，可以分别附着于室间隔、右心室或不定位。若大动脉关系正常，主动脉和肺动脉内径、比例可正常。图5-21为完全型心内膜垫缺损。

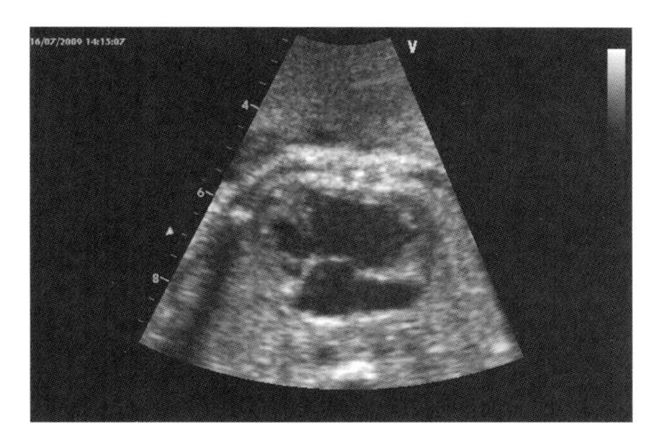

图5-21　完全型心内膜垫缺损

彩色多普勒超声心动图：彩色多普勒血流可以显示瓣膜反流信号，若存在瓣叶裂可见反流信号自裂隙反流至心房。室间隔缺损部位可见双向分流信号。若存在大量反流信号，心房压力增高时，探测静脉导管血流频谱出现A波倒置。

2．三尖瓣闭锁

【病理解剖】

先天性右心房和右心室之间无房室瓣连接，取而代之的是隔膜样组织，右心房的唯一开口为房间隔缺损，房间隔缺损可以存在不同大小或为单心房。通常右心室发育不良而左心室正常或扩大，常合并室间隔缺损，肺动脉瓣可狭窄或正常。大动脉关系可正常或转位，根据大动脉位置可以分为三型：Ⅰ型，心室与大动脉连接关系正常；Ⅱ型，主动脉从右心室发出，肺动脉从左心室发出；Ⅲ型，主动脉位于左前方，肺动脉位于右后方。按肺血多少分为三型：A型为肺动脉闭锁；B型为肺动脉狭窄；C型为肺动脉瓣无狭窄。

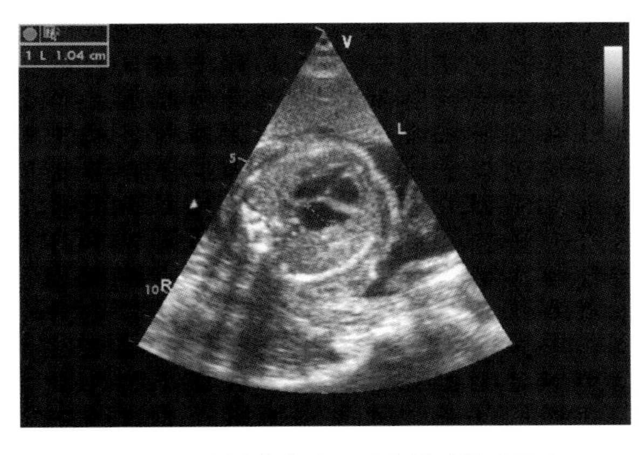

图5-22　三尖瓣未发育，没有瓣叶活动回声，右心房与右心室之间为带状强回声

【超声诊断】

二维超声心动图：心尖四腔心切面显示右心房与右心室之间无正常连接，三尖瓣未发育，没有瓣叶活动回声，代之以膜性或肌性组织，右心房与右心室之间为带状强回声（图5-22）。右心发育不良，右心室腔内径明显小于左心室，左心室由于接收肺静脉及体静脉血流而明显增大，室壁增厚。左心室与右心室之间通过室间隔缺损相通。三血管比例失调，主动脉内径明显大于肺动脉。根据大动脉位置的不同，三血管气管切面出现相应的位置改变。

彩色多普勒超声心动图：彩色多普勒显像未见右心房与右心室之间存在血流信号通

过，体静脉回流的血液经卵圆孔入左心房，通过二尖瓣进入左心室，再经室间隔缺损处进入右心室。如存在肺动脉狭窄，彩色多普勒显示狭窄处五彩镶嵌样血流信号，频谱多普勒探测狭窄处为高速湍流血流信号。

3. 三尖瓣下移畸形

【病理解剖】

三尖瓣下移的病理改变有很大差异，轻者瓣膜改变接近正常，重者隔叶、后叶可缺如，前叶也受累，并存瓣叶裂或穿孔。根据前叶是否有下移和发育情况将其分为三类：A型的前叶位置正常，无下移，仅后叶及隔叶下移，功能右心室容量足够，房化右心室不大；B型的前叶位置下移，且发育不良，瓣叶活动受限，后叶及隔叶下移，但一般瓣叶面积减少不严重；C型的瓣叶面积严重减少，如隔叶或后叶缺如，或仅为膜样残迹，前叶下移，瓣叶结构、腱索和乳头肌严重发育不全，前叶仅为条索状膜样组织且阻塞右心室流出道，房化右心室明显扩大，功能右心室发育不良，心脏显著扩大。

【超声诊断】

二维超声心动图：心尖四腔心切面显示右心房明显扩大，三尖瓣隔叶附着点位置低于二尖瓣前叶附着点。右心室流入道切面显示三尖瓣后叶附着点位置下移。严重者下移位置可至心尖部。功能右心室内径明显减小，而解剖右心房和房化右心房共同构成功能右心房；常合并肺动脉狭窄、室间隔缺损等，出现相应超声表现。

彩色多普勒超声心动图：彩色多普勒显示收缩期三尖瓣心房侧探及反流信号，频谱多普勒探及静脉导管心房收缩波（A波）倒置，说明是由右心房压力增高所致。

（四）心室异常

1. 室间隔缺损

【病理解剖】

室间隔缺损是心室的间隔部分因组织缺损引起心室间血流交通的一种先天性心脏病。通常单独存在，也可是某些复杂先天性心脏病的病理改变之一。以解剖学为基础将其分为三类：①膜周部室间隔缺损，最常见的一种，约占室间隔缺损的80%，缺损的后上缘是三尖瓣环，其余边缘为肌性组织，根据缺损累及的范围再细分为膜周部流入道缺损、膜周肌小梁缺损和膜周流出道缺损。②肌部室间隔缺损，缺损的全部边缘都是心肌，无纤维组织。按缺损所在部位分为流入道间隔、肌小梁间隔和流出道间隔缺损三种。前者位于三尖瓣隔瓣下，后者位于圆锥间隔，又称为“嵴内缺损”。肌部室间隔缺损的特点是多发，流入道、肌小梁和流出道间隔均可受累。③动脉干下室间隔缺损，缺损的上缘是半月瓣或瓣间纤维延续。少数缺损可自肺动脉瓣下扩展至三尖瓣隔瓣下，构成干下-膜周混合缺损。由于干下缺损的存在，主动脉瓣的右瓣窦失去组织支撑，加之长期血流冲击，临床上患者较易合并主动脉瓣叶脱垂甚至关闭不全。

【超声诊断】

二维超声心动图：根据室间隔缺损位置的不同，需从多切面观察超声表现。膜部室间隔缺损在心尖五腔心切面显示室间隔上部回声中断；肌部室间隔缺损在心尖四腔心切面显示室间隔中部或心尖部回声中断（图5-23）；动脉干下室间隔缺损在双心室短轴右心室流出道切面显示肺动脉瓣下室间隔回声中断。少数膜部或动脉干下室间隔缺损由于缺损较小，加之胎儿期心室间的分流不明显，故易漏诊。

彩色多普勒超声心动图：彩色多普勒显示缺损部位的心室水平双向分流。对于肌部小缺损在二维超声心动图上显示缺损不明确时，彩色多普勒显示存在心室水平分流为重要诊断标准。频谱多普勒显示心室水平分流呈较窄的波峰。

2. 单心室

【病理解剖】

左右心室分隔开始于胚胎第4～5周。原心室扩大吸入心球的近段后形成有宽广交通的大腔。其中心肌层发育较厚，呈小梁状。由心室底壁中央发生一个矢状位半月形隔膜，心肌较为致密，为肌性室间隔。肌性室间隔从原心室底壁向心内膜垫方向生长，前后两端与房室前后心内膜垫相融合。在心室分隔发育期间出现异常，导致肌性室间隔和房室前后心内膜垫均未发育时，则会导致单心室的发生。单心室一般按以下三种基本情况分型：①根据主心室腔的形态结构分为左心室型、右心室型和未定心室型；②根据大动脉位置排列分为大动脉关系正常、左位型大动脉转位和右位型大动脉转位；③根据有无肺动脉口狭窄分为狭窄型和非狭窄型。

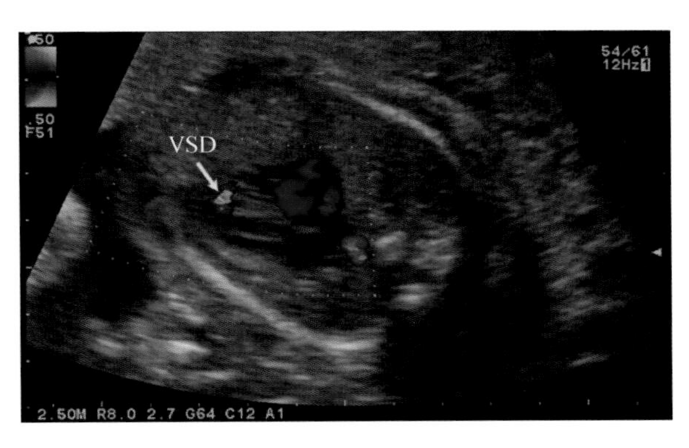

图 5-23　箭头所示为肌部室间隔缺损（VSD）

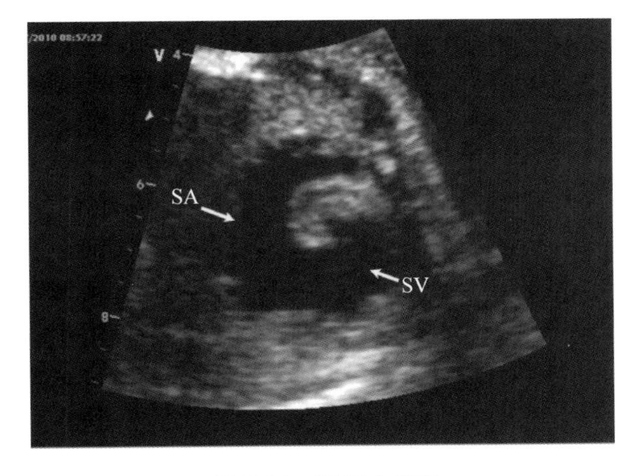

图 5-24　四腔心切面

SV：单心室；SA：单心房

【超声诊断】

二维超声心动图：心尖四腔心切面未见室间隔回声，仅见一个单一大心室腔，在单心室腔的右侧或左侧出现腔样回声，无流入道组织结构，考虑为流出腔。大动脉短轴切面可以判断大动脉的空间方位，分为右前左后、左前右后、正前正后和左右排列。根据心室腔内膜粗糙程度和调节束等结构，可以判断主心室腔是左心室还是右心室，主心室腔与输出腔之间通常有漏斗间隔，通过球室孔相交通（图5-24）。

彩色多普勒超声心动图：由于单心室的心腔内无室间隔回声，因此两侧心房的血流均汇入主心室腔内，血流信号在心室腔内呈混叠状态。若合并肺动脉瓣狭窄，收缩期肺动脉瓣口探及五彩镶嵌的血流信号。合并房室瓣反流时，收缩期心房侧探及反流信号。

（五）心室与大动脉连接异常

1. 主动脉狭窄

【病理解剖】

主动脉狭窄包括主动脉瓣、主动脉瓣下、主动脉瓣上狭窄。①主动脉瓣狭窄是较为常见的先天性主动脉瓣畸形，分为瓣叶交界融合、二瓣化、单瓣化、四瓣化等，常合并其他畸形，如主动脉缩窄和左心室发育不良等。②主动脉瓣下狭窄因主动脉瓣下膜性或肌性纤维组织阻塞左心室流出道而致左心室排血受阻。主动脉瓣下的左心室流出道狭窄包括弥漫型及局限型主动脉瓣下狭窄，局限型主动脉瓣下狭窄又分为隔膜型和纤维肌性狭窄型，弥漫型主动脉瓣下狭窄是一种环形纤维肌性肥厚，自主动脉瓣下延伸至左心室腔内。常常合并其他心脏畸形，如室间隔缺损、主动脉瓣狭窄、法洛四联症及大动脉转位。③先天性主动脉瓣上狭窄多发生在主动脉窦部与主动脉交界上方即窦管交界处，分为局限型和弥漫型。局限型表现为窦管交界附近局限性主动脉壁环状增厚，形成嵴状管腔内狭窄。弥漫型自窦管交界起，升主动脉远端呈广泛内壁增厚及管腔狭窄，多累及主动脉弓部，主动脉弓远端多数正常，常合并主动脉缩窄、室间隔缺损、主动脉弓离断等心脏畸形[12]。

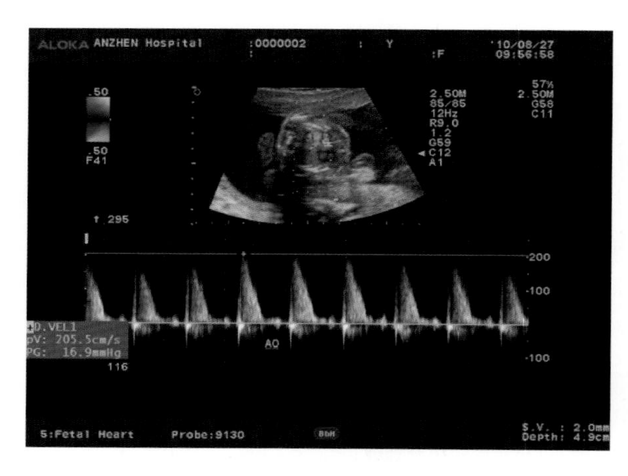

图 5-25　主动脉瓣狭窄

【超声诊断】

二维超声心动图：主动脉瓣狭窄时主动脉根部内径变窄，升主动脉内径增宽，瓣叶数目在胎儿期很难显示（图 5-25）。主动脉瓣及瓣上狭窄都可导致左心室后负荷增大，从而出现左心室壁增厚，左心腔内径相对偏小，右心内径增大。隔膜型和肌型主动脉瓣下狭窄显示主动脉瓣下隔膜样回声或局部肥厚并突向左心室流出道的肌性结构。

彩色多普勒超声心动图：心尖五腔心切面可见主动脉瓣口呈五彩镶嵌样血流信号，频谱多普勒探及收缩期的高速湍流频谱。若伴有瓣膜反流，在舒张期主动脉瓣下探及反流信号。

2. 主动脉缩窄

【病理解剖】

主动脉缩窄是指主动脉先天发育不良导致的局限性或广泛性狭窄，常见部位是主动脉峡部。根据主动脉缩窄发生的部位和范围将其分为导管后型（成人型）和导管前型（婴儿型）。①导管后型缩窄位于动脉导管远侧，多为局限性缩窄，约占 90%，部分病例缩窄可累及左锁骨下动脉或其近端主动脉弓。②导管前型（婴儿型）缩窄多位于动脉导管之前，范围较广，约占 10%，常累及主动脉弓和左锁骨下动脉，合并心内畸形，如主动脉瓣二瓣畸形和瓣口狭窄、主动脉瓣上或瓣下狭窄、主动脉弓发育不良、二尖瓣畸形、房室管畸形及房室间隔缺损等。

【超声诊断】

二维超声心动图：心尖四腔心切面显示左心明显小于右心，右心内径相对增大。主动脉弓切面可见主动脉弓发育不良，正常的"拐杖征"消失，缩窄段主动脉弓内径变窄，狭窄后的主动脉可扩张也可不扩张（图 5-26，图 5-27）。一般情况下，主动脉峡部内径应大于左锁骨下动脉内径。三血管气管切面显示主动脉与肺动脉内径比例失调，主动脉内径较细，肺动脉内径明显增宽，动脉导管内径多增宽。

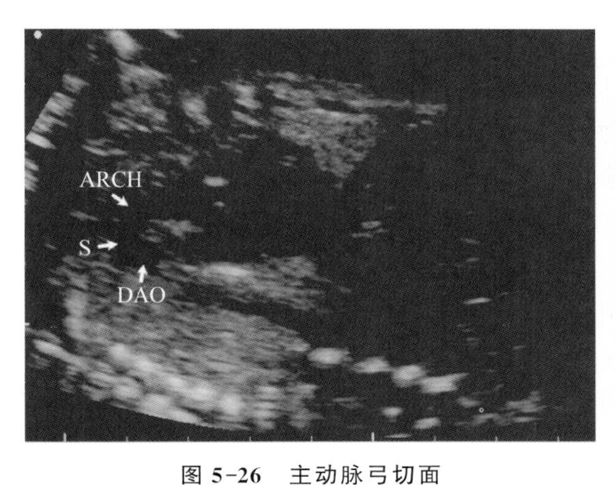

图 5-26　主动脉弓切面

S：主动脉峡部缩窄；ARCH：主动脉弓；DAO：降主动脉

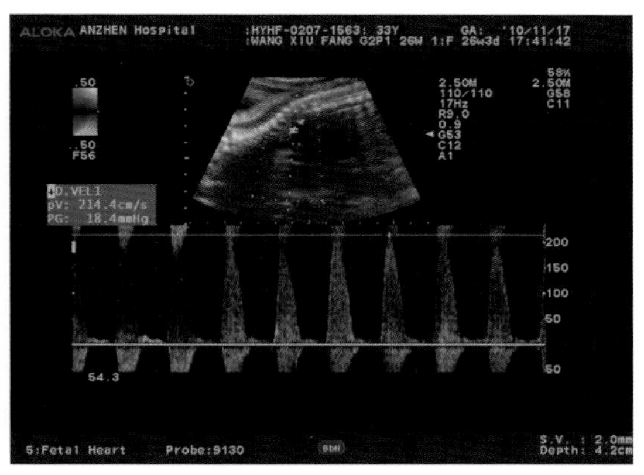

图 5-27　主动脉峡部缩窄处流速增快

彩色多普勒超声心动图：主动脉峡部缩窄处呈五彩镶嵌血流信号，频谱多普勒探及狭窄处呈湍流，流速增快，以舒张期增快更为明显。

3. 主动脉弓离断

【病理解剖】

广义的主动脉弓离断包括主动脉弓的离断和闭锁，指在主动脉弓的两个节段之间没有血流直接相通，闭锁时在两节段之间仍残留相连的纤维束。分为三型：A 型指离断位于左锁骨下动脉起始部远端的主动脉，通过动脉导管供应身体下半身的血液。B 型指主动脉在左锁骨下动脉与左颈总动脉起始部之间离断，通过动脉导管供应左上肢和下半身的血液。C 型指主动脉在无名动脉与左颈总动脉之间离断，左颈总动脉的血液也来自动脉导管。

【超声诊断】

二维超声心动图：主动脉弓切面显示主动脉弓降部管腔延续中断，根据离断的部位，确定主动脉弓离断的类型。在组织结构上主动脉弓闭锁显示呈条索状回声，而若无解剖结构连续，则没有条索样回声（图 5-28，图 5-29）。主动脉弓离断远端的降主动脉可见动脉

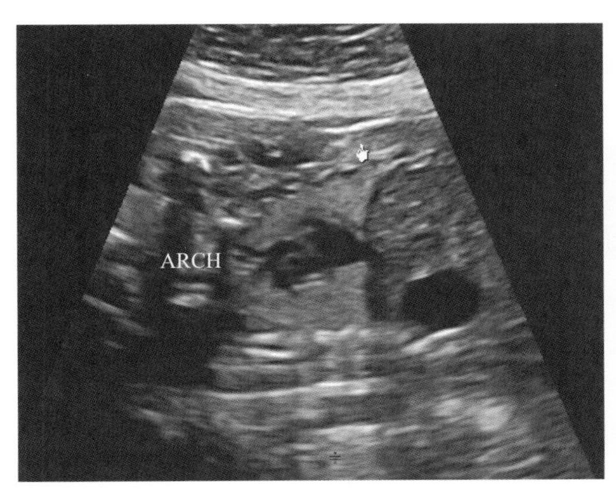

图 5-28　主动脉弓（ARCH）离断

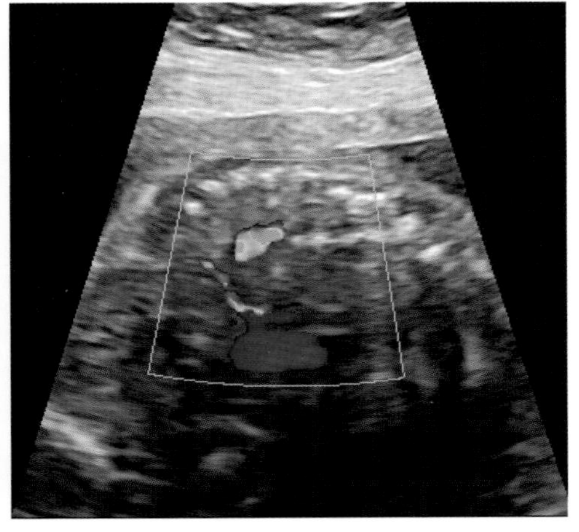

图 5-29　主动脉弓离断血流图显示主动脉弓与降主动脉未延续

导管与主肺动脉相连，或主肺动脉在发出左、右肺动脉时连接了降主动脉。主动脉内径较细，肺动脉内径增宽。合并室间隔缺损时可见室间隔缺损处回声中断。

彩色多普勒超声心动图：升主动脉与降主动脉连接处血流信号中断，而动脉导管由于血流量增多，呈花色血流信号，频谱多普勒探及动脉导管血流速度增快。合并室间隔缺损时，心室水平探及双向分流信号。

4. 肺动脉狭窄

【病理解剖】

肺动脉狭窄发生在右心室流出道、肺动脉瓣、主肺动脉及其分支，根据病变部位分为肺动脉瓣、肺动脉瓣上和肺动脉瓣下狭窄，病变可单独存在也可合并存在。①肺动脉瓣狭窄：肺动脉瓣发育异常导致瓣口狭窄，常伴有肺动脉瓣环狭窄。②肺动脉瓣上狭窄：肺动脉瓣以上的主肺动脉及其各级分支狭窄。③肺动脉瓣下狭窄：又称漏斗部狭窄，狭窄常位于右心室流出道或肌性右心室与右心室流出道的连接部。

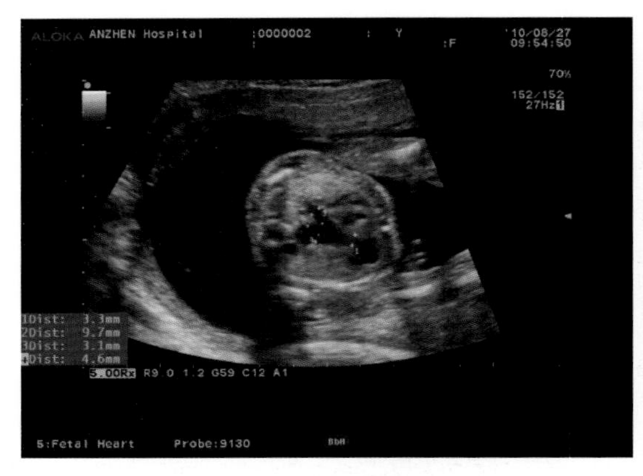

图 5-30　肺动脉瓣环缩窄

【超声诊断】

二维超声心动图：肺动脉瓣狭窄时瓣膜回声增强，开放受限。肺动脉主干因狭窄瓣膜的血流冲击而扩张。当肺动脉瓣狭窄合并肺动脉主干发育不良时，肺动脉内径则明显变细，主动脉内径增宽，大动脉比例失调（图 5-30）。因肺动脉瓣、瓣上、瓣下狭窄引起右心室后负荷增大导致右心室壁增厚，右心内径增大。胎儿期，肺动脉内血液大部分是通过动脉导管进入降主动脉，当肺动脉严重狭窄时，流经肺动脉和动脉导管的血流减少引起动脉导管内径变细。

彩色多普勒超声心动图：肺动脉瓣、肺动脉瓣上和肺动脉瓣下狭窄部位的血流信号呈五彩镶嵌样，频谱多普勒探及高速湍流信号，收缩期狭窄处流速明显增高（图 5-31）。在肺动脉狭窄时，动脉导管的流速可增大。但狭窄严重时，动脉导管内的血流信号出现逆流，降主动脉内的血流经动脉导管进入肺动脉。收缩期右心房侧探及三尖瓣反流信号。由于心房内压力增高，频谱多普勒探及静脉导管的心房收缩波（A 波）倒置（图 5-32）。

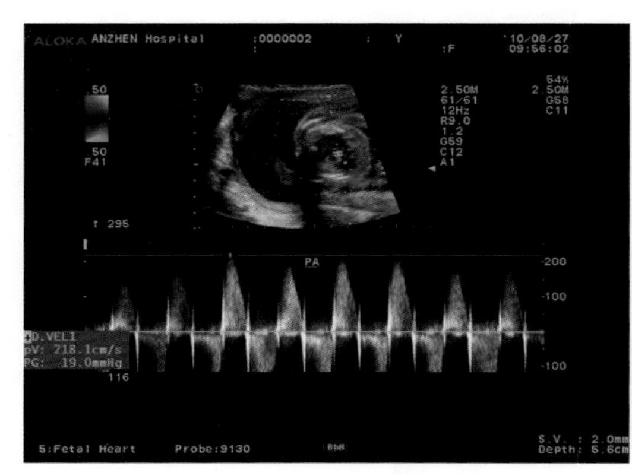

图 5-31　肺动脉瓣上流速增快

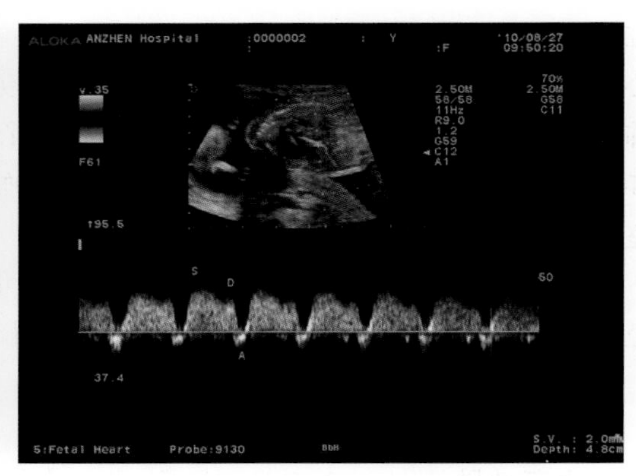

图 5-32　静脉导管 A 波倒置

5. 大动脉转位

【病理解剖】

大动脉转位指大动脉相互关系异常，与形态学心室连接不一致。根据心房与心室的连接关系，将大动脉转位分为两种类型：完全型大动脉转位和矫正型大动脉转位。①完全型大动脉转位的心房与心室连接一致，但心室与大动脉连接不一致；根据心房位置、心室襻和大动脉位置将其分为两种：完全型大动脉右转位和完全型大动脉左转位。前者的主动脉在肺动脉之前或稍偏右，后者的主动脉在肺动脉左前方。根据合并畸形将其分为四种：Ⅰ型：无室间隔缺损或有小的室间隔缺损；Ⅱ型：合并大的室间隔缺损，肺血流量明显增多；Ⅲ型：合并室间隔缺损和肺动脉狭窄；Ⅳ型：室间隔完整或接近完整，合并肺动脉瓣和肺动脉发育不良。②矫正型大动脉转位是心房与心室、心室与大动脉的连接均不一致。但是其血流动力学状态在生理上或功能上得到矫正。根据心房位置、心室襻和大动脉位置将其分为两种：矫正型大动脉左转位和矫正型大动脉右转位。前者心房正位，心室左襻，大动脉左转位，右心室位于室间隔左侧，主动脉位于肺动脉左侧；后者心房反位，心室右襻，大动脉右转位，右心室位于室间隔右侧，主动脉位于肺动脉右前方。

【超声诊断】

二维超声心动图：①全型大动脉转位，首先根据内脏与心房关系确定左心房和右心房。然后根据解剖左心室内膜光滑，解剖右心室内可见调节束回声，三尖瓣叶附着点低于二尖瓣叶附着点确定解剖左心室和右心室。最后在大动脉短轴和心尖五腔心切面确定心室与大动脉的连接关系，主动脉发自解剖右心室，向上延续为主动脉弓和降主动脉；而肺动脉发自解剖左心室，分支出现较早，并通过动脉导管与降主动脉相连（图 5-33）。由于胎儿期的血流动力学不同于出生后，所以心腔大小及心室比例无明显变化。常合并室间隔缺损及肺动脉瓣狭窄，可见室间隔缺损部位回声中断和肺动脉瓣回声增强，开放受限。②矫正型大动脉转位，确定心房位置后，观察心室内结构及房室瓣附着点位置以确定心室，右心房与解剖左心室相连，左心房与解剖右心室相连，在大动脉短轴和心尖五腔心切面确定心室与大动脉的连接关系，肺动脉与解剖左心室相连，主动脉与解剖右心室相连。由于体静脉回流的血液进入肺动脉和动脉导管，肺静脉的血液进入主动脉，故血流动力学在生理功能上得到了矫正；常合并室间隔缺损及心律失常。

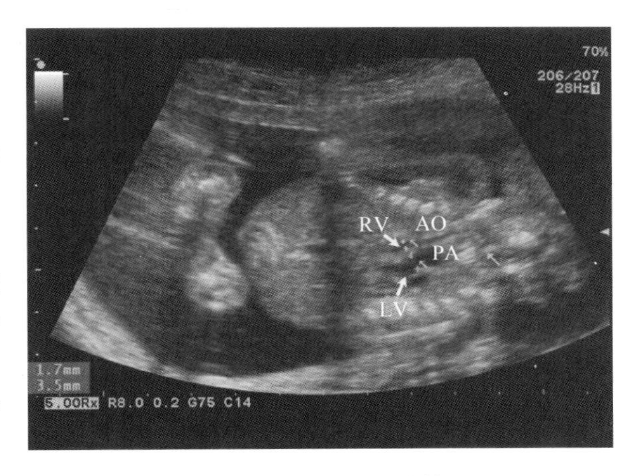

图 5-33 完全型大动脉转位

主动脉起自右心室，肺动脉起自左心室

彩色多普勒超声心动图：室间隔缺损处可见双向分流信号。若存在肺动脉瓣狭窄，彩色多普勒显示收缩期肺动脉瓣上呈五彩镶嵌样血流信号，频谱多普勒探及高速湍流频谱。

6. 永存动脉干

【病理解剖】

永存动脉干是由心室和动脉干的发育异常所致。主要病变为体循环动脉、冠状动脉及两侧肺动脉均从心底部单一动脉干发出。共同动脉干有一组半月瓣，下方为较大的室间隔缺损。永存动脉干分为四型：Ⅰ型主肺动脉从动脉干左后方发出；Ⅱ型左肺动脉和右肺动脉并排发自动脉干的后方；Ⅲ型一支肺动脉分支由主动脉干发出，一支肺动脉分支缺如；Ⅳ型主动脉干无任何肺动脉分支发出。半月瓣与二尖瓣有纤维性连接，瓣叶可呈二瓣、三瓣和四瓣。多数瓣叶正常，也可增厚导致不同程度的狭窄和关闭不全。室间隔缺损通常较大，位于半月瓣下方。常合并主动脉缩窄、主动脉弓离断、左上腔静脉等畸形。

【超声诊断】

二维超声心动图：左心室长轴切面和心尖五腔心切面可见一条大动脉骑跨于室间隔之上，该动脉内径明显增宽，大动脉下可见室间隔缺损，仔细探查可见肺动脉起自动脉干一侧或两侧。半月瓣多增厚，回声增强（图5-34）。

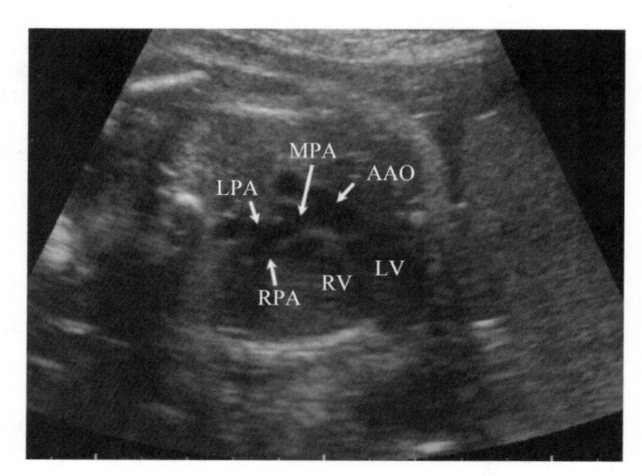

图5-34　五腔心切面显示升主动脉左后方发出主肺动脉，随即分为左、右肺动脉

MPA：主肺动脉；LPA：左肺动脉；RPA：右肺动脉；AAO：升主动脉；LV：左心室；RV：右心室

彩色多普勒超声心动图：左心室长轴和心尖五腔心切面可见收缩期左、右心室血流共同进入大动脉内。大动脉下室间隔缺损处探及分流信号。若半月瓣关闭不全，舒张期半月瓣下探及反流信号。

7. 右心室双出口

【病理解剖】

右心室双出口为两条大动脉完全起自右心室，室间隔为左心室唯一出口，二尖瓣与主动脉之间无纤维联系。当肺动脉位于主动脉后方，并骑跨于室间隔之上时称为Tausing-Bing综合征。主动脉与肺动脉关系可以是前后、左右或平行排列。室间隔缺损有四种情况：位于主动脉下方、肺动脉下方、主动脉和肺动脉下方及远离两条大动脉。根据右心室双出口复杂程度大致可以分为简单型或复杂型。①简单型：指主动脉和肺动脉排列关系基本正常，除室间隔缺损和肺动脉瓣狭窄外，并不合并其他心内畸形。②复杂型：指两条大动脉关系异常，或合并房室瓣畸形的完全型心内膜垫缺损、二尖瓣或左心室发育不良、主动脉弓离断、主动脉缩窄或发育不良等畸形。

有的作者认为无论两条大动脉的关系如何，至少主动脉90%以上都应发自右心室，才能诊断为右心室双出口。也有作者认为主动脉骑跨超过室间隔50%即可诊断为右心室双出口。但从手术技术来看，在心脏停搏后探查主动脉骑跨的百分比常不精确，特别是当法洛四联症合并动脉干下型室间隔缺损时可能被归属于右心室双出口。所以，把主动脉骑跨在90%以上诊断为右心室双出口的标准较实用。

【超声诊断】

二维超声心动图：心尖四腔心切面显示室间隔上部回声中断。心尖五腔心切面可见两条大动脉起自右心室，并列走行（图5-35）。肺动脉狭窄时，肺动脉内径明显偏细，主动脉内径增宽。两条动脉关系根据病理解剖的不同呈现左右、前后或并行排列。右心室内径增大，左心室内径较小，右心室前壁增厚。

彩色多普勒超声心动图：左心室内血流信号经过室间隔缺损处进入右心室。若肺动脉瓣狭窄时，收缩期可见肺动脉瓣口血流信号呈五彩镶嵌样，频谱多普勒为高速湍流信号。

8．法洛四联症

【病理解剖】

法洛四联症是最常见的一种复杂型心脏畸形。主要病变为室间隔缺损、主动脉骑跨、肺动脉狭窄和右心室肥厚，可同时合并其他心内畸形。Edwards 提出本病的三个主要病变系胚胎期圆锥间隔排列异常所致。Van Praagh 发展了这个概念，推测本病是动脉圆锥间隔偏移和漏斗部发育不良的结果。室间隔缺损是由于圆锥间隔向前、向左移位，未能与基部室间隔融合所致。圆锥间隔移位造成右心室流出道及肺动脉瓣狭窄，主动脉骑跨也与漏斗间隔发育不全和移位有关。右心室肥厚则是由于室间隔缺损和右心室流出道及肺动脉瓣、肺动脉狭窄的病变所致[13-15]。

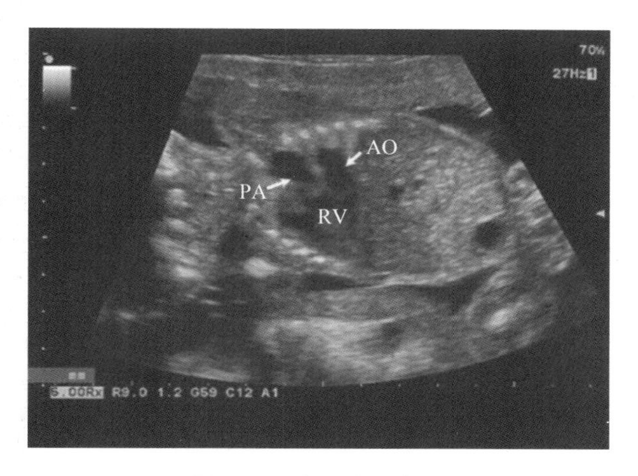

图 5-35　右心室双出口

主动脉（AO）和肺动脉（PA）均起自右心室（RV）

【超声诊断】

二维超声心动图：心尖四腔心切面显示室间隔上部回声中断。五腔心切面显示主动脉前壁与室间隔连续性中断，骑跨于室间隔之上，主动脉内径明显增宽，肺动脉内径相对较细。肺动脉瓣狭窄时，可见瓣叶回声增强，开放受限。肺动脉主干及其分支狭窄严重时，显示肺动脉及左右肺动脉内径明显变细，甚至闭锁。右心室壁增厚（图 5-36，图 5-37）。

彩色多普勒超声心动图：心尖五腔心切面可见左右心室血流同时进入主动脉。肺动脉瓣狭窄时，收缩期肺动脉瓣口血流信号呈五彩镶嵌样，频谱多普勒探及高速湍流信号。若肺动脉瓣、肺动脉主干及其分支狭窄严重时，可见降主动脉内血流经动脉导管逆流入肺动脉。

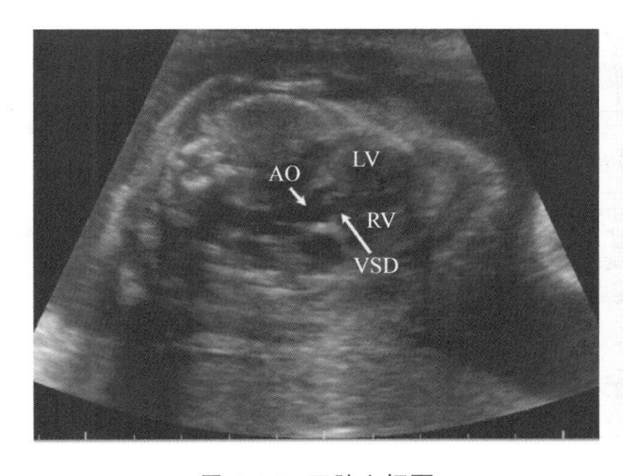

图 5-36　五腔心切面

室间隔上部回声中断，主动脉（AO）骑跨于室间隔（VSD）之上。LV：左心室；RV：右心室

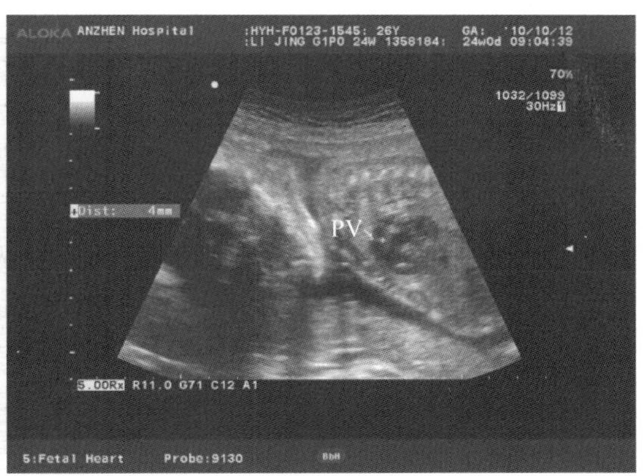

图 5-37　肺动脉瓣（PV）增厚，回声增强

9. 左心发育不良综合征

【病理解剖】

左心发育不良综合征是左心系统的复杂先天性心脏病，以左心室和相关瓣膜及升主动脉和弓部细小为主要病理特点。本病的主要病变是主动脉瓣闭锁或严重狭窄，同时合并二尖瓣闭锁或狭窄，以及左心室、升主动脉和主动脉弓的严重发育不全。右心室常有肥厚和扩张，三尖瓣、肺动脉瓣和主肺动脉明显增大，动脉导管和卵圆孔较大[16]。

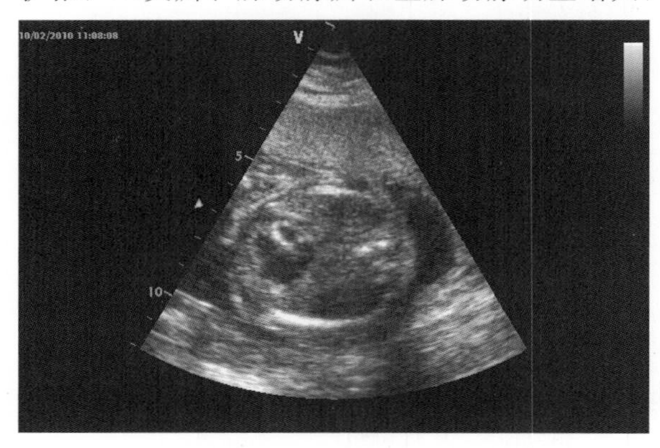

图 5-38 四腔心切面显示左心内径明显小于右心

【超声诊断】

二维超声心动图：心尖四腔心切面显示左心房和左心室内径明显变小，右心房和右心室内径增大。若二尖瓣闭锁时，左房室之间无连接，而呈膜性或肌性回声，未见瓣叶活动度。若二尖瓣狭窄时，可见瓣叶发育畸形，回声增强，开放受限。左心室流出道切面和大动脉短轴切面显示主动脉内径明显变细，主动脉弓发育不良。肺动脉和动脉导管内径明显增宽（图 5-38）。

彩色多普勒超声心动图：二尖瓣闭锁时，左房室连接处未见通过的血流信号。二尖瓣狭窄时，左房室连接处呈明亮窄束血流信号。主动脉、升主动脉和主动脉弓内血流信号暗淡，而三尖瓣、肺动脉内血流信号明亮。动脉导管切面和主动脉弓切面追踪探查可见肺动脉内血流经动脉导管进入降主动脉后分别上行至升主动脉和下行至降主动脉。频谱多普勒探及动脉导管、三尖瓣和肺动脉瓣血流速度高于正常，二尖瓣狭窄时舒张期流速增快[16]。

10. 心脏占位性病变

胎儿心脏占位性病变分为原发性和继发性。原发性心脏占位性病变常见心脏横纹肌瘤、错构瘤、纤维瘤、畸胎瘤和血管瘤等。继发性心脏占位性病变常与心外畸形并存。

【超声诊断】

二维超声心动图：心脏占位性病变可单发也可多发，多见于左心室内，也可见于双心室内，呈高回声（图 5-39）。

彩色多普勒超声心动图：若病变累及流入道或流出道则引起相应的梗阻。

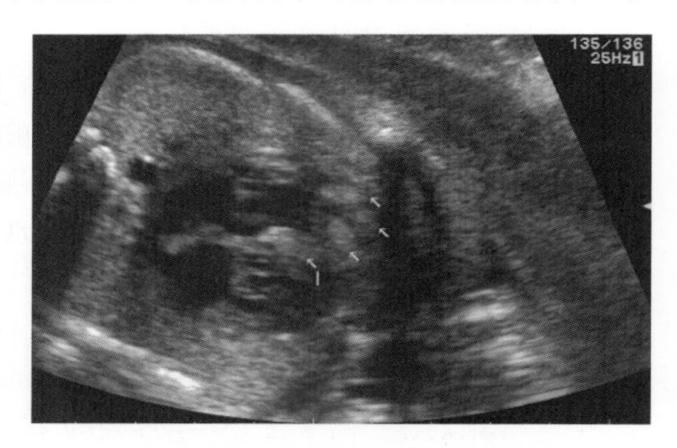

图 5-39 四腔心切面显示左心室内多发高回声团块

第四节 超声心动图在胎儿先天性心脏病介入治疗中的应用

随着先天性心脏病介入治疗的开展和胎儿超声心动图的应用，使得一些胎儿先天性心脏病的宫内治疗成为可能。胎儿先天性心脏病治疗包括体外循环下的外科手术和介入治疗。体外循环条件下的外科手术治疗会导致胎儿早产、死亡、胎儿发育迟缓和胎盘功能不良等并发症，而介入治疗不需要切开孕妇子宫和对胎儿实施体外循环，因此避免了体外循环条件下的外科手术治疗的缺点。随着胎儿先天性心脏病介入治疗不断深入研究，介入治疗可以有效阻止严重心脏畸形的发展，为出生后婴儿的治疗争取手术治疗机会。

胎儿介入治疗排除标准包括：

1. 多胎妊娠。

2. 除心脏畸形外还有其他严重畸形。

3. 子宫颈关闭不全。

4. 母亲有使用全麻或子宫收缩抑制剂的禁忌证。

目前符合伦理学的胎儿先天性心脏病介入治疗原则如下：

1. 胎儿患先天性心脏病，出生后治疗效果差，出生后治疗有很高的死亡率。

2. 准备进行的胎儿先天性心脏病干预措施能够纠正心脏缺陷，或能够阻止、减轻缺陷发展，并提高出生后治疗效果。

3. 胎儿心脏病变不能进展到经过胎内治疗也无法有效恢复的程度。

4. 必须有技术可行的宫内治疗方法。

5. 必须将接受胎儿心脏介入治疗时母亲的安全、健康放在首要位置，还必须考虑到母亲将来的生育能力。

胎儿先天性心脏病介入治疗中可能涉及的病种包括：

1. 左心系统疾病

（1）严重主动脉狭窄以及由此导致的左心室发育不良综合征（HLHS）。

（2）心房水平左右交通严重受限的 HLHS。

（3）严重二尖瓣狭窄（mitral stenosis，MS）：此类型胎儿心脏介入治疗尚无成功报道。

2. 右心系统疾病

（1）伴限制性房间通道的室间隔完整的肺动脉闭锁（PA/IVS）并有可能导致右心室发育不良综合征（HRHS）。

（2）伴肺动脉发育不良的伴室间隔缺损的肺动脉闭锁（PA/VSD）。

（3）伴限制性房间通道的严重肺动脉瓣狭窄（SPS），有可能导致 HRHS。

（4）伴肺动脉发育不良的法洛四联症肺动脉闭锁（tetralogy of Fallot with pulmonary atresia，TOF/PA）。

3. 其他

（1）严重双心室出口狭窄，此类型胎儿心脏介入治疗尚无成功报道。

（2）伴限制性房间通道的完全性大动脉转位（transposition of great arteries，TGA）。

因此不仅需要对胎儿进行诊断，更要用恰当的标准进行危险分层，对决定进行介入治疗的心脏畸形胎儿采取可行的操作手段。只有通过对先天性心脏病自然和非自然发育过程的深入了解，才能对胎儿先天性心脏病介入治疗的适应证、干预时机、治疗方案进行合理选择。

1991 年 Maxwel 等[17]首次报道了 2 例胎儿主动脉瓣球囊成形术，由于当时条件受限，手术效果欠佳，但迈出了胎儿先天性心脏病介入治疗的第一步。随着胎儿先天性心脏病介入治疗的深入研究，不仅局限于左心系统，对于右心系统病变的研究即肺动脉瓣球囊成形术也取得了进展。2002 年 Tulzer 等[18]报道了 2 例合并胎儿水肿征象的 PA/IVS 及室间隔完整的严重肺动脉瓣狭窄（SPS/IVS）病例，宫内球囊肺动脉瓣成形术后右心功能均好转，右心室得以重新发育，出生后都成功接受了双心室修补术。

Kaarin等进一步研究后提出，如果孕中期AS胎儿主动脉弓横段（transverse aortic arch，TAA，指无名动脉和左颈总动脉之间的主动脉弓部）出现退化性血流（retrograde flow，包括反向血流、竞争性血流等）、通过卵圆孔的左向右分流、二尖瓣单相性充盈、显著左心室衰竭等则提示胎儿预后差，这一结果有助于胎儿球囊主动脉瓣成形术的患者筛选。

2006年Joshua等研究分析了36例胎儿PA/IVS的资料后认为，三尖瓣Z-评分≤－3分，或者出现右心室依赖冠状动脉循环（RVDCC）意味着双心室修补术可能性小。PA/IVS中非常常见的冠状动脉右心室瘘不是右心室减压的禁忌证，而RVDCC则是右心室减压的禁忌证，伴有RVDCC形成的PA/IVS胎儿的预后远远不如未伴有RVDCC形成的胎儿[17]。多篇报道指出，宫内肺动脉瓣成形术是基于这样的理论，即对宫内发育不良的、高压的右心室减压可以促进三尖瓣和肺动脉瓣前向血流，促进右心室生长，防止RVDCC出现及发展[5,17-20]。

Schiender等[21]于2005年总结了Z-评分在胎儿心脏介入治疗中的指导意义。Z-评分是采用相对简单的定量方式来描述与身体结构相关而不是与年龄相关的心脏结构，这一数值测量精确，且可在不同亚组间进行比较。股骨长径（femur length，FL）、双顶径（biparietal diameter，BPD）及孕期（gestational age，GA）与胎儿心脏结构大小相关性最好，Z-评分回归方程式与FL、BPD、GA这三个变量测量值的自然对数有关，通过查表就能计算心脏每一结构的Z-评分，并可动态监测其变化，从而对胎儿宫内心脏介入治疗产生指导意义。

HuhtaJ[22]等则认为，胎儿心血管剖面评分（CVPS）是较为完善的胎儿心功能不全半定量评价指标，CVPS由5个检测项目组成，每个项目2分，总分10分（见表5-5）。该评分对临床选择“有价值”的胎儿进行治疗有很重要的指导作用，CVPS≤7分，且无胎儿水肿，应给予针对病因学的治疗；CVPS＜5分，围产期死亡率高，治疗意义不大，甚至是有风险的。在既往的胎儿先天性心脏病介入治疗中，CVPS已经作为一个评价指标在临床运用。

表5-5　胎儿心血管剖面评分[22]

分类	2分	1分	0分
水肿	无	腹水或胸腔积液或心包积液	皮肤水肿
心脏扩大	＞0.20和≤0.35	0.35～0.50	＞0.50或＜0.20
心脏功能	三尖瓣和二尖瓣功能正常，双相舒张期充盈	全收缩期三尖瓣反流	全收缩期二尖瓣反流，单相舒张期充盈
脐动脉频谱	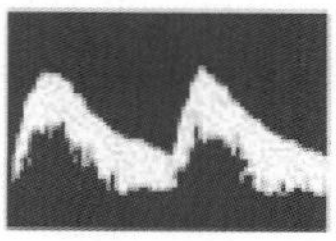	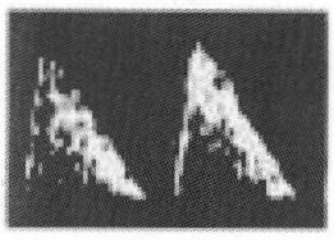	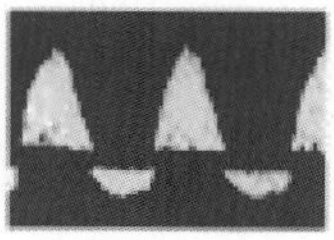
脐静脉和静脉导管频谱	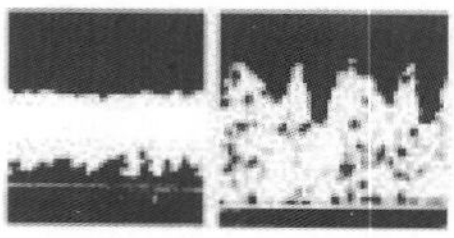	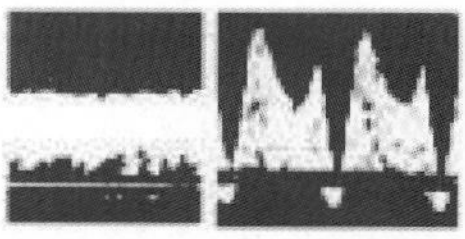	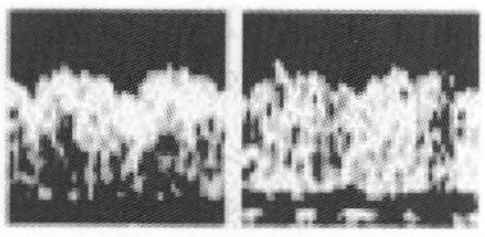

理想的胎儿先天性心脏病介入治疗方式应能最大程度减少母胎并发症。母亲腹壁切开暴露子宫增加了手术的侵入程度，一旦子宫切开，母亲和胎儿的并发症发生率明显上升，早产几乎不可避免，而且只要进入羊膜腔，胎膜早破的风险就存在，胎儿镜技术对胎膜有一定程度的损坏。经超声引导经皮穿刺介入治疗方式创伤程度最小，能明显减少胎膜早破和早产（发生率为2%～7%）。所以在采取侵入程度更高的手术方式前，一定要权衡母亲的安全和早产的风险[23]。

（何怡华　刘　琳）

参考文献

[1] Ursem NT, Clark EB, Pagotto LT, et al. Fetal heart rate and umbilical artery velocity variability in fetuses with congenital cardiac defects: a preliminary study. Ultrasound Obstet Gynecol, 2001, 18 (2): 135-140.

[2] Meyer-Wittkopf M, Cooper S, Vaughan J, et al. Three-dimensional (3D) echocardiographic analysis of congenital heart disease in the fetus: comparison with cross-sectional (2D) fetal echocardiography. Ultrasound Obstet Gynecol, 2001, 17 (6): 485-492.

[3] Tutschek B, Zimmenmann T, Buck T, et al. Fetal tissue doppler echocardiography: Detection rates of cardiac structures and quantitative assessment of the fetal heart. Ultrasound Obstet Gynecol, 2003, 21 (1): 26-32.

[4] Paladini D, Vassallo M, Tartaglione A, et al. The role of tissue harmonic imaging in fetal echocardiography. Ultrasound Odstet Gynecol, 2004, 23 (2): 159-164.

[5] Bega G, Kuhlman K, Lev-Toaff A, et al. Application of three-dimensional ultrasonography in the evaluation of the fetal heart. J Ultrasound Med, 2001, 20 (4): 307-313; quiz 315-306.

[6] Bronshtein M, Zimmer EZ. The sonographic approach to the detection of fetal cardiac anomalies in early pregnancy. Ultrasound Obstet Gynecol, 2002, 19 (4): 360-365.

[7] Sklansky MS, DeVore GR, Wong PC. Real-time 3-dimensional fetal echocardiography with an instantaneous volume-rendered display: early description and pictorial essay. J Ultrasound Med, 2004, 23 (2): 283 - 289.

[8] Meyer-Wittkopf M, Cole A, Cooper SG, et al. Three-dimensional quantitative echocardiographic assessment of ventricular volume in healthy human fetuses and in fetuses with congenital heart disease. J Ultrasound Med, 2001, 20 (4): 317 - 327.

[9] Deng J, Yates R, Sullivan ID, et al. Dynamic three-dimensional color Doppler ultrasound of human fetal intracardiac flow. Ultrasound Obstet Gynecol, 2002, 20 (2): 131 - 136.

[10] Haak MC, Twisk JW, Van Vugt JM. How successful is fetal echocardiographic examination in the first trimester of pregnancy? Ultrasound Obstet Gynecol, 2002, 20 (1): 9 - 13.

[11] Boopathy Vijayaraghavan S, Rao AR, Padmashree G, et al. Prenatal diagnosis of total anomalous pulmonary venous sonnection to the portal vein associated with right atrial isomerism. Ultrasound Obstet Gynecol, 2003, 21 (4): 393-396.

[12] Tworetzky W, Wilkins-Haug L, Jennings RW, et al. Balloon dilation of severe aortic stenosis in the fetus: potential for prevention of hypoplastic left heart syndrome: candidate selection, technique, and results of successful intervention. Circulation, 2004, 110 (15): 2125-2131.

[13] Tutschek B, Zimmermann T, Buck T, et al. Fetal tissue Doppler echocardiography: detection

rates of cardiac structures and quantitative assessment of the fetal heart. Ultrasound Obstet Gynecol, 2003, 21 (1): 26 - 32.

[14] Rein AJ, O'Donnell C, Geva T, et al. Use of tissue velocity imaging in the diagnosis of fetal cardiac arrhythmias. Circulation, 2002, 106 (14): 1827-1833.

[15] Paladini D, Vassallo M, Tartaglione A, et al. The role of tissue harmonic imaging in fetal echocardiography. Ultrasound Obstet Gynecol, 2004, 23 (2): 159-164.

[16] Better DJ, Apfel HD, Zidere V, et al. Pattern of pulmonary venous blood flow in the hypoplastic left heart syndrome in the fetus. Heart (British Cardiac Society), 1999, 81 (6): 646-649.

[17] Maxwell D, Allan L, Tynan MJ. Balloon dilatation of the aortic valve in the fetus: a report of two cases. British heart journal, 1991, 65 (5): 256 - 258.

[18] Kohl T, Sharland G, Allan LD, et al. World experience of percutaneous ultrasound-guided balloon valvuloplasty in human fetuses with severe aortic valve obstruction. The American journal of cardiology, 2000, 85 (10): 1230-1233.

[19] Tulzer G, Arzt W, Franklin RC, et al. Fetal pulmonary valvuloplasty for critical pulmonary stenosis or atresia with intact septum. Lancet, 2002, 360 (9345): 1567-1568.

[20] Wilkins-Haug LE, Tworetzky W, Benson CB, et al. Factors affecting technical success of fetal aortic valve dilation. Ultrasound Obstet Gynecol, 2006, 28 (1): 47-52.

[21] Schneider C, McCrindle BW, Carvalho JS, et al. Development of Z-scores for fetal cardiac dimensions from echocardiography. Ultrasound Obstet Gynecol, 2005, 26 (6): 599-605.

[22] Huhta JL, Quintero RA, Suh E, et al. Advances in fetal cardiac intervention. Curr Opin Pediatr, 2004, 16 (5): 487 - 93.

[23] Gembruch U, Shi C, Smrcek JM. Biometry of the fetal heart between 10 and 17 weeks of gestation. Fetal diagnosis and therapy, 2000, 15 (1): 20-31.

第六章

先天性心脏病介入治疗术的麻醉

第一节 概 述

20 世纪 60 年代末，介入心脏病学已经成为一门完全独立的学科。随着心导管器械的不断改进与完善，以及心脏介入医师实践经验的不断积累，介入心脏病学取得了令人瞩目的进展。

先天性心脏病的介入治疗始于 20 世纪 50 年代，但直到 1966 年 Rashkind 和 Miller 采用球囊导管行心房间隔造口术和随后 Porstmann 的动脉导管未闭介入治疗的成功，才正式开始了先天性心脏病介入治疗的新途径。2001 年 12 月美国食品与药品管理局 FDA 正式批准 Amplatzer 房间隔缺损封堵器于临床应用，标志着先天性心脏病介入技术进入全盛时期。随着介入技术的不断发展，介入治疗经验的积累和操作技术的提高，先天性心脏病介入治疗已经不仅用于简单先天性心脏病，而且可以作为外科治疗复杂先天性心脏病的嵌合治疗方式之一。

介入治疗作为一项新崛起的技术，其避免了外科开胸手术的创伤和危险，患者痛苦小，康复时间短，并发症少，疗效可靠，患者和家属乐于接受，具有外科手术无可比拟的优点。但无论何种类型的心脏病变，其心脏功能均已受到不同程度的损害，心导管检查、介入治疗和麻醉都可能加重患儿的血流动力学紊乱，增加发生意外的风险。因此加强对术中各种高危因素的认知，可以降低术中危险因素的发生。在小儿先天性心脏病介入术中选择适合的麻醉方法、麻醉药物、有效的监测和正确的麻醉管理可减少严重并发症，是术中安全的保证。其目标是既达到合适的麻醉深度，又不加重心脏的病理生理改变，并尽可能向有利于血流动力学平稳和心功能恢复的方向转化。完善的麻醉能够使患者具有一个轻松、舒适的术前期，平稳而无过度应激反应的手术期，良好的记忆遗忘，完全的镇痛，以及术后迅速平稳恢复[1-2]。

第二节 麻醉前评估与准备

一、概述

（一）导管室需要的设备

麻醉医师必须确保在麻醉开始前所有设备条件都已具备。

1. 供氧设备　一套中心供氧设备和吸引器是最基本的需要。除此之外，每台手术都必须配备一个充满氧的氧气罐，还要有充足的灯光和电力设施。在一些情况下，还需要一个医用的压缩空气源。

2. 麻醉机　实施麻醉需要使用功能完备的麻醉机。麻醉呼吸回路管道要延长至可以到达患者处。

3. 麻醉供应车　应有装备完整的麻醉供应车，来储存麻醉所需的器材和药品。

4. 急救和复苏设备　必须具备除颤器、急救药品和运送患者所需的人工简易呼吸器。

（二）工作环境

1. 场所　对于麻醉医师来说，进行先天性心脏病介入治疗的心导管室是个相对陌生的环境，对手术者和护理人员不是十分熟悉，施行麻醉的场所应由医院设计成“达标的麻醉工作区域”。

2. 通讯　必须建立直接通讯联系，特别是在紧急情况下。

3. 监测　大型的影像设备和手术者围绕在患者的周围，使得麻醉医师远离患者，室内暗淡的光线，给麻醉医师的观察和管理带来不便，因此需要采用适宜的监测，把监护仪器尤其是血氧饱和度监测仪和心电图连接到麻醉医师可见的地方。

4. 移动　介入检查和治疗常需要将处于麻醉状态的患者进行长距离重复移动，因此需要有足够长的通气管道、静脉通路和监测设备连接线，可在手术开始前对患者进行整个距离的移动试验。

5. 自我保护　介入治疗中，麻醉医师应注意自我防护，尽可能降低辐射暴露。

（三）解剖与生理

随着医疗水平的提高和诊断技术的发展，先天性心脏病介入治疗的对象日趋低龄化，多为小儿甚至是婴幼儿，其解剖、生理与成人有很大差别，生命器官尚未发育完全，呼吸、循环储备能力差，对麻醉药及麻醉方法的反应也因其生理状况的某些特异性而有所不同，这些差别都与麻醉息息相关。

1. 小儿的解剖特点　婴儿的头部及舌相对较大，颈短而软，咽部很容易为舌所堵塞；鼻腔及呼吸道腔径狭小，而呼吸道内的分泌物却较多，在麻醉药的影响下分泌物更可倍增，因此，呼吸道梗阻的威胁经常存在。婴幼儿的呼吸肌发育不全，胸廓活动范围小，呼吸节律不规则，各种形式的呼吸均可出现；肋骨呈水平位，膈肌位置高，腹部较膨隆，呼吸肌力量薄弱且容易疲劳；纵隔在胸腔占的位置较大，这些都使婴幼儿容易发生呼吸抑制。加上其心肺储备能力很小，一旦发生气道阻塞和呼吸抑制，很快就会发生动脉血氧饱和度的急剧下降。因此，小儿麻醉时需特别重视呼吸的管理。

2. 新生儿与成人心脏的生理学差异

（1）婴儿：婴儿体内以副交感神经系统占优势，交感神经系统相对不成熟。婴儿心脏多由循环中儿茶酚胺类物质所激动，而较少由交感神经系统兴奋。

（2）新生儿：新生儿心脏中非弹性膜物质多于弹性收缩性物质，因此，婴儿心脏储备能力较差，对抑制心肌的药物和容量超负荷很敏感，心排血量呈心率依赖性。尤其是患先天性心脏病的小儿，对缺氧的耐受性很差，当缺氧时，心肌收缩力不强、缩短速度不快，对后负荷增加的反应能力不高，心脏每搏量固定，反而会出现心动过缓、发绀，影响了重要器官的血供。

（3）出生时婴儿的左心室和右心室的心肌组织重量相等，直到4～5个月时，左心室与右心室的肌肉组成比才达到2∶1。

3. 小儿的其他生理学特点

（1）体温：婴幼儿体温调节中枢发育不完全，皮下脂肪少，体表面积与体重的比值偏大，容易散热，体温很易受环境温度的影响。麻醉过程中，体温调节中枢进一步遭受抑制并使周围血管扩张，寒战反应亦被抑制，加重体温的失调。低温可抑制呼吸，加剧血流动力学的改变，使麻醉苏醒延迟，严重者还可诱发心律失常。相反，麻醉前颠茄类药物（尤其是阿托品）用量过大、无菌单覆盖过多、室温过高等都可引起体温剧增。体温上升时，心肌及组织耗氧量亦增加，体温达40℃以上可引起惊厥。故小儿麻醉时应常规监测体温，注意保温及导管室内温度和湿度的调节。

（2）体液：小儿体液在体重中所占比例较成人大，细胞外液相对较多，且肾调节功能不足，浓缩和保留水的能力差，对钠的保留和排出自行调节的能力也差，易发生水和电解质紊乱。婴幼儿新陈代谢率高，耗氧量增加，体内糖及脂肪储备少，对禁食及液体限制的耐受性差，较长时间禁食易引起低血糖及代谢性酸中毒。发绀患儿多伴有红细胞增多，如果术前未给予静脉补液，则易在重要器官形成血栓。故应适当缩短小儿术前的禁食时间，术中适当输注等渗葡萄糖及复方电解质溶液。

二、麻醉前评估与准备

先天性心脏病介入治疗的麻醉前评估与准备，原则上应与心脏手术患者同等对待。麻醉前充分了解病情，并了解其病理特点和手术方式，全面检查患者，制订周密的麻醉计划及应急措施，才能有备无患，防患于未然。

（一）先天性心脏病的分类

按心内分流可分为：

1. 单一性分流　不伴有心室流出道的解剖阻塞。肺循环和体循环血流取决于缺损的大小和肺循环阻力与体循环阻力的相对比值（PVR/SVR）。

2. 复杂性分流　伴有血流的解剖阻塞，血流的方向和大小取决于阻塞性损害是否存在。血流的大小较少依赖于PVR/SVR，而多依赖于阻塞性损害的阻力。

3. 双向分流　其特点是右心室和（或）左心室排出的血液既能流向肺循环，又能流向体循环。肺血流和体循环血流的大小只取决于PVR/SVR。

4. 分流量计算　先天性心脏病所致体循环动脉血氧未饱和的程度取决于肺循环向体循环的相对分流量（Qp/Qs）和静脉血氧饱和度。

$$Qp/Qs=(SaO_2-SmvO_2)/(SpvO_2-SpaO_2)$$

$Qp/Qs>1$：为左向右分流；$Qp/Qs<1$：为右向左分流。

式中Qp为肺血流量，$SmvO_2$为混合静脉血氧饱和度，Qs为体循环血流量；$SpvO_2$为肺静脉血氧饱和度，SaO_2为体循环动脉血氧饱和度，$SpaO_2$为肺动脉血氧饱和度。因为我们需要计算的是血流比值，所以血氧饱和度可用氧含量来替代。为简化计算，若循环血氧饱和度是100%，则可认为无显著的右向左分流，且肺静脉血氧饱和度等于体循环血氧饱和度（$SpvO_2=SaO_2$）。

（二）分流对心血管系统的影响

左向右分流对心血管系统的影响包括心室容量超负荷和功能不全，肺血流增多和肺动脉压升高，以及潜在的 PVR 持续升高。对呼吸系统的影响是肺水肿，伴随与之相关的顺应性降低和通气储备减少。右向左分流能造成低氧血症。

（三）临床表现

1. 发绀　先天性心脏病引起的发绀是由于肺血流不足所致。病因可为单一性右向左分流（如伴发艾森门格综合征的室间隔缺损）、复杂性右向左分流（如法洛四联症或三尖瓣闭锁），或合并肺血流减少的双向分流（如单一心室或永存动脉干）。

2. 充血性心力衰竭和（或）低血压　可由肺血流增多的左向右分流（如房间隔缺损、室间隔缺损或动脉导管未闭）和左心室流出道梗阻以及压力超负荷（如先天性瓣膜下、瓣膜或大血管梗阻）所引起。

（四）麻醉前评估

1. 病史　可评估心肺功能受损的程度（如有无发绀或充血性心力衰竭、运动耐力、发绀性缺氧发作、活动水平、喂养和发育状况、伴随症状和解剖异常）。

2. 体格检查　应注意皮肤颜色、活动水平、呼吸方式和频率，以及与年龄相匹配的发育程度是否良好。应听诊心肺，并且密切关注患者气道和静脉通路。应触诊外周脉搏，若有先天性主动脉缩窄应测量双上肢和双下肢血压。

3. 胸部 X 线检查　行胸部 X 线检查可显示心脏大小、充血性心力衰竭、肺血流减少、心脏位置异常和任何胸廓畸形的征象。

4. 心电图（ECG）　即使是患有先天性心脏病，ECG 也可正常，但 ECG 异常是潜在心脏疾病的重要线索。

5. 超声心动图　超声心动图能显示解剖异常，而且利用多普勒超声还能提供关于血流类型和压力梯度的资料。

6. 心导管检查　是最直观和可靠的资料，能明确解剖、肺循环和体循环分流血量、血管阻力和心腔内压力。

先天性心脏病介入治疗的复杂性较高，患儿的病理改变可能导致诊断不能十分明确，所以术前应多准备几套麻醉方案，以备应急之需。

（五）术前禁食禁饮

所有拟行介入治疗的患者都必须禁食禁饮。小儿代谢旺盛，体液丢失较快，易发生脱水或代谢性酸中毒，年龄越小禁食禁饮的时间应越短。小儿禁食时间超过 12h 可发生低血糖并有代谢性酸中毒倾向，故小儿禁食时间以不超过 8h 为宜。近年研究认为小儿胃内液体排空快，进液体后其中 1/2 在 11min 内自胃排出，其余液体可在 2h 内自胃全部排出，故主张适当缩短麻醉前禁食禁饮时间（表 6-1）。如手术不能按预定时间进行，则应静脉输液。有关禁食的必要性必须向患儿家属交代清楚，以争取合作。

表 6-1　婴幼儿麻醉前禁食、禁饮时间

月龄	牛奶或食物（h）	糖水或清液（h）
＜6 个月	4	2
6～36 个月	6	3
＞36 个月	8	3

三、麻醉前用药

麻醉前用药的主要目的是消除患儿的术前恐惧，充分镇静，产生遗忘，增加患儿的合作程度，消除自主神经的不良反应，抑制腺体分泌。常用的有神经安定类、麻醉性镇痛药和抗胆碱药。术前用药的途径有口服、肌内注射、经直肠给药等。

小于6个月的婴儿、发绀或呼吸困难的儿童，以及危重患者一般不予术前用药。对于右向左分流的病例应减少剂量，因为体循环阻力的降低将增加右向左的分流。

四、监测、设备和药品

除了所有患者均需的标准监测以外，通常需要监测连续动脉压，常规置入中心静脉导管用于输注血管活性药、测量中心静脉压（CVP）和容量管理。经食管超声心动图（TEE）是重要的诊断及围术期管理工具。

必须准备适合患儿所需的气道管理用具、复苏药物和变力性药物。

第三节　麻醉方法

一、对麻醉的要求

先天性心脏病介入治疗术的麻醉，主要要求患儿在介入治疗过程中保持安静不动，呼吸、循环平稳。患儿配合程度不一，手术时间长短不定，术中疼痛刺激强度差异较大，因此麻醉医师要根据患儿的病情、年龄、手术医师操作的熟练程度等选择合适的麻醉方法。

二、麻醉方法的选择

先天性心脏病介入手术麻醉方法的选择及管理取决于心脏科医师、麻醉医师、导管室护士的积极共同商讨而决定。医护人员不仅需要丰富的临床经验和对先天性心脏病病理生理的充分了解，还应当非常清楚心脏介入的相关知识和并发症。麻醉实施的技术和经验比麻醉方法的选择更重要，选择麻醉方法时必须结合麻醉医师自己的实践经验，并重视麻醉管理。在介入治疗的整个过程中，需严密、全面监测患者，做好一切思想和物质准备，警惕出现各种意外情况，不容丝毫麻痹大意，一旦发生意外果断采取适当的措施。

三、麻醉方法

（一）局麻加镇静和镇痛麻醉

1. 麻醉性监护（monitored anesthesia care，MAC）

局麻＋镇静和镇痛麻醉是麻醉性监护最常用的方法。麻醉性监护指在局部麻醉或无麻醉下接受诊治时，需要麻醉医师提供特殊的麻醉服务，监护和控制患儿的生命体征，并根据需要给予适当的麻醉药物或其他治疗。局麻＋镇静和镇痛麻醉指在局部麻醉时联合应用镇静、镇痛药物，让患儿能够耐受不愉快的操作，而且维持满意的循环和呼吸功能，并能对语言指令或触觉刺激做出相应的反应。

随着短效、可控性强的镇静、镇痛药物的出现，镇静和镇痛技术在临床得到了越来越广泛的应用。如果患儿一般情况好，手术医师经验丰富，可以在完善的局麻＋镇静和镇痛下进行介入治疗。

2. 用于镇静和镇痛的理想药物应具备以下条件　①起效快、作用时间短，具有特定并可预测的量-效关系；②无刺激性和兴奋性；③对心血管系统和呼吸系统无抑制作用。选择理想的药物固然重要，但精确而恰如其分地给药更为关键，既能达到理想的镇静和镇痛效果，又能避免呼吸和循环功能抑制。

3. 常用药物

（1）丙泊酚：丙泊酚起效迅速，作用时间短暂，在体内无蓄积，适合连续静脉输注给药；苏醒快而完全，无兴奋现象，术后恢复指标满意，已成为介入治疗中应用最多的静脉麻醉药物。应用丙泊酚1.5～2.5mg/kg进行麻醉诱导时，患者可在60s内入睡；手术中静脉输注的维持速率为25～75μg/(kg・min)，用于各种心脏介入治疗手术的麻醉效果良好，停止静脉输注后很快清醒。用于镇静时，可以100～150μg/(kg・min)的速率静脉泵注；靶控输注时，将血浆或效应室浓度控制在3～6μg/ml。但剂量较大时可能出现心率减慢、血压下降，有时呼吸有短暂抑制或暂停，因此，可在输注丙泊酚前静脉给予小剂量的咪达唑仑和阿片类药物，以减少丙泊酚的用量，增强其镇静、抗焦虑和遗忘作用，同时弥补其镇痛不足，而不延迟术后患者的恢复时间。

虽然丙泊酚引起的围术期并发症很少，但其引起的注射部位疼痛较常见。镇静剂量的丙泊酚对潮气量和每分通气量的影响较小，但使用较大剂量时或复合使用阿片类药物时，则应警惕对呼吸功能的协同抑制作用。

（2）咪达唑仑（咪唑安定）：具有抗焦虑、镇静催眠、抗惊厥、抗癫痫作用，能降低肌张力，具有顺行性遗忘作用。起效快，半衰期短，安全性大，对呼吸和血流动力学影响较小，且能改善冠状循环，对大脑皮质功能无影响，静脉刺激及注射部位疼痛的发生率低，故而得到人们的青睐和广泛应用。但值得注意的是，咪达唑仑到达中枢神经作用峰值需要2～4min，短时间反复给药有导致药物效应累积增加的可能，氟马西尼作为特异性拮抗药可有效逆转咪达唑仑的作用。0.15～0.3mg/kg咪唑安定可引起自然睡眠的麻醉状态。

（3）氯胺酮：诱导迅速，作用时间短暂，可出现镇静或麻醉分离现象，麻醉中能维持一部分保护性反射，其体表镇痛效果好，对呼吸和循环的影响较轻。缺点是具有精神不良反应，术后呕吐的发生率高，剂量大时有抑制呼吸的可能，静脉给药过快可引起小婴儿窒息。术前可给予阿托品或东莨菪碱以避免氯胺酮分泌物增多引起的喉痉挛。

氯胺酮的相对禁忌证有冠状动脉异常和严重主动脉瓣狭窄致冠状动脉血流不足、左心发育不良伴主动脉闭锁和降主动脉发育不良等。剂量及用法：诱导时，1～2mg/kg静脉注射或5～10mg/kg肌内注射，麻醉维持时以30～50μg/(kg・min)静脉输注或泵注。

随着对氯胺酮应用经验的积累和研究的发展，人们逐渐认识到，小剂量氯胺酮麻醉时，对体循环和肺循环阻力影响较小，与阿片类药物联合应用时，可明显减少阿片类药物的用量，而且其疼痛缓解效果优于二者单独应用。

（4）阿片类药物：主要是为了减轻注射局部的疼痛以及手术中因各种原因导致的不适，如长时间躺在手术台上的体位不适感、深部组织的牵拉或按压疼痛等。

阿片类药物的镇痛效果好，常用药物有吗啡、芬太尼、阿芬太尼、舒芬太尼，均为阿片受体的激动剂。其中吗啡有镇静作用，而人工合成的芬太尼、阿芬太尼、舒芬太尼只是单纯镇痛，所以需与镇静类药物如咪达唑仑合用，它们作用时间较吗啡短，组胺释放的作用小，并且很少引起血管扩张和低血压。因此，在心力衰竭或高内源性儿茶酚胺水平的患者诱导时可维持血流动力学稳定。芬太尼阻断应激反应与剂量有关，可以维持体循环与肺循环的稳定，所以常用于介入手术中。但其快速推注可使胸壁僵硬，这与特异质和剂量有关。单次剂量为25～100μg，术中维持可持续泵注2～10μg/(kg·h)。随着用药剂量增加，阿片类药物的呼吸抑制作用逐渐增强，主要表现为CO_2通气反应曲线右移，$PaCO_2$升高，以及对低氧兴奋通气的抑制。瑞芬太尼是芬太尼家族中的最新成员，其在体内的代谢途径是被组织和血浆中非特异性酯酶迅速水解，其时-量相关半衰期（context-sensitive half time）极短，为3.7min，非常适合静脉输注。瑞芬太尼与镇静药物联合应用时可采取间断给药（0.1～0.5μg/kg）或连续静脉输注给药0.05～0.15μg/(kg·min)[3]。

由于所有麻醉药物对中枢神经系统的抑制作用均具有剂量依赖性，在局麻＋镇静和镇痛麻醉中，患者可能处于轻微镇静（患者清醒、放松）与深度镇静（无意识、睡眠）甚至全身麻醉状态（对疼痛刺激无体动反应）这一连续统一体之间。由于不同患者对同一剂量镇静、镇痛药物的反应也有明显个体差异，同时患者从轻度镇静状态转入全身麻醉的变化过程可以相当迅速，所以临床工作中对患者的密切观察及对生命体征的监护就显得尤为重要。

（二）全身麻醉

对病情较重、体质较差或较小的婴幼儿以及手术时间长或手术对循环干扰较大时，可考虑选择气管内插管或喉罩全身麻醉。实施气管内插管全身麻醉后，可以保留自主呼吸或呼吸机控制呼吸，这样可以确保呼吸道通畅，将更多的精力集中到循环的管理上。

第四节　麻醉管理

一、呼吸管理

在先天性心脏病介入治疗的麻醉处理时，根据患者的病情和手术需要，可以保留患者的自主呼吸，也可以辅助呼吸。应选择对呼吸循环干扰小的麻醉。一般情况较好，无特殊情况的患者，可以在充分镇静下保留自主呼吸，借助心导管机荧光屏观察患者的呼吸活动，同时严密监测患者的血氧饱和度。无论患者保留自主呼吸还是控制呼吸，避免发生低氧血症和高碳酸血症对心导管介入治疗的顺利进行至关重要。

二、循环管理

1. 心内分流　先天性心脏病患者麻醉的循环维持中，一个比较特殊的问题是术中心内分流的改变。当临床情况恶化时应区分是由于血流动力学剧变还是原有心功能紊乱加重。造成血流动力学波动的因素有：失血、导管通过心室和缺损处引起的心律失常、导管上的支架推开瓣膜导致的房室反流或主动脉反流，心脏导丝和管鞘的因素，封堵装置放置错误或移位，另外麻醉过深或过浅均可引起血流动力学剧变。

麻醉的血管活性作用可改变肺循环和体循环的血管阻力，而肺、体循环血管阻力平衡的改变对心内分流有直接作用。①在肺血流增加性缺损患儿的麻醉中，通过增加右心压力与左心压力的比值可减少分流，增加全身血流灌注。低氧血症、高碳酸血症、酸中毒、气道平均压增高、交感刺激和血容量过多等，可增加肺血管阻力，减少肺血流。在临床缺乏肺血管收缩药物的情况下，避免低碳酸血症，在血氧饱和度足够的前提下降低吸入氧浓度，以及通气中维持较高的气道平均压［如呼气末正压通气（PEEP）］是临床维持肺血管阻力的常用方法。通过使用血管扩张药物来降低全身血管阻力，从而达到增加肺血管与全身血管阻力比值的效果不会太理想，因为血管扩张药物和一些麻醉药物对肺循环和体循环无选择性，不能有效控制肺动脉高压且常导致全身性低血压。一氧化氮（NO）和前列腺素 E1（PGE1）可选择性扩张肺血管，是目前治疗肺动脉高压较常用的药物。②在肺血流减少性缺损患儿的麻醉中，应避免增加右向左分流引起的肺血流进一步减少。在右心流出道阻抗相对固定的缺损，增加全身血管阻力可明显改变分流量，增加肺血流量。避免麻醉过深，以及使用 α 肾上腺素能激动药有助于维持或增加全身血管阻力。如法洛四联症患儿使用去氧肾上腺素可减少心内分流而提高全身血氧分压。相反，血管扩张药物和加深麻醉可降低全身血管阻力，增加心内分流、减少肺血流量并引起发绀。如果肺血流梗阻性先天性心脏病同时存在低血流量和全身性低血压，右向左分流和发绀均加剧，如不及时处理将导致休克和心搏骤停。使用高浓度氧气过度通气和避免平均气道压增高，可增加肺动脉血流量。

2. 心律失常　多因导管或造影剂直接刺激心内膜所致。导管在心腔内停留或试探时间过长或患者过度紧张也是诱发因素。如果出现持续的室性心动过速、多源性室性期前收缩（早搏）或三度房室传导阻滞，提示极易发展成心室颤动或心搏骤停，必须终止操作，解除机械刺激，密切观察血压和呼吸，并吸入高浓度氧以改善心肌缺氧。一旦发生心室颤动，应立即做胸外心脏按压和除颤，进行心肺复苏。

3. 低血压　可针对不同诱因处理：如因心律失常引起，可因心律失常得到纠正而恢复；如因造影剂刺激血管壁引起周围血管扩张，可出现暂时性低血压，尤易发生于心脏代偿功能不全或体质极差的小儿，此时可给予麻黄碱、甲氧明类升压药；先天性心脏病介入治疗中，一般出血较少，对成人或年长儿影响不大，但对婴幼儿则可引起低血压甚至休克，因此必要时可扩容或输血。

4. 心力衰竭　心功能代偿不全的患者，有时因精神过度紧张，导管刺激心内膜，或加压注入造影剂使左心室舒张末期压急剧上升，由此诱发心力衰竭和急性肺水肿。对婴幼儿，尤其是已有充血性心力衰竭及发绀者，可因经心导管输入的液体过多诱发心力衰竭和肺水肿。对于并存急性肺栓塞的患者，任何原因引起的周围血管扩张和左心负荷减轻，都容易引发心力衰竭。

5. 肺动脉高压　室间隔缺损（VSD）和动脉导管未闭（PDA）等患儿常可能存在肺动脉高压，其发生率和严重程度与缺损的性质有关。肺动脉高压使肺血流增多，麻醉手术中许多因素可引起肺血管收缩，使肺动脉压力进一步升高，如手术刺激、低氧血症、酸中毒、高碳酸血症、高血容量等。因此，麻醉重点是减少肺动脉压力波动，维持心血管功能稳定。选择性控制肺血管阻力，降低右心后负荷是控制术后死亡率的关键[4-7]。

第五节　先天性心脏病介入治疗并发症的预防与处理

在心导管检查和心血管造影中可能发生一些并发症，认识和了解这些并发症对在先天性心脏病介入手术中进行预防和处理有很大帮助。

一、心律失常

心律失常是心导管检查过程中最常见的并发症，发生率近100%，各种类型的心律失常均可发生。常由以下因素引起：

1. 导管操作　多为一过性，一般不需处理，但如室性心动过速持续发作，则可能诱发心室颤动，应立即停止操作，暂时后撤导管，静脉缓慢注射利多卡因1～2mg/kg，或经静脉插入临时起搏导管至右心室中部做超速抑制或程控刺激终止，必要时进行同步直流电复律。

2. 造影剂　造影剂的快速注入，在直接刺激心内膜的同时心导管头端向前飘动刺激心内膜，以及造影剂快速注入心腔引起的酸中毒及渗透压、冠状动脉血供改变亦可促使心律失常的发生。一般随着造影剂的排出，心律失常多会自行消失。

3. 心血管畸形　一些心血管畸形极易发生心律失常，如三尖瓣下移畸形、矫正型大动脉转位、重症发绀型先天性心脏病（如单心室）、右心室流出道梗阻、重症肺动脉高压等都容易引起心律失常，甚至为严重心律失常。

4. 术前缺氧、酸中毒、低钾血症、洋地黄过量或中毒、心功能不全等　都是诱发心律失常的因素。

缓慢性心律失常常预示有严重并发症发生，应予重视，立即检查原因，严密观察，可应用阿托品或异丙肾上腺素等药物治疗，必要时可于右心室安装心脏临时起搏器。

二、心搏骤停

心搏骤停为最严重的并发症，往往发生于严重心脏病变、复杂畸形、全身状况不良者，需及时抢救。心导管介入治疗中，心搏骤停的处理原则为：迅速建立血液循环，维持有效血压和有效呼吸，预防心搏骤停引起的心、脑、肾等重要脏器功能损害。

三、低血压

1. 禁食时间过长可发生酸中毒和（或）低血压。心导管检查开始即可表现为血压偏低，可静脉输注适量的葡萄糖和电解质溶液，必要时术中可选用4%碳酸氢钠3ml/kg加25%葡萄糖注射液10～20ml直接从导管内注入。

2. 若低血压的原因是大量失血或心脏压塞、严重心律失常、缺氧发作、心肌劳损和心功能不全等，常为心搏骤停、心室颤动的先兆，需密切观察，积极治疗。

四、心脏压塞

先天性心脏病介入治疗中，心脏压塞的发生率很低，但后果严重，主要是操作时用力过猛导致心脏穿孔或血管破裂所致。表现为持续性低血压、颈静脉怒张、右心房及腔静脉压力增加、奇脉、X线透视下心脏搏动减弱或消失。应用超声心动图可明确诊断，并在超声的引导下立即施行心包穿刺引流，出血量多的患者必须紧急送入手术室行外科手术修补穿孔。

五、血管并发症

1. 血栓形成　是动脉插管易发生的并发症，多发生在介入治疗术后24h内。术中当动脉穿刺置管成功后需体循环肝素化，一般静脉推注肝素钠0.5mg/kg，5min后要求活化凝血时间（ACT）达到180s以上；如手术时间超过1h，还需追加首次剂量的1/3～1/2。

当发现插管一侧足背动脉搏动减弱时，应注意是否有局部血栓形成或动脉痉挛。如足背动脉搏动消失，肢端变凉，说明动脉有完全栓塞可能，需要进行溶栓治疗、介入性导管取栓或动脉切开取栓等。

2. 出血及局部血肿　多次血管穿刺及器械插入都可损伤血管，造成血液外渗，拔管后如压迫止血不当亦可引起出血。如股动脉穿刺点位于腹股沟韧带以上，可引起腹膜后出血，表现为进行性低血压、腹部膨隆及失血性休克的表现，后果严重。

3. 动静脉瘘及假性动脉瘤　如心导管术后未采取足够的压迫止血，动脉口继续开放，血液持续流入周围组织形成假性动脉瘤，或动静脉间形成通道即动静脉瘘，常需进行外科修补术。

六、其他

1. 溶血　机械性溶血与残余分流有关，是高速血流喷射使红细胞撞击在金属上造成机械学破碎，患者多在介入术后4～8h出现尿色加深呈酱油色，并出现进行性贫血。若残余分流量大，可再置入一个弹簧圈封堵器或外科手术矫正。若仅为微量残余分流，可密切观察并应用止血药，等待封堵器上形成血栓。只要分流消失，溶血自行停止。如没有残余分流而发生溶血，则需外科手术取出封堵器并进行相应的外科治疗。

2. 封堵器脱落及异位栓塞　封堵器脱落的发生率很低，但后果严重。如封堵装置脱入肺动脉或脱入主动脉，可尝试用网篮导管或圈套器导管将其取出，如摄取不顺利或困难，则需外科开胸手术治疗。

预防封堵装置脱落的关键是根据需要选择适当的封堵方法及适当型号的封堵器。心导管造影的清晰程度是影响能否选择正确封堵方法及合适封堵器的主要因素。

3. 封堵器位置不当　当所选择封堵装置不合适或放置不当时，可能引起如下情况：①主动脉瓣关闭不全；②三尖瓣关闭不全；③二尖瓣关闭不全；④冠状静脉窦回流障碍；⑤肺静脉回流受阻。

以上情况如不严重，无明显临床症状和体征，可随访观察。但如超声心动图提示关闭不全或回流障碍明显，随访中出现心脏器质性改变，应尽早外科手术治疗。

4. 感染性心内膜炎　术中注意无菌操作，术后预防感染半年。

（王　嵘）

参考文献

[1] Agnoletti G，Bonnet C，Boudjemline Y，et al. Complications of paediatric interventional catheterisation：an analysis of risk factors. Cardiol Young，2005，15：402-408.

[2] Andropoulos DB. Anesthesia for congenital heart disease. Massachusetts：Blackwell publishing Inc，2005：407-426.

[3] Foubert L，Reyntjens K，Wolf D，et al. Remifentanil infusion for cardiac catheterization in children with congenital heart disease. Acta Anaesth Scan，2002，46：355-360.

[4] 卿恩明．心血管手术麻醉学．北京：人民军医出版社，2006.

[5] 孔祥清．先天性心脏病介入治疗．南京：江苏科学技术出版社，2003.

[6] 朱晓东主译．先天性心脏病外科学．北京：人民卫生出版社，2000.

[7] 于永浩主译．麻省总医院临床麻醉手册．天津：天津科技翻译出版公司，2009.

第七章

卵圆孔未闭（PFO）的介入治疗

第一节　概　　述

卵圆孔未闭（patent foramen ovale，PFO）是指出生后卵圆孔瓣未能与继发隔粘连、融合以充分闭合卵圆孔，从而导致心房水平分流的一种常见成人先天性心脏病。早在1564年Leonardi第一次描述PFO的解剖结构[1]。长期以来人们认为PFO一般不引起两房间的分流，对心脏的血流动力学并无影响，因而认为“无关紧要”。近年研究发现PFO的存在与不明原因缺血性脑卒中、先兆性偏头痛、减压病、矛盾栓塞有一定的关系，而闭合PFO可能有益于此类患者的症状改善。主要原因是当右心房压高于左心房压时，左侧薄弱的原发隔被推开，即出现右向左分流，静脉系统微小血栓经PFO进入体循环引起脑栓塞。另外，随着超声心动图、经颅多普勒超声检查，尤其是经食管超声心动图等技术的广泛应用，PFO的发现率大大提高；随着介入治疗技术的发展，闭合卵圆孔变得简单、可行。因此，PFO的发生、检测及临床影响等方面的进一步认识成为必要[2-14]。

第二节　PFO的发生与解剖

卵圆孔是胎儿发育必需的一个生命通道，来自母亲的脐静脉血不经过肺血管，而是经此通道进入胎儿的左心系统，然后分布到全身各个器官，以提供胎儿发育所需的氧气和营养物质。孩子出生时，随着右心压力降低，左心房压力高于右心房，卵圆孔就应该功能性闭合，一年后达到解剖上闭合。若大于3岁的幼儿卵圆孔仍不闭合称为卵圆孔未闭。约25％的成年人卵圆窝部两层隔膜未完全融合，中间遗留一个永久性的斜行月牙形裂缝样缺损，形成卵圆孔未闭，原发隔与继发隔间残存的裂隙样异常通道，类似一功能性瓣膜，当右心房压高于左心房压时左侧薄弱的原发隔被推开，即出现右向左分流。

一项965例正常心脏尸检结果显示，PFO的发生率约为27％，且随着年龄增大下降，＜30岁为30％，30～79岁为25％，≥80岁为20％；其大小从1mm至19mm不等（平均4.9mm），并随着年龄的增加而增大，可能与年龄增加后，大的PFO持续存在而小的PFO闭合有关。通常将PFO分为大PFO（≥4.0mm）、中PFO（＜4.0mm而＞1.9mm）以及小PFO（≤1.9mm）三种类型。PFO的大小与发生反常栓塞的风险及介入封堵装置的选择有关[2-3]。

与PFO相关的解剖学结构异常包括房间隔瘤、下腔静脉瓣，其中最重要和常见的是房间隔瘤。房间隔瘤可继发于心房间压力差，也可为累及卵圆窝局部或整个房间隔的原发性发育异常。应用经食管超声随机检测正常人群中房间隔瘤发生率为2％，而且大部分房间隔瘤患者合并PFO，伴房间隔瘤者未来发生脑血管事件的风险是无房间隔瘤者的近4倍。房间隔瘤并发阵发性房性心律失常可成为PFO发生栓塞事件的另一潜在性血栓来源。PFO和房间隔瘤合并存在的患者有很高的复发性反常栓塞风险[4]。

第三节　PFO 的检查方法与诊断

1. 经食管超声心动图检查

经食管超声心动图（TEE）是 PFO 的首选诊断方法，可以清楚显示房间隔结构以及 PFO 的大小，彩色多普勒有助于判断有无异常分流，目前多采用静脉注射声学造影剂，让患者咳嗽或做 Valsalva 动作增加右心房压力，出现右向左分流，增加检查的敏感性。根据分流微泡的数量判断 PFO 的大小：小量分流不超过 10 个微泡，大于 10 个为大量分流，大量分流进一步细分，还包括淋浴型（大于 25 个微泡）。目前最常用的声学造影剂为生理盐水，手推生理盐水 8～10ml 加 1～2ml 空气，通过一个三通开关将 2 个 10ml 注射器连接，反复将生理盐水在 2 个注射器之间快速重复抽吸 10 次左右经上肢静脉快速推注，提高静脉推注速度可达到良好的效果。在检查中使用彩色多普勒比二维超声效果更好，可提高检测的敏感性。TEE 彩色多普勒加声学造影诊断 PFO 的敏感性和特异性可达到 100%[15]。

2. 经胸超声心动图检查

经胸超声心动图一般难以直接发现 PFO 的阳性征象，有的患者可发现房间隔的卵圆窝处变薄，结合彩色多普勒的左或右的条状分流束，基本可以确定诊断。而彩色多普勒可显示部分患者的舒张期心房水平左向右分流，通过测量分流束的宽度间接判断卵圆孔的大小，但易导致高估。近来研究认为，通过患者使用 Valsalva 动作短暂增加右心房压力可以提高检出率，对 PFO 诊断的敏感度与经食管超声心动图并无显著性差异[16]。并且经胸超声心动图具有快捷无痛苦的优点，特异性达 100%，因此其结果阳性可避免行经食管超声心动图检查，在临床上被广泛使用。

3. 经颅多普勒超声检查（TCD）

TCD 检测 PFO 则依赖于短时增加的通过脑动脉的气泡反射过来的超声信号，同时也依赖由激发动作诱发的右心房与左心房间的压力梯度。TCD 结合注射超声声学造影剂，能在脑循环中探及来自 PFO 的微泡，从而推测存在右向左分流。其诊断敏感性为 92.3%，特异性为 93.8%，被认为是仅次于经食管超声心动图的确定心内分流的有效途径[17]。TCD 易于在床旁进行，故临床上多用于存在感觉障碍、神经疾病、心血管手术后患者的 PFO 检查。当受检患者存在右向左分流时，微泡可从右心房直接进入左心房而不经过肺循环滤过。再从左心房到左心室进入主动脉，一部分微泡从主动脉弓的三个动脉分支进入脑部，TCD 装置就可在脑部探测到微泡信号。并可根据微泡的数量判断分流程度。TCD 探测装置优于经食管超声的最大特点是它可以通过非侵入的方法使患者轻松完成标准的 Valsalva 动作。Valsalva 动作可使右心压力增加，从而增加卵圆孔开放的概率和面积。所以，Valsalva 动作可使 TCD 检查的阳性率提高。

对 PFO 进行 TCD 诊断性检查的适应证包括：卒中、短暂性脑缺血发作（TIA）、无症状脑梗死的患者，并且无明显颈动脉疾病；偏头痛特别是有先兆偏头痛患者；减压病患者；潜水员或航天员上岗前检查。禁忌证：不能进行颞窗探查的和不能进行静脉注射混合生理盐水的患者。

4. 其他方法

右心导管检查可以直接通过 PFO 从右心房进入到左心房，以证实 PFO 的存在。心腔内超声心动图不但能清晰地显示 PFO 通道的直径和长度，还可发现与之并存的各种房间隔形态学上的变异，为发现或证实 PFO 的存在和栓塞定位提供了有效、精确的检查方法[18]；且因其具有操作简便安全、实时监测形态结构和血流信息、引导精确等优势，在 PFO 介入封堵治疗中有广阔应用前景。虽然已证实动态增强磁共振成像诊断 PFO 及房间隔瘤与经食管超声心动图有很好的一致性[19]，但由于其价格昂贵，广泛运用受到限制。其他如选择性心血管造影、同位素扫描检查也可以诊断 PFO。

5. PFO 与肺动静脉瘘的鉴别诊断

经胸超声和经食管超声不能鉴别 PFO 与肺动静脉瘘的同时存在，经胸超声和经食管超声对 PFO 的检测受心脏收缩及舒张时相的影响，做声学造影时在某个心动周期时微泡不一定经 PFO 进入左心系统，因此可能忽视 PFO 存在，PFO 未开放时经食管超声检查亦不能发现，因此 Valsalva 动作可增加发现 PFO 的阳性率。鉴别 PFO 与肺动静脉瘘的最好方法是右心导管配合声学造影检查，可将导管先放在肺动脉做声学造影，此时左心系统发现微泡就证明有肺动静脉瘘存在，反之则不存在。在无肺动静脉瘘存在时，右心导管放在下腔静脉做声学造影后左心系统见到微泡则证明 PFO 存在。PFO 与肺动静脉瘘同时存在时，肺动脉及下腔静脉声学造影后左心系统均可发现微泡。

第四节　PFO 的临床意义

1. PFO 和不明原因的卒中

在心脏超声没有广泛使用之前，矛盾栓塞的报道是比较少的。近年随着超声造影剂的应用，极大地提高了 PFO 的诊断，由来越来越多的研究发现，PFO 与年轻人（<55 岁）缺血性卒中有明显关联。最近一系列针对不明原因的卒中病例研究中[4-5]，发现年轻患者（<55 岁）中 PFO 发生率较高，约为 47%～56%，而年龄大于 55 岁的患者中 PFO 的发生率为 4%～18%。年轻患者中 PFO 可能是矛盾栓塞的一个主要原因。另外，法国的 Mas 等组织实施了一个多中心、回顾性队列研究[6]，分别观察不明原因的缺血性卒中患者，该研究纳入 581 例年龄在 18～55 岁，近 3 个月内发生缺血性卒中，经过临床系统检查找不出明确卒中原因的患者。结果发现其中 267 例年龄较轻者（占总人数的 45%）存在 PFO，这些人较少有传统的卒中危险因子如吸烟、高脂血症、高血压等，提示 PFO 可能是年龄较轻者卒中的原因。PFO 导致缺血性脑卒中的机制是什么？关于这个问题，一直存在争论。潜在的机制可能包括：①脑的矛盾性栓塞，即静脉系统的栓子通过肺动-静脉系统之间的异常通道进入体循环，造成脑栓塞，即矛盾性动脉系统栓塞。②PFO 或相关的房间隔瘤样膨出中形成的栓子直接造成的栓塞。③由房性心律失常如阵发性心房颤动引起的血栓。而要明确是否通过 PFO 发生了矛盾栓塞，理论上需要具备 3 个条件：①升高的右心房压；②来源于静脉的栓子；③存在 PFO。PFO 直径越大，超声声学造影通过的微泡越多，脑血管事件发生率就越高[7]。

并不是所有的研究都认同 PFO 和卒中的关系，另外一些研究认为，由于未对检查者使用盲法、未考虑增高的左心房压会影响声学造影超声心动图检测 PFO 右向左分流敏感性等方面的缺陷，造成了对不明原因卒中患者 PFO 发生率的高估，过度评价了 PFO 患者发生不明原因卒中的风险性。Petty 等[8]对 1072 例住院患者进行了病例-对照研究，考虑到 PFO 分流程度的影响后，仍无法证实 PFO 是普通人群发生不明原因脑血管事件的独立危险因子。Bonati 等[9]用弥散加权磁共振成像和经胸/经食管超声心动图对 48 例合并 PFO 的原因不明缺血性卒中患者检测后发现，伴房间隔瘤是 PFO 多发脑缺血损伤的独立危险因子，可使卒中风险增加，而 PFO 大小、右向左分流量与之无明显相关性。

一些病例报道确实看到静脉血栓可以通过 PFO，证实了在部分患者中 PFO 就是卒中的原因。PFO 合并下列情况易发生矛盾栓塞：①慢性右心房压力升高的疾病（肺动脉高压、慢性阻塞性肺疾病、肺栓塞、右心室型心肌病并存持续右向左分流）；②短暂右心房压力的突然升高，如 Valsalva 动作、咳嗽或潜水；(3) 心房间有压力阶差并短暂的右向左分流。PFO 合并脑梗死时应做静脉系统超声检查，看静脉系统是否有血栓形成，下肢有无深静脉炎，大隐静脉瓣有无关闭不全，盆腔内有无血栓，有无上肢静脉炎，右心房内有无血栓。目前认为对于具有不明原因脑缺血事件发生病史，同时又有 PFO，存在右向左分流的患者，应该采取介入封堵治疗。

2. 顽固性偏头痛

偏头痛是一种以反复发作的单侧搏动性头痛为特点的常见慢性疾病。日益增加的证据显示，偏头痛，特别是有先兆的偏头痛，与 PFO 之间有关联，有 PFO 的不明原因卒中者偏头痛更常见。Domitrz 等[10]也探讨了偏头痛与 PFO 的关系，选取 62 例有先兆偏头痛患者，60 例无先兆偏头痛患者，65 例正常对照患者，用声学造影结合 Valsalva 动作检查有无 PFO，结果发现 PFO 的发生率分别是 53%、25%、25%。其中有先兆的偏头痛组与无先兆的偏头痛组及对照组相比差异有统计学意义，提示有先兆的偏头痛可能与 PFO 相关的矛盾栓塞有关。新近 Dowson[11]等首次通过一项多中心前瞻性随机双盲对照试验评价了 PFO 封堵对防治顽固性偏头痛的有效性。该试验结果显示，432 例 18～60 岁顽固性典型偏头痛（有先兆的偏头痛）患者中 163 例（37.7%）检出有中或大型 PFO，中或大量的右向左分流（主要为 PFO）在顽固性典型偏头痛患者中的发生率是在普通人群中的 6 倍。该试验将为严重偏头痛患者行 PFO 封堵提供有力的证据。新近另一项对 141 例偏头痛患者和 330 例卒中患者 PFO 发生率比较的研究[12]表明，PFO 在典型偏头痛患者中的发生率最高，为 51.7%，而在普通型偏头痛（无先兆的偏头痛）和不明原因卒中年轻患者中的发生率分别为 33.7%和 41.1%。PFO 导致偏头痛的具体机制尚不明确，可能的发病机制是：在深呼吸、咳嗽等状况下未闭合的卵圆孔开放，使原本应沉积在肺循环系统、静脉系统的微小血栓经卵圆孔进入体循环和脑循环，从而诱发偏头痛发作；另外某些可能引起偏头痛症状并通常应在肺循环代谢降解的神经体液物质，例如 5-羟色胺等，未经降解直接由未闭合的卵圆孔进入体循环。

大量观察性研究发现对卒中和减压病患者行 PFO 封堵后有 65%～90%的患者偏头痛症状减轻。对部分偏头痛症状严重，特别是具有先兆症状患者，PFO 封堵可能使部分患者治愈或者明显缓解症状，为顽固性偏头痛的治疗开辟出新的途径。也有报道认为封堵 PFO 治疗偏头痛操之过急[13]。总之，该方法应用于临床时间尚短，确切的疗效有待即将进行的前瞻性随机大规模临床试验进一步评估。

3. 潜水减压病

潜水减压病（简称减压病）是人在深水下突然快速上浮，减压过快，溶于体内的气体来不及由肺排出而存留于血液和组织中，引起血管栓塞，使人体多个系统发病。此病随着深水作业的发展和娱乐性潜水的增加而增多。早在1986年即有潜水员经心房水平分流发生动脉气体栓塞引起神经系统症状的报道，随后进一步注意到PFO在减压病中的重要作用。近20年来对PFO在神经型减压病发病中的作用进行了较多的研究。近年一项对230名潜水员的调查研究[14]发现，患减压病的潜水者中PFO发生比例明显高于未发病者，提供了PFO大小与减压病发生紧密相关的证据。潜水减压病的发病机制为潜水员工作时处于减压过饱和状态，静脉系统形成大量气泡，阻塞肺血管床，造成肺动脉压升高，进而引起右心房内压力增大；如果存在PFO，则有可能发生右向左分流，使气泡进入动脉系统，阻塞脑部血管，引起肢体麻木、感觉异常、意识丧失等一系列神经系统异常。为此，一些潜水学校对专业潜水人员或业余潜水爱好者进行PFO筛查，对这些有PFO的潜水者封堵PFO是有意义的。

4. PFO有关的其他情况

PFO与围术期一些并发症也有密切关系。如由于围术期机械通气、腹内压增高、血栓栓塞或者气体栓塞、下腔静脉和心房间改变了的解剖关系等导致右心房压超过左心房压或胎儿时期下腔静脉优先通向PFO的血流持续存在，就有可能引起缺氧和栓塞的征象，这些情况发生虽然未系统研究过，但是许多病例报告提示PFO是围术期缺氧和动脉栓塞的病因。如果PFO合并有潜在的栓子（如气体栓子、脂肪栓子、静脉血凝块）再加上非生理性的胸腔内压升高（如开胸、张力增加、机械通气等）则可能会产生不良的后果。因此，有人建议对一些在围术期“易感”矛盾栓塞的患者，术前进行PFO筛查，如存在PFO，可采取必要的措施以防患于未然。

第五节　PFO的治疗

PFO的治疗包括药物治疗和非药物治疗两种方式。药物治疗包括抗凝与抗血小板治疗，迄今为止，对于用哪种药尚无统一意见。PICSS前瞻性随机对照研究[20]，是关于阿司匹林和华法林治疗伴有PFO的隐源性卒中患者的对比研究。共纳入630例缺血性卒中患者（265例原因不明卒中，365例已知的卒中亚型；其中203例PFO，有44例PFO患者合并ASA），随访24个月，发现PFO的存在并不增加卒中复发和死亡风险。虽然，华法林治疗患者卒中复发和死亡率低于阿司匹林治疗患者，但两者之间并没有显著统计学差异。系统回顾和meta分析表明，与不伴有PFO患者相比，内科治疗伴有PFO的患者缺血性脑血管病（包括卒中和TIA）复发的相对危险度是1.1，而其中缺血性卒中的相对危险度仅是0.8，并且二者均无统计学差异。因此，当前并没有研究明确哪一种内科治疗有绝对的优越性。这项研究的局限性在于PFO合并房间隔瘤的病例数较少（44例）。存在缺血事件复发风险高的患者，可能更受益于抗凝治疗，而不是抗血小板治疗。

非药物治疗包括经皮导管闭合PFO和外科手术闭合PFO两种方式。外科手术是治疗PFO的有效手段之一，并发反常栓塞的PFO亦有报道以外科开胸方法关闭PFO。国外根据微创小切口矫治房间隔缺损的经验[21]，对31例伴反常栓塞的PFO患者选用右前胸小切口径路摘取血栓和缝闭卵圆孔，近期效果满意。虽然手术治疗的成功率达100%，死亡率很低，但外科治疗具有需开胸、创伤大的缺点，而且有报道部分患者术后仍会再发卒中或TIA，因此该方法目前已经不是治疗PFO的主导方向。

经皮PFO封堵术是以导管技术为基础，将特殊的封堵装置置入病变部位，进而完成对 PFO 的封堵。该法安全、有效，围术期合并症发生率低。经皮 PFO 封堵术，自从 1974 年采用双盘装置封堵房间隔缺损以来，各种装置被应用到 PFO 的介入封堵治疗中。

早期封堵器的共同结构特点是双片的伞形结构，以中间点连接。在临床上曾应用的代表封堵装置有 Rashkind 封堵器、CardioSEAL 封堵器（图 7-1）、Sideris 补片等。Rashkind 封堵器和 CardioSEAL 封堵器采用具有抗疲劳特性的合金材料制成，它是由合金骨架和聚氨酯涤纶片组成的双面伞结构；但由于中心点小，放置后容易发生移位，残余分流的发生率高；且操作复杂，封堵成功率相对较低（仅 60%左右）。Sideris 补片结构类似风筝，正面补片由一块 1.60mm 厚的聚氨基甲酸乙酯海绵片缝在 X 型的钢架上构成，整块正面补片呈方形，补片中间连接一个 2mm 的弹性环形圈；反面补片在其海绵的中央镶嵌一小块橡皮片作“纽扣孔”，术中将正反两个补片放置在 PFO 的两侧，通过纽扣将两个补片固定。上述封堵器由于操作复杂，残余分流发生率高，疗效欠可靠，且输送系统直径较粗，目前未在临床广泛使用。目前在国内外应用最多的 PFO 封堵器是美国 AGA 公司的 Amplatzer 镍钛合金 PFO 封堵器（图 7-2）。其与 Amplatzer 房间隔封堵器具有类似的结构，左右两个盘面中央由不同于镍钛合金的不锈钢铆固定，腰部较细，与房间隔封堵器不同之处在于，其以伞盘而非腰部直径命名型号，现有 18mm、25mm、35mm 三种型号，且有右房伞盘大于左房伞盘设计。植入方法及操作技巧类似 Amplatzer 房间隔封堵器，但在释放过程中，因封堵器腰部较细，有时难以固定在房间隔卵圆孔处，随输送钢缆一起旋转，难以释放，这时可将输送鞘管前推，固定右侧伞盘，或将右侧伞盘略回收向鞘管，起固定作用，再次顺时针旋转输送钢缆，多能成功释放封堵器。国内北京华医圣杰公司及深圳先健公司也有类似 PFO 封堵器可在临床应用。深圳先健公司采用纳米涂层技术对封堵器的金属材料进行陶瓷涂层获得陶瓷膜 PFO 封堵器，相对于未涂层的镍钛合金封堵器，陶瓷涂层封堵器的腐蚀速度减少近 20 倍，心内膜中镍含量减少超过 50%。而且，陶瓷膜更有利于内皮细胞的爬覆。

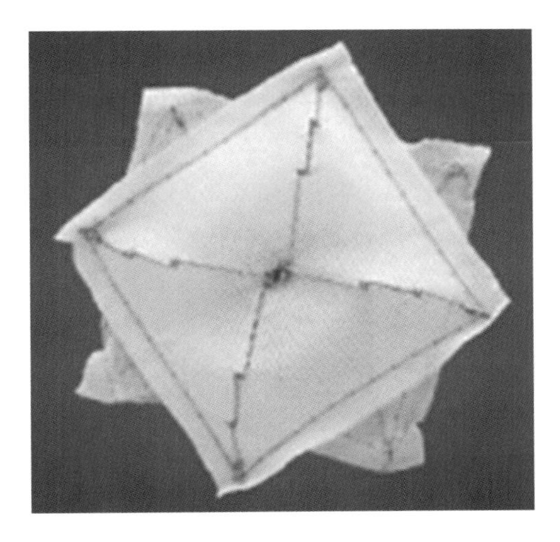

图 7-1　CardioSEAL 封堵器

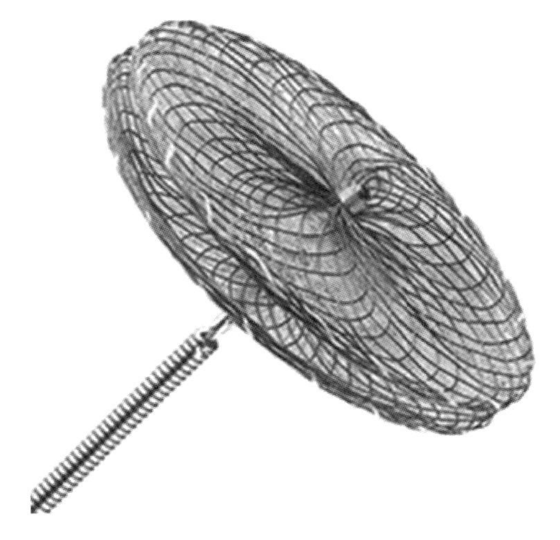

图 7-2　Amplatzer PFO 封堵器

目前还未进入中国市场的新式封堵器包括 PFO-Star、Premere PFO 封堵器（图 7-3）、CierraPFx PFO 封堵器、Solysafe PFO 封堵器、Figulla Occlutecth PFO 封堵器，CoherexplatStent PFO 封堵系统等，根据 PFO 的系统，各有不同的系统设计及特点，部分可生物降解。Brown 等比较了三种不同的封闭装置（PFO-Star 封堵器、Amplatzer TM PFO occluder and CardioSEAL/ STARFlex 封堵器），并发症发生率无统计学差异，在 24 个月的随访中，TIA 发生率 0.6%，外周动脉栓塞发生率为 0.2%[22]。

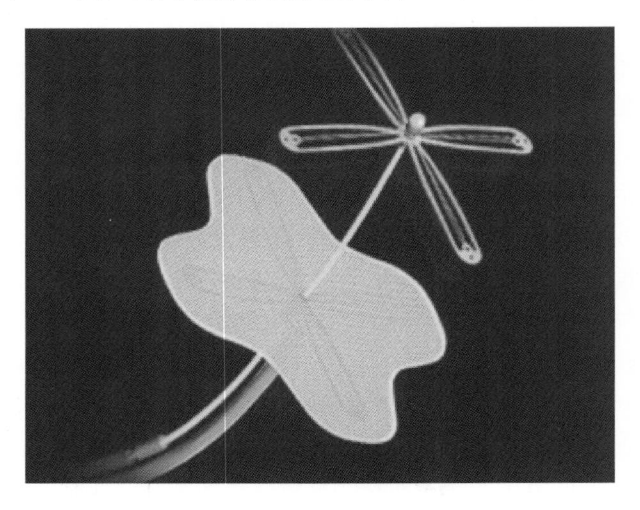

图 7-3　Premere PFO 封堵器

1992 年 Bridges 等首次报道了 PFO 的介入治疗。他们应用 Clamshell 装置对 36 例发生反常栓塞后的 PFO 患者进行了封堵治疗，36 例患者均成功植入封堵器而没有严重的并发症发生。超声检测 28 例缺损得到完全封堵（82%），5 例有小的残余裂隙＜1mm，1 例有 3mm 的残余裂隙。随访 3 年 97%的患者免除了再发性栓塞。从 1994 年至 1999 年 4 月为止，瑞士伯尔尼大学医院，用各种装置总共对 80 例（女性 30 名，男性 50 名）PFO 并发反常栓塞的患者实行了 PFO 经皮封堵术治疗，其中 60 例患者仅有 PFO，20 例患者并发房间隔瘤。在随后 5 年的随访中（平均 1.6 年±1.4 年），PFO 封堵后并 6 个月内口服阿司匹林，再发血栓栓塞的平均年发生率：再发性 TIA 每年 2.5%，再发性 CVA 为每年 0%，再发性外周栓塞为每年 0.9%。再发性血栓栓塞的危险性在 PFO 封堵术后头 2 年最高，永久性术后残余分流是再发性血栓栓塞的危险因素。国内王广义等[23]介入治疗 168 例 PFO 未闭患者，年龄 15～68 岁，52 例术前均有不同程度的偏头痛，不明原因晕厥 22 例，用力性晕厥 3 例，短暂性语言障碍 66 例，缺血性卒中 4 例，该组研究介入治疗成功率为 100%，术后 24 小时、1 个月、3 个月、6 个月、12 个月随访行 TTE 检查未见封堵器移位，术后 1 个月复发偏头痛 1 例，1 例房间隔瘤患者术后 3 个月用力时发生头晕。

第六节　PFO 封堵治疗与药物治疗对照研究

在 PFO 治疗方法的选择方面，尤其是对于单纯性 PFO 患者或病因不明性卒中患者的 PFO，究竟是选择抗凝或抗血小板治疗还是实施经皮封堵术，临床上一直存有争论。各种试验设计包括随机、非随机、回顾性或病例对照研究等，对 PFO 封堵术与内科治疗的卒中二级预防效果进行了比较。CLOSURE-1 研究[24]是迄今公开发表的最大一项关于 PFO

封堵术和内科治疗比较的随机开放试验研究，经过2年随访，二者之间主要终点事件（包括卒中、TIA和死亡）无明显差异（封堵术，5.5% *vs.* 内科治疗，6.8%），表明了PFO封堵术与内科治疗在伴有PFO卒中患者的二级预防中效果相似。关于CLOSURE-1研究，不能简单地得出PFO封堵对卒中复发的二级预防没有任何益处的结论，因该项试验的设计具有以下几个缺点或不足：①CLOSURE-1研究纳入的是缺血性卒中伴有PFO患者，并不一定是不明原因卒中伴PFO患者。②在美国PFO装置适应证不包括PFO封堵（批准用于ASD封堵），因此CLOSURE-1研究可能会造成低危ASD（如筛孔型房缺）患者入组。③CLOSURE-1研究中应用的STARFlex封堵器与Helex封堵器、Amplatzer封堵器相比具有固有的缺陷。

PC-试验[25]是另一项已结束的随机临床对照试验，研究目的是比较应用Amplatzer PFO封堵器经皮封堵PFO与抗血栓治疗（服用华法林6个月，后行抗血小板治疗）的临床效果。初步试验结果表明，PFO封堵组与药物治疗组相比，事件发生率无统计学差异（$P=0.34$）。该试验可得出以下初步结论：①隐源性卒中合并PFO患者，卒中事件的复发率低；②经皮PFO封堵术与药物治疗组相比，其事件的发生率似乎较低；③应用Amplatzer PFO封堵器行PFO封堵术是安全的；④房间隔瘤与PFO共存的患者，在之前的具有里程碑意义的试验中被证明是一个高危亚组，接受PFO封堵后卒中复发率显著降低。

RESPECT试验于2012年10月在迈阿密召开的TCT会议上公布了其初步研究结果。该试验是应用Amplatzer PFO封堵器对PFO进行封堵术，并与药物治疗（使用抗血小板药物或抗凝药物治疗）进行对比，以评价经导管封堵PFO预防缺血性卒中复发的临床效果。RESPECT试验由于进行了很好的设计，并没有CLOSURE-1研究设计上的几个缺陷。但最终数据结果尚未正式发表。该试验共纳入了980例不明原因卒中伴PFO患者，年龄18～60岁，不包括TIA患者。随机分为经导管封堵组与药物治疗组。主要终点是缺血性卒中的复发或死亡。结果显示：共464例患者进行了Amplatzer PFO封堵器植入术（其中三分之一的患者有房间隔瘤），手术成功率为96.1%，93.5%的患者达到了有效封堵。平均随访时间为2.2年（0～8.1年）。PFO封堵组失访48例，药物治疗组失访90例。手术并发症少见，无装置相关的血栓形成或装置脱落栓塞。大出血发生率为1.6%、大血管并发症发生率为0.8%。在随访过程中，PFO封堵组9例患者卒中复发，药物治疗组有16例患者卒中复发。在PFO封堵组9例卒中复发患者中，3例是在随机分配后PFO封堵前出现的。因此，在目标治疗组的分析中并没有达到主要终点（相对风险降低46.6%，$P=0.157$），而在实际治疗组的分析中（根据患者实际接受的治疗将其分为不同的治疗组），差异具有统计学意义（相对危险度减少72.7%，$P=0.007$）。5年PFO封堵组卒中复发率为2.21%，药物治疗组为6.4%，差异非常显著。预先设定的亚组分析表明，PFO封堵术患者显著受益。具有大量分流患者事件复发率：PFO封堵组为0.8%，药物治疗组为4.3%；伴房间隔瘤患者事件复发率：PFO封堵组为1.1%，药物治疗组为5.3%。差异均非常显著。该试验按照研究手册和“实际治疗”分别进行分析，证明了接受PFO封堵术的患者缺血性卒中复发率显著降低。

2007年美国心脏协会/美国卒中协会及美国心脏病学基金会推荐治疗指南：①无症状的PFO不建议治疗；②伴偏头痛的PFO暂不建议治疗（等候随机试验结果）；③有平卧呼吸直立低氧综合征（platypnea-orthodoexia syndrome）时建议PFO封堵治疗；④原因

不明的卒中患者，进行二级预防。若接受内科治疗时仍出现复发性事件或存在内科治疗的禁忌证及高危解剖学特征，建议 PFO 封堵术治疗。有深静脉血栓形成合并 PFO 者至少抗凝治疗 3 个月后再考虑关闭 PFO。而欧洲卒中组织（ESO）执行委员会和 ESO 制定委员会制定的《缺血性卒中和短暂性脑缺血发作临床指南 2008》[26] 指出：①PFO 伴隐源性卒中以及高风险的 PFO（Ⅳ级）的患者，建议封堵治疗。②单纯 PFO 患者，卒中复发事件的总体风险低。然而，当 PFO 合并 ASA、欧氏瓣、Chiari 网，则其缺血性卒中复发的风险增加。PFO 合并或不合并 ASA，均可以进行封堵治疗，并可能降低卒中复发的风险，比药物治疗更有效，但仍缺乏随机对照试验（RCTs）。③抗凝治疗不应用于非心源栓塞性缺血性卒中，除在某些特定情况下，如主动脉粥样硬化、基底动脉梭形动脉瘤、颈动脉夹层，或 PFO 同时存在 DVT 或 ASA（Ⅳ级）。

综合考虑以上建议，结合目前的研究基础，S. Lehmeyer 和 E. Lindhoff -Last[27] 制定以下的临床建议：①PFO，第一次出现不明原因缺血性脑血管事件：对于大多数患者，推荐口服阿司匹林作为首选。②PFO，第一次出现不明原因缺血性脑血管事件，TEE 诊断伴房间隔瘤（此类患者有较高的复发率）：口服抗凝剂或 PFO 封堵。③PFO，第一次出现不明原因缺血性脑血管事件，合并一个或多个以下的危险因素（可能有更高的复发率，数据尚存争议）：a. 第二次缺血性脑血管事件；b. 有深静脉血栓或肺栓塞；c. 凝血功能障碍，尤其是凝血因子 V Leiden 突变和凝血酶原基因突变，或组合体的缺陷：口服抗凝药或经皮封堵 PFO。治疗决策必须考虑患者的其他危险因素，如出血的风险。④对于一些较大的 PFO、复发性隐源性缺血性卒中或从事特殊职业（潜水员、宇航员等）的年轻人，优先 PFO 封堵治疗可行者并向其家属告知，目前仍缺乏有效的数据支持，充分说明有据可查的各种治疗方法的优缺点，且介入治疗存有一定风险，在完全知情同意的情况下行介入封堵治疗。

（王广义　朱　航）

参考文献

[1] Shah S, Shindler D. Echoes from the past and questions for the future. N J Med, 2002, 99: 26-27.

[2] Hara H, Virmani R, Ladich E, et al. Patent foramen ovale: current pathology, pathophysiology, and clinical status. J Am Coll Cardiol, 2005, 46: 1768-1776.

[3] Meissner I, Khandheria BK, Heit JA, et al. Patent foramen ovale: innocent or guilty? Evidence from a prospective population2based study. J Am Coll Cardiol, 2006, 47: 440-445.

[4] Overell JR, Bone I, Lees KR. Interatrial septal abnormalities and stroke: A meta-analysis of case-control studies. Neurology, 2000, 55: 1172-1179.

[5] Webster MW, Chancellor AM, Smith HJ, et al. Patent foramen ovale in young stroke patients. Lancet, 1988, 2: 11-12.

[6] Lamy C, Giannesini C, ZuberM, et al. Clinical and imaging findings in cryptogenic stroke patients-with and without patent foramen ovale: The PFO-ASA Study. Atrial Septal Aneurysm. Stroke, 2002, 33 (3): 706-711.

[7] Stone DA, Godard J, CorrettiMC, et al. Patent foramen ovale: Association between the degree of shunt by contrast transesophageal echocardiography and the risk of future ischemic neurologic events.

Am Heart J，1996，131：158－161.

[8] Petty GW，Khandheria BK，Meissner I，et al. Population2based study of the relationship between patent foramen ovale and cerebrovascular ischemic events. Mayo Clin Proc，2006，81：602-608.

[9] Bonati LH，Kessel-SchaeferA，Linka AZ，et al. Diffusion-weighted imaging in stroke attributable to patent foramen ovale：significance of concomitant atrial septum aneurysm. Am Heart Asso，2006，37：2030－2034.

[10] Domitrz I，MieszkowskiJ，Kwiecinski H. The prevalence of patent foramen ovale in patients with migraine. Neurol Neurochir Pol，2004，38（2）：89-92.

[11] Dowson AJ，Wilmshurst P，Muir KW，et al. A prospective，multicenter，randomized，double Blind，placebo-controlled trial to evaluate the efficacy of patent foramen ovale closure with the STARFlex septal repair implant to prevent refractory migraine headaches：the MIST trial. Neurology，2006，67：late breaking science abstracts S61. 002.

[12] Carod-Artal FJ，da Silveira Ribeiro L，Braga H，et al. Prevalence of patent foramen ovale in migraine patients with and without aura compared with stroke patients. A transcranial Doppler study，Cephal，2006，26：934-939.

[13] Beda RD，Gill EA Jr. Patent foramen ovale：Does it play a role in the pathophysiology of migraine headache. CardiolClin，2005，23（1）：91-96.

[14] Torti SR，BillingerM，SchwerzmannM，et al. Risk of decompression illness among 230 divers in relation to the presence and size of patent foramen ovale. Eur Heart J，2004，25：1014-1020.

[15] Pinto FJ. When and how to diagnose patent foramen ovale. Heart，2005，91：438-440.

[16] Clarke NRA，Timperley J，Kelion AD，et al. Transthoracic echocardiography using second harmonic imaging with Valsalva manoueuvre for the detection of right to left shunts. Eur J Echocardiogr，2004，5：1762181.

[17] Messe SR，Silverman IE，Kizer JR，et al. Practice parameter：Recurrent stroke with patent foramen ovale and atrialseptalaneurysm：report of the quality standards subcommittee of the American academy of neurology. Neurology，2004，62：1042-1050。

[18] Liu Zheng，Zhang Ping，DanielM，et al. Transcatheter closure of patent foramen ovale under intracardiac echocardiographic guidance：feasibility and comparison with fluoroscopy. Chin J Intervent-Cardiol，2005，13：169-170.

[19] Mohrs OK，Petersen SE，Erkapic D，et al. Diagnosis of patent foramen ovale using contrast-enhanced dynamicMRI：a pilot study. Am J Roentgenol，2005，184：234-240.

[20] Homma S，Sacco RL，Di Tullio MR，et al. Effect of medical treatment in stroke patients with patent foramen ovale：patent foramen ovale in cryptogenic stroke study. Circulation，2002，105：2625－2631.

[21] Schneider B，Bauer R. Is surgical closure of patent foramen ovale the gold standard for treating interatrial shunts? An echocardiographicfollow－up study. J Am SocEchocardiog，2005，18：1385－1391.

[22] Butera G，Biondi-Zoccai GG，Carminati M，et al. Systematic review and meta-analysis of currently available clinical evidence on migraine and patent foramen ovale percutaneous closure：much ado about nothing? [J]. Catheterization and cardiovascular interventions：official journal of the Society for Cardiac Angiography & Interventions，2010，75（4）：494-504.

[23] 王广义，郭军，王峙峰，等. 经导管封堵卵圆孔未闭预防脑的矛盾栓塞. 中国循环杂志，2005，20（1）：17-20.

[24] Furlan AJ, Reisman M, Massaro J, et al. Closure or medical therapy for cryptogenic stroke with patent foramen ovale [J]. The New England journal of medicine, 2012, 366 (11): 991-999.

[25] Khattab AA, Windecker S, Juni P, et al. Randomized clinical trial comparing percutaneous closure of patent foramen ovale (PFO) using the Amplatzer PFO Occluder with medical treatment in patients with cryptogenic embolism (PC-Trial): rationale and design [J]. Trials, 2011, 12: 56. 3058012.

[26] Ringleb P, Schellinger PD, Hacke W, et al. European Stroke Organisation2008 guidelines for managing acute cerebral infarction or transient ischemic attack. Part 1 [J]. Der Nervenarzt, 2008, 79 (8): 936-957.

[27] S. Lehmeyer, E. Lindhoff. New aspects of paradoxical embolism. Vasa, 2011, 40: 31-40.

第八章

房间隔缺损的介入治疗

第一节 概 述

房间隔缺损（atrial septal defect，ASD）是指房间隔在其发生、吸收的过程中出现异常，致使其不完整，在左、右心房之间残留房间孔。其发病率占先天性心脏病的第二位，为10%～20%。多见于女性，男女之比为1∶2。ASD有家族遗传倾向性，其绝大多数为单孔，亦有多孔或筛孔ASD。

ASD介入治疗是先天性心脏病介入治疗中的主要部分之一。1976年King和Mills首次使用双伞形装置关闭ASD，此后有多种封堵器在临床上应用，如Sideris钮扣式补片、CardioSEAL、STARflex、Amplatzer和Helex ASD封堵器等。其中CardioSEAL和Amplatzer封堵器应用较广泛，累计临床应用5万～6万例。目前应用最多的为Amplatzer封堵器，该封堵器1997年开始应用于临床，2001年通过了FDA认证。2002年国产类Amplatzer封堵器通过认证并广泛在临床应用。由于其使用方便、安全，价格低廉，在国内迅速推广和普及，目前，应用Amplatzer封堵器介入治疗ASD已经成为在一般的三级医院继发孔型ASD的首选治疗方法[1-3]。

第二节 病理解剖和临床表现

一、ASD的病理解剖

ASD从发生学上分为原发孔型ASD和继发孔型ASD两类。

1. 原发孔型ASD 胚胎心脏发生过程中原发房间隔（第一房间隔）发育不良或心内膜垫发育异常，致使两者不能汇合，形成第一房间孔不能闭合，称原发孔型ASD。此类型ASD常合并二尖瓣、三尖瓣裂，称为部分型心内膜垫缺损或部分性房室隔缺损。此类ASD前下缘紧邻房室瓣，且常合并二、三尖瓣裂，故不能用封堵术治疗，须行手术矫治。

2. 继发孔型ASD 在心脏胚胎发生过程中先由第一间隔向房室孔方向延伸生长，与心内膜垫汇合将原始心房分为左、右两侧心房。第一房间隔与心内膜垫融合后，在第一房间隔的根部自行吸收形成左、右交通，称为继发房间孔（第二房间孔）；同时继发房间孔右侧又由前上向后下生长第二房间隔以遮挡第二房间孔。若第一房间隔吸收过多或第二房间隔发育不良，致使第二房间隔不能完全遮挡第二房间孔，则称为继发孔型ASD。通常分为四型（图8-1）。

(1) 中央型：又称卵圆孔型，占继发孔型ASD的70%～76%。位于房间隔的中央

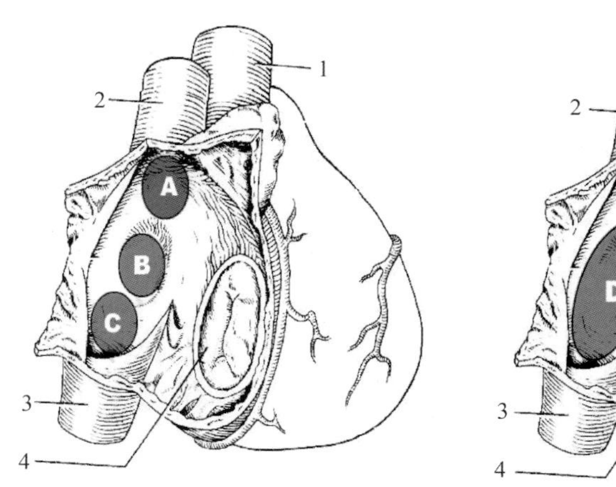

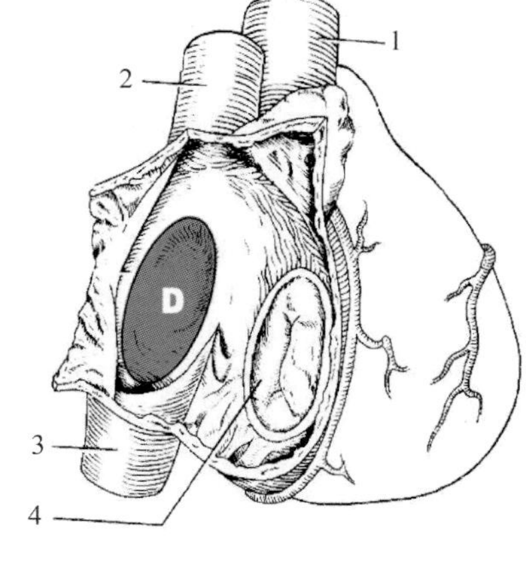

图 8-1　继发孔型房间隔缺损示意图

A. 上腔型；B. 中央型；C. 下腔型；D. 混合型

1. 主动脉；2. 上腔静脉；3. 下腔静脉；4. 三尖瓣

部，相当于卵圆窝的部位，四周均有房间隔结构，为最常见的缺损类型。大小 3～40mm 不等。

（2）下腔型：缺损位于房间隔的后下方，其下缘达下腔静脉入口处，缺损的下缘或后下缘无房间隔。此型约占继发孔型 ASD 的 10％～12％。

（3）上腔型：又称静脉窦型，位于房间隔的后上方，其上缘达上腔静脉入口处，与上腔静脉口无明显界限，此型常合并右上肺静脉畸形引流入右心房或上腔静脉根部。国外报道此型约占 ASD 的 15％，国内报道比例较小，约占 3.5％。

（4）混合型：从房间隔中央直至下腔或上腔静脉入口处，即中央型合并下腔型或上腔型 ASD。此型缺损较大，约占继发孔型 ASD 的 8.5％。

ASD 绝大多数为单孔性，少数为多孔性，亦有呈筛孔状者。

二、ASD 的病理生理

ASD 的分流多少和方向除受缺损的大小影响外，更重要的是取决于左、右心室的顺应性。如果左心室顺应性降低，其充盈阻力增大使左心房压力升高，导致心房水平左向右分流增加。左向右分流必然使肺循环血量（Qp）超过体循环血量（Qs），一般以 Qp/Qs 值来分 ASD 的大小，Qp/Qs＜2∶1 者称为小房间隔缺损，而 Qp/Qs≥2∶1 者为大房间隔缺损。

心房水平左向右分流可导致右心容量负荷增加，发生右心房、右心室扩大。由于肺循环阻力低且容量大，可容纳大量的分流，故早期肺动脉压力可维持在正常水平。持续肺循环血流量增加导致肺淤血，使右心容量负荷增加，肺血管顺应性下降，可导致肺动脉高压，并导致右心室壁逐渐增厚、右心衰竭。出现肺动脉高压后，左向右分流逐渐减少或出现心房水平左向右为主的双向分流。随着肺动脉压力继续升高，则出现以右向左为主的双向分流，甚至完全右向左分流，患者出现发绀，形成艾森门格综合征。初期为动力性肺动脉高压，晚期肺小血管出现纤维化等病理改变，逐渐形成阻力性肺动脉高压。一般来说，ASD者多到中老年才出现肺动脉高压，但若ASD过大则发生肺动脉高压的年龄也可提前。

三、临床表现和诊断

（一）症状

与缺损大小、有无合并其他畸形有关。缺损小，常无症状，仅在体检时发现心脏杂音。缺损大者多数病例由于肺充血而有劳累后胸闷、气急、心悸、乏力等症状。由于大多数儿童ASD患者均能很好地耐受肺血流量增加，除易患感冒等呼吸道感染外，可无任何症状，剧烈活动也不受影响，导致部分患者就诊或发现较晚。随着年龄增长，右心房、右心室及左心房增大等心脏结构的改变，同时肺动脉压力逐渐升高，使右心负荷加重，至青年期以后出现不同程度的心功能损害、心律失常、瓣膜功能障碍和肺动脉高压。主要表现为心房颤动和外周栓塞事件的危险性增加，以及因肺动脉高压、心力衰竭导致生存率降低。Craig和Celzer（1968）报道18岁以上的ASD，大多数患者有劳力性呼吸困难，40岁以前有心力衰竭，30～40岁常出现房性心律失常。Gault等（1968）分析报道了62例40岁以上的ASD，绝大多数均有症状，45%心功能Ⅲ～Ⅳ级，75%的患者肺血管阻力增高。肺血管阻力增加在20岁、30～40岁及大于40岁这三个年龄组中各占1/3。偶尔扩大的肺动脉压迫喉返神经引起声音嘶哑。房间隔缺损并发感染性心内膜炎者极为少见。

（二）体征

发育大多正常。缺损大者可影响发育，表现为体格瘦小，左胸隆起。心尖搏动向左移位呈抬举性搏动，心浊音界向左扩大。胸骨左缘第2～3肋间可听到2～3级吹风样收缩期杂音，较柔和，传导范围不广，多数不伴震颤，为肺循环血流量增多及相对肺动脉瓣狭窄所致。肺动脉瓣区第二心音增强，呈固定性分裂，是ASD的特征之一。这是由于吸气时体静脉回流右心房的血流增多，而在呼气时左心房流入右心房的血流增多，致右心室收缩时间延长，肺动脉瓣第二心音延迟而形成第二心音分裂。第二心音分裂的两个成分时距多在0.04s以上。左向右分流量大者，在胸骨左缘第3、4或5肋间可闻及舒张期杂音。左侧卧位时杂音不向腋前传导，吸气时增强，乃是增多的血流通过相对狭窄的三尖瓣口所致。在肺动脉瓣区亦可出现一个递减型舒张早、中期杂音（Graham Stell杂音），沿胸骨左缘传导，吸气时增强，为肺动脉瓣关闭不全所致。少数病例在第一心音后、收缩期杂音之前可听到“肺动脉喷射音”。原发孔型ASD的体征与继发孔相似，但在心尖部常可闻及杂音，或在三尖瓣区出现低调隆隆样舒张期杂音。

（三）辅助检查

1. X线检查　缺损小、分流量少，心腔X线所见正常或仅有轻度变化。典型改变有：肺野充血，右心房、右心室增大，肺动脉圆锥突出以及主动脉结缩小或正常，透视下见心脏及大血管搏动增强，以肺动脉段及肺门动脉表现尤为显著，称为“肺门舞蹈征”。有时上腔型ASD可见上腔静脉近端阴影增大。原发孔型ASD可有左心室增大。

2. 心电图检查　电轴右偏与不完全性右束支传导阻滞是本病常见的心电图表现。少部分病例出现完全性右束支传导阻滞图形。若右心室肥大，则有右心室收缩期过度负荷存在。此外，P 波可能增高，提示右心房肥大。如为原发孔型，则电轴多半左偏，少数电轴正常，并可能有左心室肥大的图形出现。房室结向后、下方移位或右心房增大，则心电图可见 PR 间期延长。

3. 超声检查　超声心动图可以直观地显示房间隔缺损及其分流，并可测量其大小、部位，是目前 ASD 最为理想的检查方法。超声心动图检查显示右心房、右心室增大，肺动脉增宽，主动脉短轴切面或胸骨旁四腔切面可见房间隔连续性中断。另外，尚有室间隔运动异常或三尖瓣异常回声。经食管彩色多普勒超声更可清楚地显示各型 ASD 情况。ASD 封堵术要求准确测量 ASD 大小及了解 ASD 一周边缘的残留房间隔长短及软硬情况，以便术前确定是否适合进行封堵介入治疗。尤其是 ASD 周缘的情况，是直接关系到 ASD 能否成功进行封堵的关键条件。

4. 心导管检查　二维超声结合彩色多普勒超声或声学造影一般足可确立 ASD 的诊断。但在疑有复杂畸形和明显的肺动脉高压时还应做心导管检查。右心房血氧含量高于上腔静脉 1.9 容积%或右心房血氧饱和度高于上腔静脉 8%以上，或导管通过缺损的房间隔即可确诊。导管通过缺损的部位如在心影的上方，且上腔静脉血氧饱和度增高或从右心房直接进入肺静脉，提示为上腔型 ASD；如导管在心影中部通过，可能提示卵圆孔未闭或继发孔型房间隔缺损；如导管通过的部位较低，在 8～9 胸椎水平，且较易进入左心室，则提示原发孔型房间隔缺损。

通过心导管检查可以测压及计算分流量，以了解肺动脉压力、缺损的分流量等。在测压中如发现肺动脉与右心室间有 2.67～4.00kPa（20～30mmHg）的压差，提示有相对性肺动脉口狭窄，超过 5.33kPa（40mmHg）以上，多为器质性肺动脉口狭窄。

（四）诊断与鉴别诊断

肺动脉瓣区有柔和的吹风样收缩期杂音，固定性第二心音分裂、心电图示不完全性右束支传导阻滞以及肺血管阴影增深等 X 线表现，均提示 ASD 的可能。超声心动图和心导管检查等可确诊。

本病应与功能性杂音、肺动脉瓣狭窄、肺静脉异位引流、室间隔缺损等鉴别。

1. 功能性杂音　其收缩期杂音较短，无固定性第二心音分裂以及心电图、X 线检查和心脏超声可帮助鉴别。

2. 肺动脉瓣狭窄　杂音响亮、呈喷射性，常伴震颤，肺动脉瓣第二心音（P_2）减低或缺如，X 线可见肺纹理稀少，肺野清晰，右心导管检查可发现右心室与肺动脉间有收缩期压差。

3. 肺静脉异位　ASD 中约 15%合并肺静脉异位引流。临床表现与 ASD 相似，但程度略重，确诊有赖于心导管与心血管造影检查。

4. 室间隔缺损　杂音位置较低，多伴有震颤，左心室增大，右心室亦可增大，心脏超声及右心导管检查有助于诊断。

原发孔型 ASD 与继发孔型 ASD 的临床表现极为相似。ASD 患者心尖部闻及反流性收缩期杂音，心电轴左偏，P－R 间期延长或伴不完全性右束支传导阻滞，应高度怀疑原发孔型 ASD。二维超声或右心导管检查示缺损的部位较低，接近三尖瓣口附近。右心房血氧含量增高，右心室更高，彩色多普勒超声或心血管造影可明确房室通道或二尖瓣关闭不全等改变。

Lutembacher 综合征　即 ASD 合并二尖瓣狭窄，超声心动图检查可确诊。

ASD 合并肺动脉口狭窄（法洛三联症）　10%～15%ASD 合并肺动脉口狭窄。肺动脉瓣区杂音响亮而粗糙，有震颤，P_2 减弱或消失。V_1 导联 R 波多高于 1.6mV，右心导管检查可确诊。

第三节　介入治疗

一、适应证和禁忌证

（一）适应证

继发孔型房间隔缺损，解剖结构合适，伴有右心容量负荷增加或 Qp：Qs≥1.5：1 者；小房间隔缺损患者，有反常栓塞导致卒中、短暂性脑缺血发作或周围血管栓塞的病史。国内专家共识提出适应证为：

1. 年龄通常≥3 岁，体重>5kg。
2. 直径 5～36mm 的继发孔型左向右分流 ASD，伴有右心容量负荷增加。
3. 缺损边缘至冠状静脉窦，上、下腔静脉的距离≥5mm；至房室瓣距离≥7mm。
4. 房间隔的直径大于所选用封堵伞左心房侧的直径。
5. 不合并必须外科手术的其他心脏畸形。

（二）禁忌证

1. 原发孔型 ASD 及静脉窦型 ASD。
2. 有心内膜炎及出血性疾患。
3. 封堵器安置处有血栓存在，导管插入处有静脉血栓形成。
4. 严重肺动脉高压导致右向左分流。
5. 伴有与 ASD 无关的严重心肌疾患或瓣膜疾病。
6. 近 1 个月内患感染性疾病，或感染性疾病未能控制者。
7. 患有出血性疾病，未治愈的胃、十二指肠溃疡。
8. 左心房或左心耳血栓，部分或全部肺静脉异位引流，左心房内隔膜，左心房或左心室发育不良。

二、围术期超声心动图检查

1. 经胸超声心动图

由于常规超声心动图为二维切面成像，而 ASD 为空间结构。因此，为了正确理解二维超声心动图各切面与 ASD 及其边缘的位置关系，选择不同的切面显示 ASD 不同部位是做好 ASD 封堵术的关键所在。经胸超声心动图主要观察切面及观察内容如下。

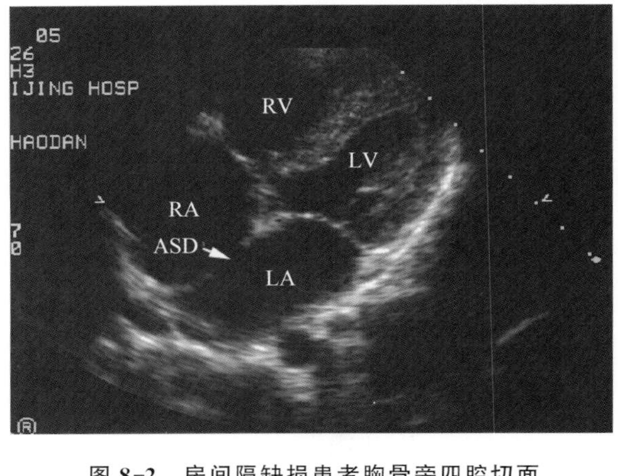
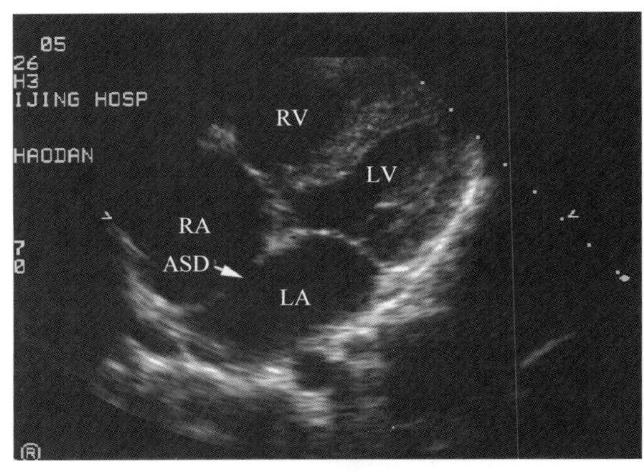

图 8-2　房间隔缺损患者胸骨旁四腔切面

ASD：房间隔缺损；LA：左心房；LV：左心室；RA：右心房；RV：右心室

（1）胸骨旁四腔切面：测量 ASD 后上前下径、缺损前下缘至二尖瓣前瓣附着点的距离、缺损后上缘至左心房后上壁的距离及房间隔（包括缺损）总长度（图 8-2）。

（2）大血管短轴切面：测量 ASD 前后径、缺损前缘至主动脉根部后壁的距离、缺损后缘距左心房后壁的距离及房间隔总长度（图 8-3）。

（3）剑突下上腔静脉长轴切面：该切面主要测量 ASD 上缘至上腔静脉入口处的距离，并测量缺损大小及房间隔总长度（图 8-4）。

图 8-3　大血管短轴切面显示房间隔缺损

RVOT：右心室流出道；RA：右心房；LA：左心房；ASD：房间隔缺损；PA：肺动脉；AO：主动脉

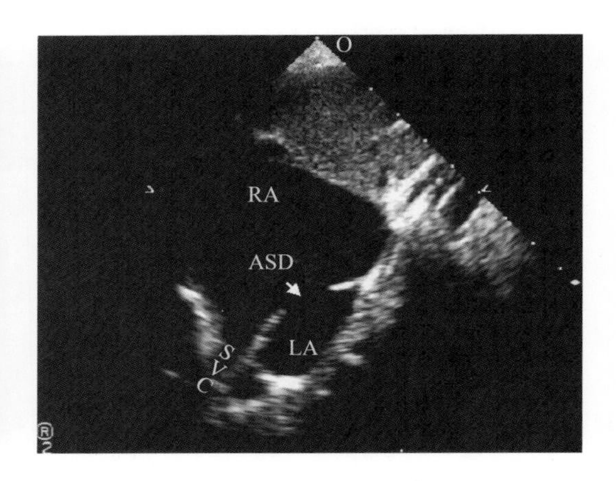

图 8-4　房间隔缺损（ASD）患者剑突下上腔静脉长轴切面

RA：右心房；LA：左心房；SVC：上腔静脉

（4）剑突下上腔静脉长轴略偏左切面：标准的剑突下上腔静脉长轴切面可显示上、下腔静脉，右心房等，但通常不易显示房间隔及左心房或仅显示很小部分房间隔及左心房，影响房间隔下部与下腔静脉结合处的观察（图 8-5）。此时探头略向右偏，大部分患者可显示房间隔与下腔静脉结合部。该切面主要用于测量 ASD 下缘至下腔静脉入口处的距离，并测量缺损总长度；但需注意此切面显示的房间隔不是房间隔中部，故其总长及所测缺损多不是最大径。如此切面显示缺损下缘直至下腔静脉入口处，则为下腔型 ASD（图 8 - 6）。

（5）剑突下四腔及大血管短轴切面：在婴幼儿应用此切面可清楚显示 ASD 的大小及边缘，并可调节图像角度，避免房间隔假性回声失落。

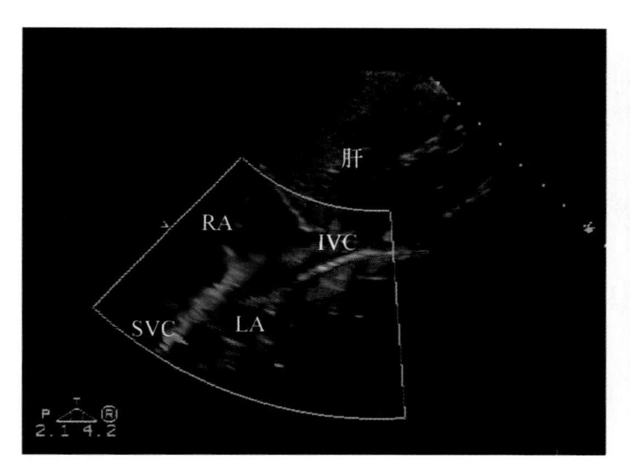

图 8-5 标准剑突下上腔静脉长轴切面

RA：右心房；LA：左心房；SVC：上腔静脉；IVC：下腔静脉

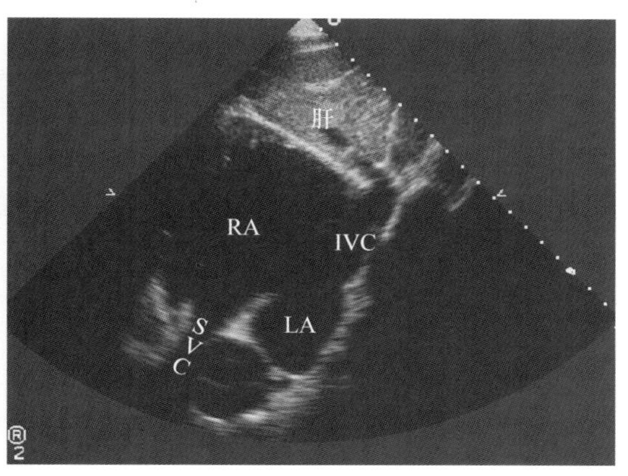

图 8-6 房间隔缺损患者剑突下上腔静脉长轴略偏左切面

RA：右心房；LA：左心房；SVC：上腔静脉；IVC：下腔静脉

2. 经食管超声心动图

（1）经食管超声心动图的优势

经食管超声心动图由食管置入探头，从后方向前扫查心脏，具有不受胸廓骨性结构、肺部气体影响的优点，且距离心脏近，可采用高频探头提高分辨率。因此，经食管超声心动图可以清晰地显示 ASD 的断端、大小、数目、部位，并可显示心房水平分流情况。经胸超声心动图不如经食管超声心动图显示心内结构清晰，但在有经食管超声心动图指导 ASD 封堵术经验的基础上，掌握适当的扫查手法和技巧，大部分患者可用经胸超声心动图代替经食管超声心动图。经胸超声心动图显示不清的图像多发生在肥胖患者的剑突下切面扫查 ASD 上、下腔静脉侧缘时，此时必须选用经食管超声心动图。

（2）观察内容

1）心房两腔切面：观测 ASD 上下径，尤其应注意缺损上、下腔静脉侧残缘，观察下腔静脉侧残缘时应在心房两腔切面的基础上将探头进一步向下插入至清楚显示下腔静脉入口或其血流后，逐渐轻轻回撤及轻微左右旋转探头，直至显示下腔静脉侧房间隔缺损残缘（图 8-7）。

2）四腔心切面：观察 ASD 大小、缺损距二尖瓣隔瓣附着点的长度及后上方房顶部残余间隔的长度及软硬程度。

3）大血管短轴切面：观察 ASD 大小及其距主动脉后壁和距心房后壁残余间隔的长度及软硬程度。

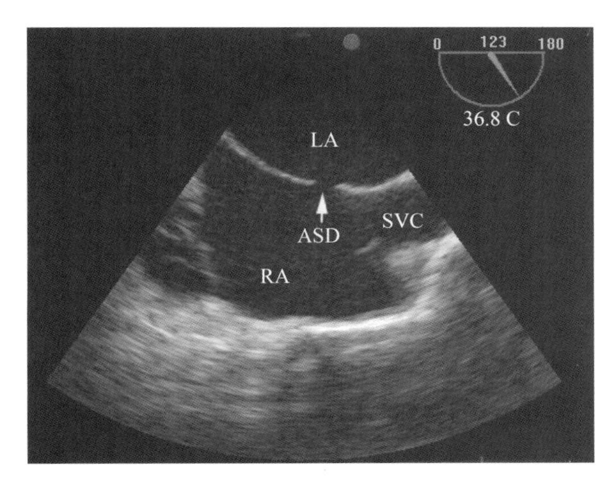

图 8-7 经食管超声心动图房间隔缺损声像图

LA：左心房；RA：右心房；ASD：房间隔缺损；SVC：上腔静脉

（3）经食管超声心动图的不足

1）由于经食管超声 ASD 位于图像近场，而近场角度范围较小，扫查时要注意多角度、不同深度观察缺损各边缘情况。个别患者右心房过大，能够显示的左心房过小，甚至存在观察盲区。

2）由于近场角度小，对于有些较大 ASD 不能完全地显示其全貌，影响其大小的测量。

3）部分患者不适宜行经食管超声心动图检查，婴幼儿及小儿无麻醉条件下无法进行经食管超声心动图。

4）经食管超声心动图为半介入性检查，患者有一定痛苦。

三、介入器材选用

（一）封堵器

1. Amplatzer 封堵器　由美国 AGA 公司生产，它由具有自膨胀性的双盘及连接双盘的腰部三部分组成。双盘及腰部均系镍-钛记忆合金编织成的密集网状结构，双盘内充高分子聚合材料。封堵器的型号有 6～40mm，每一型号相差 1～2mm，型号大小为封堵器的腰部圆柱的直径，根据封堵房间隔缺损的大小选择相应型号。封堵器的左心房侧的边缘比腰部直径大 12～14mm，右心房面比腰部直径大 10～12mm（图 8-8）。2002 年国产类 Amplatzer 双面伞 ASD 关闭装置应用于临床，目前经国家食品药品管理局批准注册的有 5 家。封堵器的质量和性能与进口的封堵器无差别，价格仅为进口同类产品的 1/3 左右。

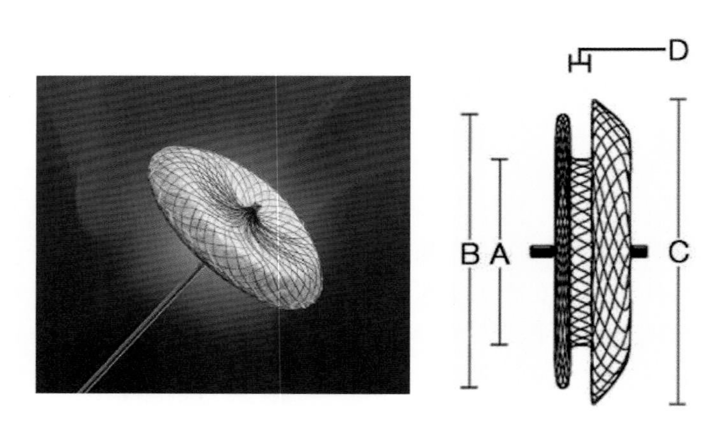

图 8-8　Amplatzer 房间隔缺损封堵器

A：腰部直径；B：右心房伞面直径；C：左心房伞面直径；D：腰部长度

2. Helex 房间隔缺损封堵器　Helex 房间隔封堵器是最新的 ASD 封堵器，为由一根镍钛合金丝外覆聚四氟乙烯材料构成的螺旋形装置（图 8-9），2006 年 8 月美国 FDA 获准用于 ASD 封堵。与 Amplatzer 封堵器相比，其金属成分含量明显减少。Jones 等[4]进行的一项多中心临床研究结果显示，Helex 房间隔封堵器治疗 ASD（119/135）与手术修补成功率相近，约 1.7%患者出现装置血栓需撤回导管。该装置只适合缺损小于 22mm 的房间隔缺损封堵，在国内尚未广泛使用，疗效有待进一步观察研究。

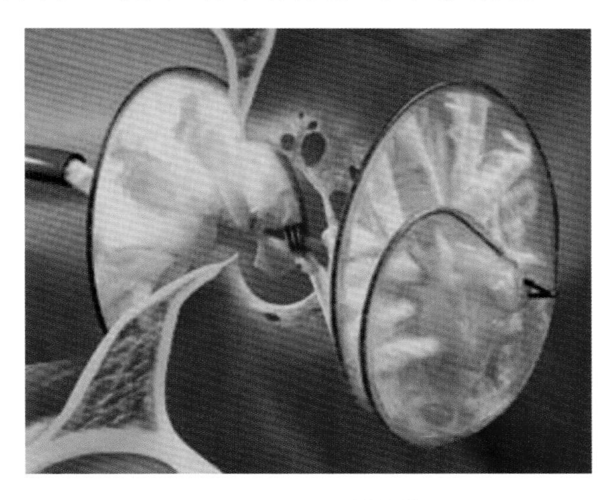

图 8-9 Helex 封堵器

3. 其他类型封堵器 临床使用的封堵装置还包括：CardioSEAL 间隔缺损闭合器；Sideris 钮扣式补片装置；Angel Wings 装置和房间隔缺损闭合器系统（ASDOS）等。Clamshell 装置血栓形成多见；钮扣式装置失败率较高，残余分流较多。Angel Wings 装置成功率为 92%，术后 5 个月内有意义的残余分流率为 5%。新一代可吸收的 BioSTAR 生物封堵器，已取得满意的临床效果，可望不久能在国内应用。

（二）其他器械

1. 输送鞘管 输送鞘管规格有 8～14F。一般封堵器的供应商会配套供应。

2. 推送杆 为不锈钢材料制作的金属杆，头端有与封堵器相连接的螺丝，顺时针旋转为连接，逆时针旋转为释放。通常与输送鞘管配套供应。

3. 加硬导丝 主要为配合球囊测量房间隔直径设计，导丝较硬，在加硬导丝上充盈球囊，一般球囊移动较少。加硬导丝长 260cm，直径为 0.9mm。

4. 测量球囊 直径为 7F，充盈直径有 24mm 和 34mm 两种规格供选用。球囊壁薄，充盈后无张力，故不引起 ASD 扩大。球囊后方的导管上有 3 个标志，分别为 10mm、5mm、2mm（测量标志的内缘）。在术中可作为测量 ASD 直径的参照。34mm 直径的球囊可充盈至 36mm，由于球囊壁比较薄，充盈后对房间隔残缘无扩张和撕裂作用。

5. 其他材料 Seldinger 穿刺针和动脉鞘管、右心导管或右冠状动脉造影导管等。

四、操作方法

（一）常规房间隔缺损封堵

1. 麻醉 年长儿及成人用 1%普鲁卡因或利多卡因局麻，小儿用静脉复合麻醉。

2. 常规穿刺股静脉，送入动脉鞘管，静脉推注肝素 100U/kg，此后每隔 1h 追加负荷剂量的 1/4～1/3。

3. 常规右心导管检查，测量上、下腔静脉至肺动脉水平的压力，并留取血标本进行血氧分析。必要时计算分流量和肺血管阻力。

4. 将右心导管经 ASD 处送入左心房和左上肺静脉，交换 0.089cm（0.035 英寸）、260cm 长加硬导丝置于左上肺静脉内。

5. ASD 直径的确定　①球囊测量法：在体外排空测量球囊内气体，沿导丝推送测量球囊至房间隔缺损口，在透视下应用 1∶4 稀释的造影剂-生理盐水充盈球囊，直到球囊中部有“腰征”出现，取正位或左前斜位测量球囊腰部直径或应用超声测量（图 8-10）。如 ASD 直径大于 34mm，球囊测量较困难。②超声直接测量法：目前国内 ASD 封堵已积累了相当的经验，在许多医疗中心，已省略了球囊测量 ASD 伸展直径的步骤，主要根据超声测量 ASD 最大直径确定。

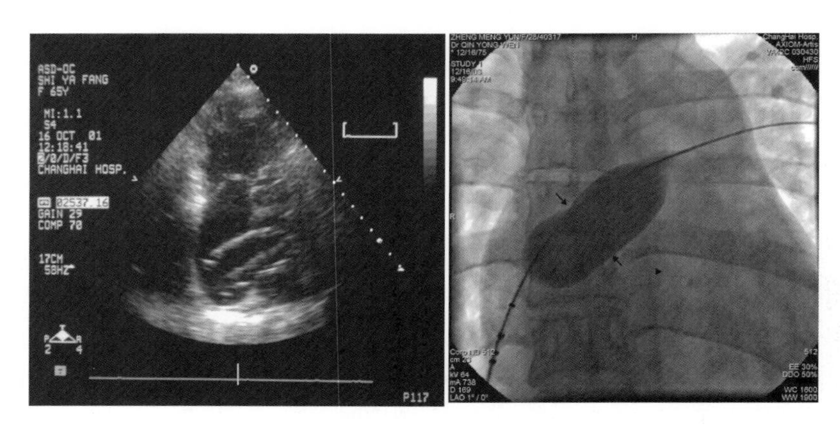

图 8-10　球囊测量房间隔缺损大小

6. 根据选择的封堵器选择输送长鞘，通常按厂方推荐的要求选择，规格 8～14F。沿导引钢丝送入输送长鞘，一直送至近左上肺静脉口，撤去传输长鞘的内扩张鞘管及导丝，保留鞘管在左心房中部，用肝素盐水冲洗传输长鞘，以保证长鞘通畅、无血栓及气体。

7. 封堵器的选择和装载　选择的封堵器腰部直径应比球囊测量的 ASD 伸展直径大 1～2mm。如 ASD 的残缘较薄，主动脉侧无边缘，封堵器直径应比伸展直径大 4mm。对直径大于 34mm 的 ASD，在超声测量的缺损直径基础上加 4～6mm 为封堵器腰部直径，并要测量房间隔的总长度，保证封堵器放置后在心房内有足够空间。进口的封堵器有 6～40mm 可供选择，国产的封堵器有 6～46mm 可供选择。30mm 直径以上的封堵器应选择 12～14F 输送长鞘。

生理盐水浸湿封堵器，将通过负载导管的推送杆与封堵器的右心房面盘片的螺丝口旋接，补片完全浸在肝素盐水中，回拉推送钢丝，使补片装入负载导管内，应用肝素盐水从负载鞘管的侧孔快速注入，排尽封堵器及鞘管内的气体。

8. 封堵器的置入　将负载导管插入长鞘管内，在透视及超声心动图监测下沿鞘管送入封堵器，打开左心房侧伞片，回撤至 ASD 的左心房侧，然后固定输送导丝，继续回撤鞘管打开封堵器的右心房侧伞。在左前斜位 45°～60°＋头位 20°～25°透视下，封堵器呈“工”字形张开，少许用力反复推拉输送杆，封堵器应固定不变；在超声心动图的心尖四腔心切面上，封堵器夹在 ASD 的两侧；心底短轴切面上见封堵器与主动脉抱成“V”字形，剑下两房心切面上，封堵器夹在ASD的残缘上，同时无残余分流。如达到上述条件，可操纵输送杆释放封堵器；撤出鞘管，压迫止血。

9. 术后处理 ①术后卧床12～16h。静脉给予抗生素，2～3日。②静脉注射肝素10U/(kg·h)，或皮下注射低分子肝素4000～5000U，2次/日，3～5天。口服阿司匹林3～5mg/(kg·d)，疗程6个月。③对封堵器直径大于36mm者，术后可口服华法林抗凝治疗3～6个月，以防止封堵器表面形成血栓，以及发生血栓栓塞并发症。④术后定期复查超声心动图（第1、3、7天，1、3、6、12个月）。

（二）房间隔缺损封堵的特殊方法

1. 左上肺静脉释放法 可将输送长鞘送至左上肺静脉，固定推送杆，回撤输送长鞘，使封堵器的左心房盘片和腰部在肺静脉和左心房内全部释放，形成圆桶状，继续回撤鞘管释放出右心房盘片，随着右心房盘片的释放，封堵器在房间隔两侧自行回弹，夹在ASD两侧（图8-11）。亦可采用连续释放法。

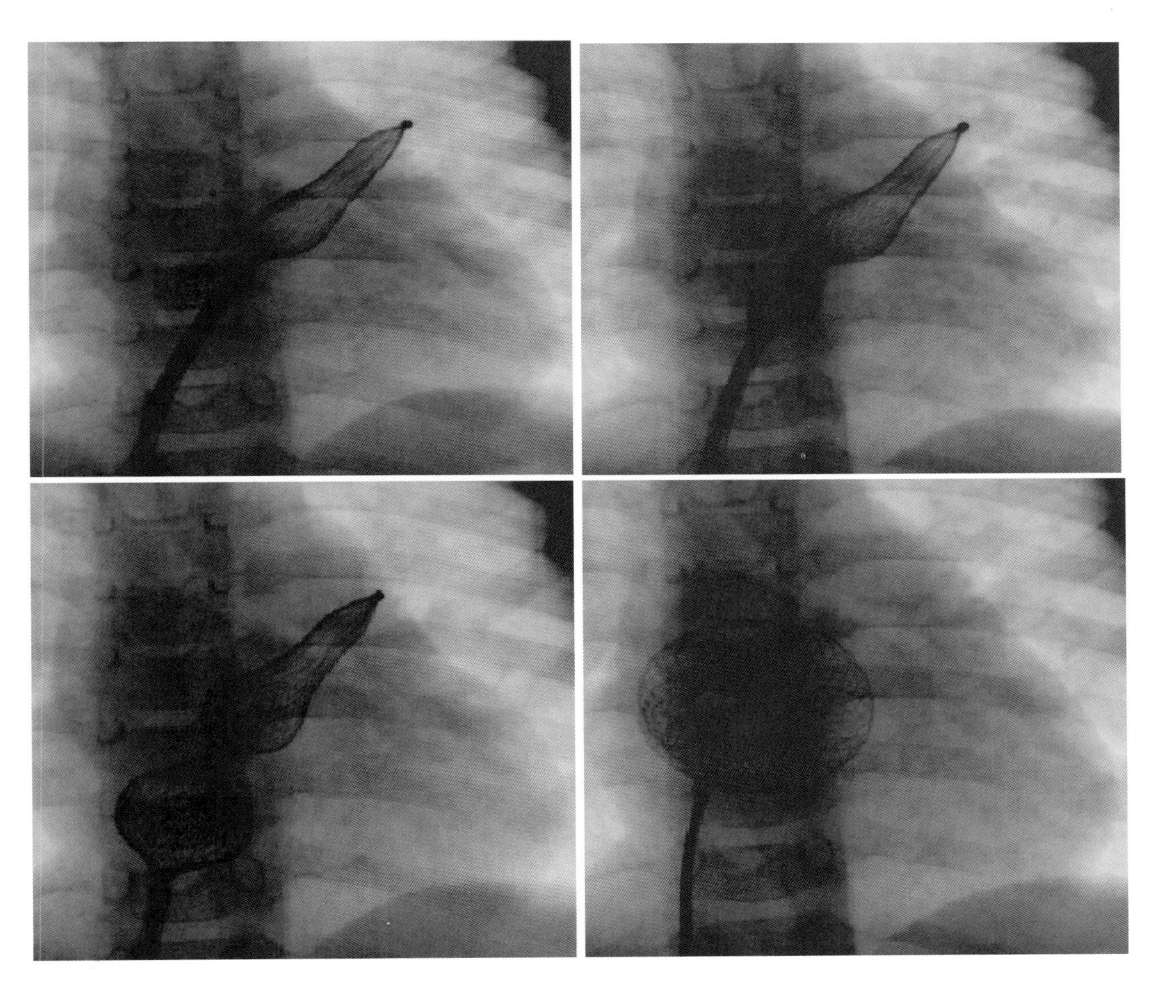

图8-11 左上肺静脉释放法

2. 右上肺静脉释放法 如将输送长鞘送至右上肺静脉，固定推送杆，回撤输送长鞘，使封堵器的左心房盘片和腰部在肺静脉和左心房内全部释放，形成圆桶状，继续回撤鞘管释放出右心房盘片，随着右心房盘片的释放，封堵器在房间隔的两侧自行回弹，夹在ASD两侧（图8-12）[5]。

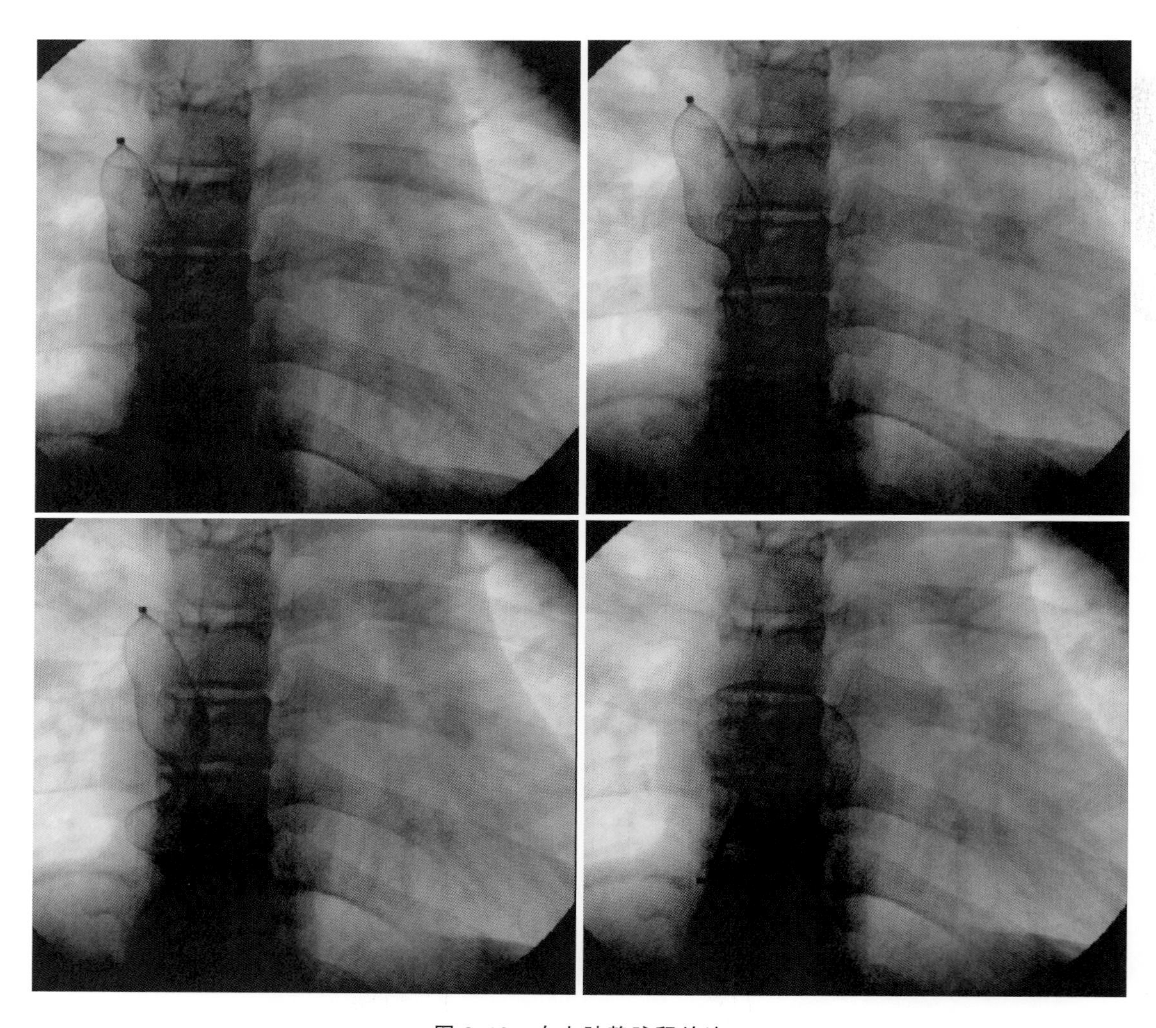

图8-12 右上肺静脉释放法

3. 右位释放法 将输送长鞘送至左或右上肺静脉并轻轻回拉至左心房，在左心房旋转使其转向脊柱右侧并紧贴脊柱。然后，释放封堵器的左心房盘片和部分腰部，回拉封堵器及传输鞘管至ASD后，最后再释放封堵器的右心房盘片以完全关闭ASD（图8-13）。

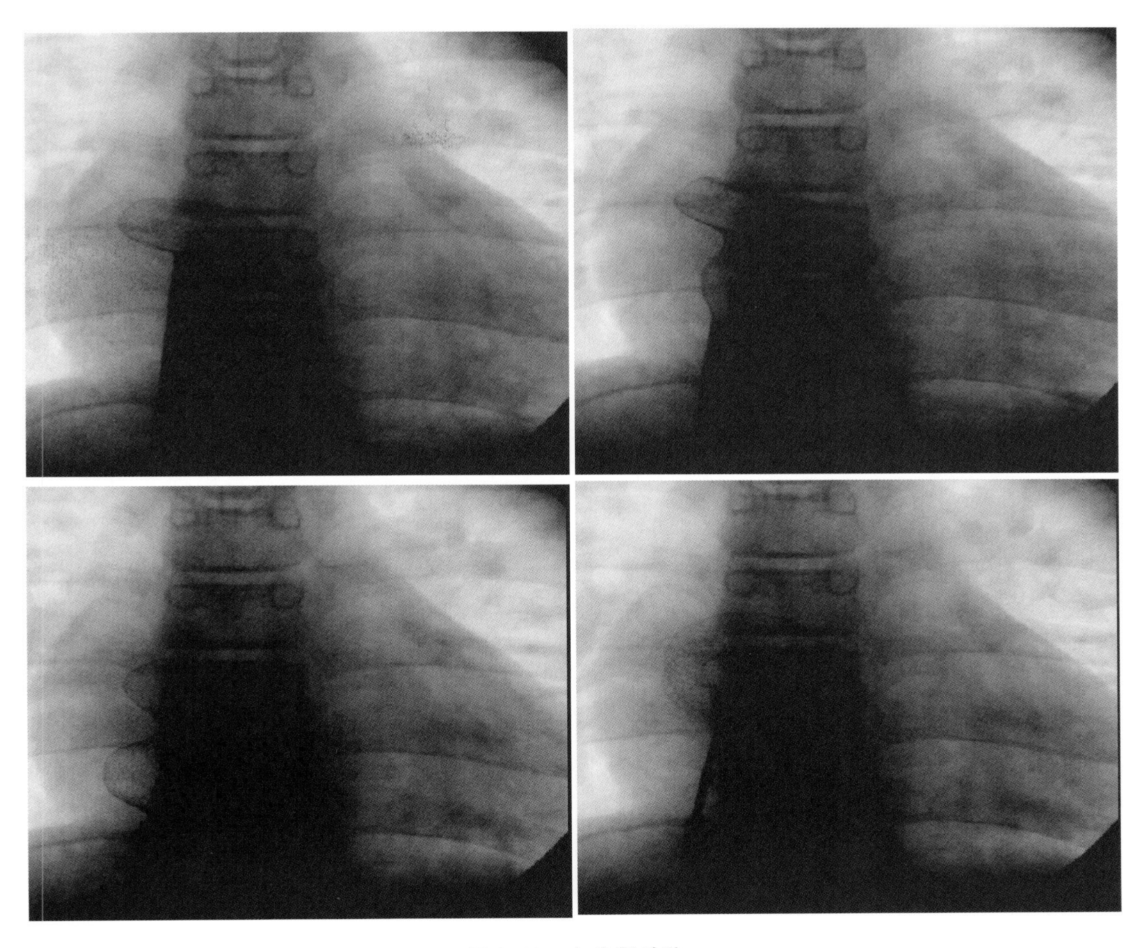

图 8-13　右位释放法

第四节　特殊情况下房间隔缺损的介入治疗

一、ASD 合并重度肺动脉高压

多数患者病情较重，心功能较差，多伴有房性心律失常。根据外科手术治疗的经验，肺动脉压力和阻力重度增高，平静时 Qp/Qs≤1.5，肺血管阻力超过体循环阻力 75%，有双向分流或右向左分流者应禁忌手术。Steele 等分析了 25 年治疗的 40 例肺血管阻力明显升高者，发现对于肺血管阻力指数高于 $15U/m^2$ 者，外科手术不再有任何益处。对这类患者判断肺动脉高压是因分流量引起的动力型还是由于肺血管病变引起的阻力型甚为重要，明确肺动脉高压性质后可采用相应的治疗方法。

对于伴明显三尖瓣反流、心房水平双向分流以左向右为主者，如果肺动脉压力与主动脉压力比≤0.8，试封堵 ASD 后，测量肺动脉压力下降 20%以上，而主动脉压力不降或下降不明显，血氧饱和度升高 90%以上和三尖瓣反流减轻，则可以完成介入治疗。Jose 等[13]对 29 例（平均年龄 56 岁±14 岁）ASD 伴肺动脉收缩压＞40mmHg（平均

65mmHg±23mmHg)，Qp/Qs 平均值 1.8±0.5 者行 ASD 封堵治疗后，平均随访（21±14）个月，超声心动图检查示肺动脉压持续降低 31mmHg±11mmHg，证实部分 ASD 并肺动脉高压者行介入治疗是安全和有效的。伴肺血管阻力增加的 ASD，肺小血管造影显示肺动脉发育尚可的患者，同时 Qp/Qs≥1.3，可试行封堵术，如果封堵后肺动脉压力下降不明显，可以使用带孔 ASD 封堵器进行封堵，以减少心房水平左向右的分流量降低肺循环压力，术后必须给予降肺动脉压的药物如内皮素受体拮抗剂、前列环素类和磷酸二酯酶抑制剂等治疗，远期疗效有待进一步观察。操作过程中必须严密监测肺动脉和主动脉压力及血氧饱和度的变化。如果试封堵后肺动脉压力和肺血管阻力明显下降，而体循环压力和动脉血氧饱和度不下降或者升高，则可以考虑释放封堵器，否则应立即收回封堵器。或者先用降肺动脉压力药物治疗 3～6 个月，待肺动脉高压改善后再行 ASD 封堵术。目前尚无足够的临床经验确定可以安全进行介入治疗的肺动脉高压界限，而且术后长期效果也有待进一步肯定，因此，这种治疗本身具有较大的风险，是否可以安全释放封堵器需要足够的临床经验判断，对于临床经验不足的医务人员来说，不提倡将 ASD 合并肺动脉高压封堵术的适应证任意放大。

二、多发性房间隔缺损的介入治疗

术前 TTE 必须仔细检查以判断缺损的大小、数目和缺损之间距离，必要时行 TEE 确定。对于存在 2 个 ASD，但缺损的间距≤7mm，选择一个封堵器闭合；多个缺损的间距>7mm，无法采用一个封堵器实施介入手术，需要选择 2～3 个封堵器分别闭合；如果缺损数目过多，缺损过大，缺损间距过大，用 2～3 个闭合器仍不完善，则外科手术是最佳选择。

三、合并房间隔膨出瘤的介入治疗

房间隔膨出瘤临床少见，其发生率仅为 0.2%～1.1%，常合并继发孔型 ASD。可引起房性心律失常、脑栓塞、肺栓塞及冠状动脉栓塞等并发症，建议采取干预措施。ASD 合并房间隔膨出瘤时，因房间隔膨出瘤处组织发育薄弱，正确判定缺损的最大直径有一定困难。建议术中采用球囊测量最大缺损口的伸展直径，通过测量球囊对周围房间隔的挤压，薄弱的间隔多能被撑开，并将小缺损孔的血流一起阻断，然后用心脏超声进一步检测有无通过房间隔的血流及分流量大小。由于房间隔膨出瘤内血流淤滞，容易形成血栓，而房间隔膨出瘤的摆动使形成的血栓更易于脱落引起栓塞，因此有栓塞病史者建议术前行 TEE 检查除外心房附壁血栓，并且术中要仔细观察所有缺损是否完全关闭或完全覆盖膨出瘤。否则，建议外科手术处理。

四、边缘较短的 ASD

鉴于当前应用广泛的 Amplatzer 或类似 Amplatzer 房间隔封堵装置为圆形设计，可能堵闭伴部分边缘缺乏的缺损，故对于缺损边缘距心内结构距离>5mm 的要求目前也有松动。临床上随着导管技术的改进，对于边缘不足的缺损也有用介入方法获得治疗成功的报道。Du 等对 23 例缺损边缘组织<5mm 的 ASD 患者（其中 20 例缺损前缘组织 0～4mm、2 例下缘组织 2mm、1 例缺损后缘组织仅 1mm）在 TEE 或心腔内超声（intracardiac echocardiography，ICE）监测下进行封堵成功，术后即刻超声显示17例（74%）完全堵闭，24h复查完全堵闭率91%，随访术后6个月所有患者均无残余分流。提示对前、后或下缘房间隔组织不足5mm的ASD仍可以用Amplatzer房间隔封堵装置进行封堵。张玉顺报道介入治疗176例伴部分边缘缺乏或边缘<5mm的患者，154例为单发房间隔缺损，22例为多发房间隔缺损。有171例（97%）患者缺损的前缘径［0～4mm（2.1mm±1.1mm）］不足，其中78例（46%）仅缺损的前缘径单独不足，43例（25%）患者同时合并缺损的后缘径［2～4mm（3.2mm±0.5mm）］不足，38例（22%）同时合并后缘径和下腔静脉缘径［2～4mm（3.0mm±0.7mm）］不足，12例（7%）同时合并后缘径、下腔静脉缘径和后上径［2～4mm（3.1mm±0.6mm）］不足。其余4例仅缺损的上腔静脉缘径单独不足，为0～4mm；2例仅缺损的下腔静脉缘径单独不足，为2mm。术前缺损最大直径10～42mm（26mm±8mm）。应用的封堵器大小为16～46mm（32mm±10mm），2例用双伞封堵。全部病例均封堵成功。存在残端不足时，介入治疗应注意以下几点：①缺损前缘残端不足而后缘残端足够时可以行介入治疗；缺损前缘残端不足或缺乏时，若后缘、下腔静脉缘及后上缘残端大于5mm，可以尝试介入治疗，但应选择偏大的封堵器。②主动脉缘缺损残端不足的ASD进行介入治疗时，释放封堵器前要仔细进行超声心动图检查，若见封堵器呈“Y”形夹持在升主动脉的后壁，则封堵器一般稳定牢靠。③下腔静脉缘残端不足的缺损实施封堵术时，容易出现封堵器脱落[6-11]。

五、老年患者房间隔缺损的治疗

老年ASD特点是病程长，往往合并有不同程度的心功能损害、肺动脉高压及房性心律失常，故介入治疗难度较大，易出现并发症，应更加充分做好术前准备，围术期需仔细观察病情变化。①年龄50岁以上患者，介入治疗前建议常规行冠状动脉造影除外冠状动脉病变。②有心房颤动病史患者术前应行TEE检查左心房和左心耳是否合并血栓形成。③老年ASD长期右心系统负荷过重，使左心室受压，左心功能不全，左心室舒张内径≤35mm时，封堵ASD后左心负荷骤然增加，容易加重左心功能不全并诱发心律失常，因此术后应严密观察患者心功能和心律变化，一旦出现应立即给予药物处理。④部分老年人血小板数量偏低，术后需用华法林抗凝治疗，而不使用阿司匹林等抗血小板药物。

第五节 并发症及处理

1. 残余分流　发生率为0.24%～1.44%。如出现分流，多与封堵器偏小或移位、缺损形态不规则或未发现的多孔缺损有关。术后早期超声可见到星点状的分流，一般在随访中无分流。术后出现通过封堵器的微量分流，一般不需要处理，随着时间的推移，会自行闭合。

2. 血栓栓塞　一项对1000例ASD患者介入治疗后的研究显示，血栓的发生率为2%，其中3例出现轻微的卒中，1例出现短暂性脑缺血发作（TIA）。血栓的发生率在不同的封堵器上有所差别，CardioSEAL约7.1%，STARFlex约5.7%，而Amplatzer为0%。心房颤动和房间隔膨出瘤是血栓形成的危险因素。因此，ASD介入后应强调抗血小板治疗3～6个月，同时需要心脏超声监测血栓形成，尤其是成人，多具有血液黏稠度较高、血脂较高等血栓形成的高危因素，还有可能并发冠心病、糖尿病、高血压等疾病，故术后应特别注意，必要时可采用华法林抗凝防止血栓形成、栓塞等发生。

3. 气体栓塞　通常由于导管及输送鞘管内排气不彻底或推送封堵器时带入气体而造成；另外，操作时患者处于仰卧位，右冠状动脉开口朝上，一旦气体进入左心房-左心室-升主动脉后极易发生冠状动脉空气栓塞。其主要表现：介入治疗中患者突然出现难以忍受的胸闷、胸痛、气短或烦躁不安；超声心动图可见左心房室内的气泡回声；心电图示 ST 段抬高，心率减慢。防治措施：操作过程中导管及输送鞘内的气体要完全排净，封堵器在送入体内前应将其置于含肝素的盐水内充分浸泡排气。发生冠状动脉空气栓塞后应立即吸氧，并酌情使用阿托品及血管扩张药等，一般十余分钟后症状即可缓解。另外，气泡可栓塞脑血管，引起意识改变，如空气量少，可自行恢复。严格操作规程，可避免其发生。

4. 心脏压塞　发生率为 0.12%～0.47%。由推送导管过程中引起心壁穿孔所致。多发生于开展介入治疗早期，与术者缺乏介入治疗经验，对心脏 X 线解剖不熟悉或操作不当有关。因此在推送导管和导引钢丝过程中应轻柔，避免动作粗暴。防治措施：操作要轻柔，尤其当导丝及导管试图进入左上肺静脉时，一定要判断准确，切勿伤及左心耳部；初学者或介入治疗经验不足者应慎用肺静脉法封堵房间隔缺损，以防操作不当引起心脏压塞。另外，术中及术后应严密观察病情，超声心动图可明确“心包积液”量的多少，以便酌情选择心包引流还是外科手术。

5. 封堵器脱落　偶见，其发生率小于 0.20%，可发生在术中和术后。封堵器在推出输送鞘时发生脱落，可能与旋接的螺丝在推送时发生旋转有关；也有在置入后发生者，可能与封堵器偏小以及 ASD 的边缘较短有关。一旦发生封堵器脱落可酌情采用异物钳将其取出或外科手术处理。

6. 心律失常　术中可出现窦性心动过速、房性早搏及房室传导阻滞，也可出现心房颤动。减少对心房的刺激后可缓解，个别患者房性早搏和心房颤动可持续数小时或 1 周。可能与导丝、导管或封堵器的刺激有关，应用普罗帕酮（心律平）治疗有效。

ASD 外科开胸手术有发生房室传导阻滞（AVB）的报道，ASD 封堵术后亦有少部分病例发生 AVB，这与 ASD 与房室结解剖位置毗邻有关。房室结位于房间隔的下部，恰在三尖瓣隔瓣的附着处之上。房室结的后缘距冠状静脉的开口处很近，不及 1mm。它的形状宛如一弯口烧瓶，烧瓶的凸面向着右心房的内膜，其凹面则接触到三尖瓣环。房室结体积约为 1mm×3mm×6mm，其后部有许多神经纤维。Hill 等认为介入封堵 ASD 发生 AVB 的机制是由于封堵器的伞盘对房室结的挤压，或对房室结及其周围组织摩擦造成组织暂时性水肿，导致房室结功能障碍或功能减退。Suda K 等观察到采用 AmplatzerASD 封堵器，封堵后即刻和 1 周后，少数患者有不同程度的 AVB（包括三度 AVB），而所有发生 AVB 的患者均在 1～6 个月后完全恢复正常。但亦有 ASD 封堵术后发生三度 AVB，以后植入了永久起搏器的报道。一项研究显示，大约 6%的 ASD 患者在介入术后数天出现不同程度的房室传导阻滞，越大的封堵器出现的风险越大，抗心律失常药物治疗可使其恢复正常。

张玉顺等总结了 521 例 ASD 经导管介入封堵术发生房室传导阻滞的情况，13 例（2.5%）封堵术后发生 AVB，3 例为一度 AVB，4 例为二度Ⅰ型 AVB，4 例为二度Ⅱ型 AVB，2 例为三度 AVB。其中 7 例 AVB，置入的封堵器在 38mm 以上。另有 3 例 4～8 岁幼儿，置入的封堵器为 22～28mm，相对于幼儿的心腔大小，22～28mm 的封堵器显然相对过大；1 例 15 岁青少年置入 34mm 封堵器，对于尚未发育完全的心腔来说也显得过大。有 11 例患者（占发生 AVB 患者的 85%）置入的是大型号的封堵器。可见 ASD 封堵术后 AVB 多见于置入大型号的封堵器者。有一例 7 岁患儿，先置入 26mm 封堵器，出现了二度Ⅱ型 AVB，后经过超声心动图仔细测量，换成 22mm 封堵器后未再发生 AVB。对于年幼儿，选择的封堵器大小一定要特别合适，相对于幼儿的心腔置入过大的封堵器时要严防 AVB 的发生。Suda K 等提出，封堵器的大小与身高的比率大于 0.18 的患者，置入封堵器后容易发生 AVB[7-8]。

7. 肺栓塞　Kannan 等报道 1 例术前有心房扑动的患者，在术后随访期间发生肺栓塞。患者 59 岁，肺栓塞与封堵治疗的因果关系尚难确定[12]。

8. 主动脉-右心房瘘　是房间隔缺损封堵术后晚期严重并发症之一，发生率约为 0.06%～0.12%。一般认为与房间隔缺损的前上缘较短以及选择的封堵器偏大、锐利的封堵器边缘机械性摩擦主动脉根部所致。据国外文献报道全球采用 Amplatzer 封堵器介入治疗 25 000 例继发孔型房间隔缺损中，术后 16 例（0.06%）发生心脏损伤的晚期并发症，其中包括主动脉-左心房瘘、主动脉-右心房瘘及心脏压塞。多数发生在封堵术后 72h 内，也有晚至术后 8 个月者。主要临床症状为持续性胸痛。防治措施：封堵器选择不宜过大，尤其是位于前上方的房间隔缺损应格外注意。有些国外学者认为球囊测量伸展径时，超声心动图彩色多普勒只要无过隔血流即可，不必出现球囊切迹；但若主动脉侧无房间隔残端时，选择过小的封堵器又有发生脱落的危险。因此，究竟如何避免该严重并发症的发生尚需积累更多的经验和进一步探讨，包括封堵器的改进等。对于拟行房间隔缺损封堵术的患者及其家属除交代术中可能发生的并发症外，还应要求在成功施行房间隔缺损封堵术后对患者严格随访。一旦发现该种并发症通常应行手术治疗。

9. 二尖瓣关闭不全　罕见于房间隔缺损封堵术，其发生率<0.50%。主要为房间隔缺损的边缘距二尖瓣较近，封堵器左心房侧的边缘影响了二尖瓣的关闭或机械性摩擦造成二尖瓣穿孔。防治措施：释放封堵器前需经超声心动图仔细观察封堵器的边缘是否接触二尖瓣而影响了其功能；术后应严格随访，尤其对释放后有轻度二尖瓣关闭不全者，要观察其关闭不全的程度有无变化，近期逐渐加重者应行外科处理。

10. 镍过敏　目前尚无报道。有研究显示在封堵器置入体内后，血中镍的水平明显升高，但仍在正常范围。说明镍钛合金封堵器置入体内后有镍的释放，如对镍过敏可能引起治疗方面的问题。

11. 血肿　静脉穿刺时尽管放置的长鞘直径较粗，但静脉压力低，很少引起血肿。发生血肿可能是静脉穿刺同时穿过动脉，术后压迫止血不当造成血肿。

12. 股动静脉瘘　主要与输送鞘管较粗、穿刺点不当或局部血管走行异常有关，发生率<0.70%。防治措施：穿刺时患者下肢尽量外展，穿刺点不应过低。若经超声心动图证实股动静脉瘘且直径≤3mm，可采用局部压迫法，无效者可随访观察，一般 1～3 个月可自愈。仍未愈合者应施行外科手术，高龄患者也可采用带膜支架介入治疗。

13. 猝死　死亡率<0.40%。主要为封堵术中和术后发生心脏压塞或封堵器脱落且处理不当或处理不及时所致。Chessa 报道 1 例在术后 1.5 年猝死，原因不明。

14. 偏头痛　对 ASD 介入治疗与偏头痛关系的研究，文献报道不尽一致。部分学者认为，偏头痛为 ASD 介入治疗的并发症之一，如 Brett Wertman 的研究发现，ASD 介入治疗术后会导致偏头痛的发生，或增加原有偏头痛发生的频率及程度，其发生可能与机体对镍的超敏反应有关，但是这种影响在术后 3～6 个月会完全消失。Josep 也发现 ASD 患者在使用 Amplatzer 封堵器介入治疗后，会出现偏头痛的发作，其发生率在 7%，而使用其他类型的封堵器，偏头痛的发生率可能要低。然而，也有研究认为，ASD 介入治疗术后偏头痛发作可减轻或消失，ASD 介入治疗可以明显减轻偏头痛的严重程度和平均头痛天数。因此，偏头痛是否可作为 ASD 介入治疗的并发症及两者之间的确切关系尚有待于更进一步的研究，同时，这对了解偏头痛发生机制和提高其治疗效果也有重要启示，值得关注。

第六节　疗效评价

根据经胸超声心动图彩色多普勒左向右分流血流宽度判定有无残余分流，残余分流量按彩色多普勒血流宽度＜1mm 定义为微量，1～2mm 为少量，2～4mm 为中量，＞4mm 为大量分流。无左向右分流信号表明无残余分流，效果最佳。早期可出现经封堵器的星点状分流，不应出现呈束状的穿隔血流。此外，亦要观察心腔大小恢复情况、心功能的改善和肺动脉压力的变化，以及有无心律失常等。

（张玉顺　成革胜）

参考文献

［1］张玉顺，尹传贵，朱鲜阳，等．结构性心脏病介入治疗新进展．西安：世界图书出版公司，2008：241-264.

［2］张玉顺，朱鲜阳，张军．先天性心脏病介入治疗与超声诊断进展．西安：世界图书出版公司，2005：156-172.

［3］Du ZD，Hijazi ZM，Kleinman CS，et al. Comparison between transcatheter and surgical closure of secundum atrial septal defect in children and adults，results of a multicenter nonrandomized trial. J Am Coll Cardiol，2002，39：1836-1844.

［4］Jones TK，Latson LA，Zahn E，et al. Results of the U. S. multicenter pivotal study of the HELEX septal occluder for percutaneous closure of secundum atrial septal defects. J Am Coll Cardiol，2007，49：2215-2221.

［5］中华儿科杂志编辑委员会，中华医学杂志英文版编辑委员会．先天性心脏病经导管介入治疗指南．中华儿科杂志，2004，42：234-239.

［6］Du ZD，Koenig P，Cao QL，et al. Comparison of transcatheter closure of secundum atrial septal defect using the Amplatzer Septal Occluder associated with deficient versus sufficient rims. Am J Cardiol，2002，90：865-869.

［7］李寰，张玉顺，王海昌，等．房间隔缺损经导管介入封堵术发生房室传导阻滞的分析．心脏杂志，2005，17（3）：268-270.

［8］Suda K，RaboissonMJ. Reversible atrioventricular block associated with closure of atrial septal defects using the Amplatzer device. J Am Coll Cardiol，2004，43：1677-1682.

［9］Krumsdorf U，Ostermayer S，Billinger K，et al. Incidence and clinical course of thrombus formation on atrial septal defect and patient foramen ovale closure devices in 1000 consecutive patients. J Am CollCardiol，2004，43（2）：302-309.

[10] 张玉顺，李寰，代政学，等. 42～46mm封堵器介入治疗巨大房间隔缺损的疗效及经验. 心脏杂志，2005，17（3）：270-272.

[11] 张玉顺，代政学，王垒，等. 边缘不足房间隔缺损的介入治疗评价. 心脏杂志，2005，17（3）：265-267.

[12] Kannan BR，Francis E，Sivakumar K，et al. Transcatheter closure of very large（>or＝25mm）atrial septal defects using the Amplatzer septal occluder. Catheter Cardiovasc Interv，2003，59：522.

第九章

室间隔缺损的介入治疗

第一节　概　　述

室间隔缺损（ventricular septal defect，VSD）是指由于存在发育缺陷，造成室间隔发育不完整，使左右心室之间存在交通。主要是由于孕早期（胚胎发育前8周），肌性室间隔、心内膜垫和分割大血管的球嵴出现融合偏差从而使室间隔上残留孔洞，形成VSD。VSD是一种最常见的先天性心脏病，在先天性心脏病中约占20%，在新生儿中的发病率约为2‰。根据缺损的部位和大小可有不同的临床表现，一般多表现为反复呼吸道感染、生长发育迟缓、心力衰竭和肺动脉高压。但由于VSD有较高的自然闭合率，多年来临床上对VSD手术纠治指征及手术最佳年龄一直存在争议。由于室间隔缺损外科手术治疗效果好，加上VSD特别是膜周VSD的周边组织复杂，靠近主动脉瓣、房室瓣、传导束等重要解剖结构，随着心室收缩，室间隔变形，有可能使封堵器移位或对心内结构产生损伤，对其进行封堵介入治疗有可能引起严重的并发症，因此VSD的介入封堵治疗长期以来一直存在争议，尤其是膜周室间隔缺损的介入治疗。目前，VSD治疗仍以外科手术为主，在2002年之前介入治疗仅在少数几个心脏中心开展。

VSD介入治疗始于1988年，Lock首先采用Rashkind双伞封堵器关闭VSD，后改良成蛤壳状封堵器、CardioSEAL等，多用于肌部和外科手术后残余分流。但缺点是伞面直径大，易造成瓣膜损伤；双伞连接点小，移动度大，易出现残余分流；另外，由于出现过支架臂断裂、输送鞘管过大等原因，限制了其在婴幼儿合并大VSD患者中的使用，故目前临床已很少应用[1-5]。

1994年Sideris应用钮扣补片式封堵器治疗VSD，虽其补片薄，较少影响瓣膜功能，输送鞘管也小，但由于封堵器正反面补片间空隙大、扣合不紧密、补片移位、残余分流多、操作繁琐等原因也未在临床广泛应用。1999年Kalra和Latiff分别应用弹簧圈封堵一膜周小VSD伴假性室间隔瘤形成和一例多发肌部VSD病例，为小VSD封堵提供了一个新的思路。1999年和2002年Amplatzer肌部与膜周室间隔缺损封堵装置分别面世，由于其较之以往有明显的优点如腰部直径与缺损大小一致，有利于缺损堵塞和装置固定，减少装置移动度和术后残余分流；伞面小，不易影响瓣膜组织；装置有自膨性；输送鞘管小等，使VSD介入成功率明显提高，而残余分流和其他并发症明显减少，临床介入治疗VSD病例逐渐增加。但近十年的应用发现封堵后完全性房室传导阻滞发生率较高，传导阻滞可发生在封堵即刻，也可出现在置入后较长时间，究其原因可能与Amplatzer封堵器的“支架效应”有关。Mario等报道完全性房室传导阻滞发生率约为3.7%（16/430），其中6例为一过性，另10例（2.3%）安装了永久起搏器。Gianfranco等报道完全性房室传导阻滞需安装起搏器者占3.5%（3/84）。除此之外，封堵后造成主动脉瓣反流、三尖瓣反流和心功能不全、冠状动脉损伤等也时有报道，由于这些原因，现在欧美国家已减少Amplatzer 封堵器在膜周 VSD 中的应用。相对国外而言，国内却有大样本、成功 VSD 介入手术病例，特别是国产封堵器应用于临床后，成功病例逐年增多，并发症明显较少，目前只是缺少系统的、长期的随访资料。因此，亟需对这些样本资料进行汇总分析，以指导今后的临床治疗[6-10]。

第二节　病理解剖和病理生理

一、病理解剖

VSD 的位置主要由右心室的解剖标志来定位，正常右心室可分为四个部分：流入隔（inlet septum），以隔缘束为界，三尖瓣侧为流入道；小梁隔（trabecular septum），隔缘束向心尖部的延伸部分；流出隔或漏斗隔（outlet septum or infundibular septum），隔缘束的肺动脉瓣侧；膜部间隔（membranous septum），主动脉瓣与二尖瓣的纤维连接。其中漏斗隔在解剖上是肺动脉瓣的重要支撑结构，起到分割肺动脉瓣和主动脉瓣的作用，是流出道的主要组成部分。Anderson 认为隔缘束是右心室内突出的肌性结构，三尖瓣附着处，可分为两部分：前上肢（anterosuperior limb）和后下肢（posteroinferior limb）。前上肢在圆锥部左下方并与之融合，支撑肺动脉瓣，是流出道的主要组成部分。后下肢位于圆锥部右下方，是流出道、流入道和小梁部的主要分界点，是圆锥乳头肌的附着处，支配三尖瓣前、后瓣。

目前 VSD 的分类较复杂，尚无统一的命名方法，既往有根据缺损与室上嵴的关系分为嵴上型、嵴内型和嵴下型，但由于缺乏实用性，目前已较少用。此外还有经典的 Robert Anderson 和 Van Praagh 分型。

Anderson 分型包括：①膜周型：以房室瓣与主动脉瓣的纤维连接为边缘的缺损，按长轴朝向分为膜周偏流入道、偏小梁部和偏流出道三型；②肌部型：位于室间隔肌部，也可有流入道、小梁和流出道三型；③双动脉下型：以主动脉瓣和肺动脉瓣纤维连接为部分边缘的缺损。

Van Praagh 分型包括：①房室通道型：流入道部室间隔，部分边界为三尖瓣环；②肌部型：室间隔小梁部的任何部位，其边缘均为肌肉组织；③圆锥隔心室型：包括膜部室间隔缺损、膜旁室间隔缺损及圆锥移位的对位不良型 VSD；④圆锥隔型：缺损位于圆锥隔，而且直接邻近动脉瓣，或有圆锥间隔肌肉分隔。

但如基于胚胎学和解剖学命名原则可将 VSD 分为：

1. 膜部室间隔缺损（membranous VSD）与膜周室间隔缺损（perimembranous VSD）　膜部 VSD 是指缺损局限于膜部区域，膜周 VSD 是指缺损位于膜部周围，精确的命名应是膜旁 VSD（paramembranous VSD），传统上将上述命名统一为膜周 VSD，标志为缺损的近三尖瓣边缘是主动脉瓣和三尖瓣的纤维连接。膜周间隔在妊娠 38～45 天融合，是室间隔最后形成部分，位于三尖瓣前、隔瓣交界处，主动脉无冠瓣与右冠瓣交界下方。如融合不全或完全缺损将导致膜周型缺损，是最常见的 VSD，约占所有 VSD 的 60%～70%。解剖上，从左心室面观缺损位于流出道，上缘位于主动脉右冠瓣和无冠瓣下方，其余边缘是肌肉组织；从右心室面观，缺损位于流入道和流出道交界处。临床常根据缺损延伸部位又分为①膜周流入道型：缺损位于膜部并向流入道间隔延伸，在三尖瓣隔瓣后，后缘为二尖瓣和三尖瓣连接部，前下缘为肌部室间隔嵴；②膜周小梁部型：缺损位于膜部向心尖方向延伸，后缘为二尖瓣和三尖瓣连接部，下缘为流入道部室间隔，前缘为小梁部室间隔；③膜周流出道型：缺损位于膜周并向流出道部室间隔延伸，后缘为二尖瓣和三尖瓣连接部，前缘上部为圆锥间隔，前缘下部及下缘为小梁部室间隔。如缺损较大，累及2～3个部分室间隔称为膜周融合型VSD。膜周VSD边缘可有火山口样纤维增生，或三尖瓣隔瓣遮挡，统称为假性室间隔瘤，因此，缺损有逐渐减小或愈合可能。由于紧邻主动脉瓣，也有人称之为主动脉下VSD和室上嵴下型VSD。房室传导束经过此区域，较少合并其他畸形。

2. 圆锥隔心室型VSD（conoventricular VSD） 缺损位于圆锥隔和肌性室间隔之间。主要是由于心脏发育初期圆锥隔前移或后移，与肌性室间隔未完全对接。缺损左上缘是圆锥隔，右上缘是心室漏斗皱褶，左缘是圆锥隔或隔束（隔缘束前上肢）。如果壁束与心室漏斗皱褶连接融合，缺损后下缘为肌性；如果未融合，缺损后下缘就向膜部延伸，后下缘有房室瓣与动脉瓣的纤维连接。单纯性的圆锥隔心室型VSD直径一般较大，为非限制性缺损，自愈的可能性较小。

3. 肺动脉瓣下型（subpulmonary VSD）或圆锥隔型VSD 主要是由于球干系发育不良，常为圆形，位于右心室流出道漏斗部，肺动脉瓣正下方，上缘与主动脉右冠瓣直接相连。缺损上方常无肌性组织，是肺动脉瓣环和主动脉瓣环间的纤维条带。缺损的下缘是肌性的，处于室上嵴内或上方。偶尔VSD周缘全是肌性组织，有人称之为流出道肌性VSD。

4. 房室通道型或流入道型VSD（atrioventricular canal VSD或inlet VSD） 缺损位于室间隔流入道和三尖瓣隔瓣下方，缺损上缘延伸至隔瓣瓣环或之间有细肌束分开；一般认为是由于胚胎期心内膜垫发育静止，房室隔缺如所致。隔瓣常有裂缺，并且前裂缺腱索常骑跨缺损，可与膜周VSD或圆锥隔心室型并发。这类缺损直径较大，无自愈的可能。

5. 肌部VSD（muscular VSD） 位于室间隔小梁部，可单发或多发。最常见的部位在室间隔中部，即调节束起源处；其次是隔缘束的上下肢分叉处和心尖部。

二、病理生理

由于左心室压力（80～130/5～10mmHg）远大于右心室压力（15～30/2～5mmHg），VSD患儿初期总是表现为心室水平左向右分流，分流量取决于缺损的大小和肺循环阻力。缺损大小可粗分为大、中、小三型。大型缺损是指缺损面积接近或大于主动脉瓣口面积，无法限制分流量，左右心室压力相等；中型缺损是指缺损面积约为主动脉瓣口面积的1/3～2/3，仍能保持左右心室一定的压差（≥20mmHg），但对分流影响小；此外为小型缺损，分流量较小，右心室压力稍增加，左右心室仍存在较大压差。总体而言，解剖位置对分流量影响较小。

心室水平左向右分流导致的血流动力学变化及病理生理改变：

1. 左、右心室对容量负荷增加的反应 左、右心室由于解剖结构和几何形态的不同，对容量或压力的负荷反应亦不同。右心室壁薄，顺应性较好，呈圆形，为一低压容量腔，它对容量负荷（前负荷）增加的耐受性好，但对压力负荷（后负荷）增加的耐受性差；而左心室壁厚，顺应性差，其结构和几何学形态为圆锥形，为高压腔，对压力负荷耐受性好，但对容量负荷耐受性很差。VSD 患儿，左、右心室容量均增加，并且与分流量成正比。在肺循环正常的情况下，较多血液经肺循环进入左心房、左心室，造成左心房、室增大，继而出现心肌肥厚，顺应性下降。如左心室无法及时将回流血液泵出，则出现左心功能不全并导致舒张末压升高，并相继引起左心房压、肺静脉压、肺毛细管楔压、肺动脉压升高导致右心室后负荷增加，右心室压升高，右心室肥大。由于左心房压力升高，使肺静脉血回流受阻，导致肺间质液体潴留，患儿易反复发生肺部感染，其次，由于间质水肿和肺血管周围水肿，使肺顺应性减低。Donald 提出左心房平均压一旦超过 15mmHg，肺顺应性突然下降，便会出现呼吸困难，通气、换气障碍，因此，可同时表现出心力衰竭和呼吸衰竭。

2. 肺循环阻力和肺血流量的变化

（1）肺循环阻力变化：胎儿期肺循环阻力稍高于体循环，如存在 VSD，造成的分流量较小。Civin 和 Edwards 等指出正常婴儿，一般出生后 6 周至 3 个月内肺小动脉中间肌层和弹力层完全退化，很少超过 6 个月，而 VSD 患儿解剖演变可有两种情况：①正常退化，肺血管阻力减低，右心室压力下降，左、右心室压差增大，左向右分流量增加，其幅度与所造成的后果与缺损大小有密切关系。小型缺损，分流量小，分流所引起的肺血管继发性改变不明显；大型缺损，分流量大，肺血流量远较体循环为多，肺动脉的收缩压可逐渐升高，随着年龄的增长，肺小血管壁的肌层逐渐肥厚，阻力增加，再加上血管痉挛，肺动脉压可升高至体循环水平，舒张压亦有所升高，很易引起淤血性心力衰竭。②退化不完全：大型 VSD 患儿，肺动脉系统退化可以不完全，肺血管阻力下降不显著，右心室和肺动脉保持高压，左、右心室压力阶差不大，再加上婴幼儿肺小动脉收缩功能较好，左向右分流量不大，故引起心力衰竭的机会较少。

（2）肺血流量变化：肺血流量的大小不仅取决于缺损的大小，而且和肺阻力有明显相关性，肺阻力和年龄、血细胞比容以及肺血管本身结构有关。新生儿期，由于肺刚膨起，肺血管未充分发育，肺循环阻力高，再加上新生儿期血细胞比容较高，血流黏滞，亦造成肺阻力增加，使左向右分流减少，因此，新生儿期较少出现心力衰竭。尤其是一些高原地区出生的新生儿，由于缺氧、肺血管痉挛，血细胞比容增加等，更少出现心力衰竭。但对于早产儿则不然，由于早产儿肺血管壁肌层发育不完善，肺血管阻力低，所以如果存在大、中型 VSD，则可早期出现心力衰竭。如果肺血流增加明显，受血流剪切力作用，内膜破坏并增生，肺小动脉因肺血流增多，压力增大而反应性收缩，造成肌层增厚。长期肺充血、肺高压可导致肺小血管阻塞，肺高压由动力性（hyperkinetic）转变为梗阻性（obstructive），当肺动脉压力达到或超过主动脉压力，则出现右向左分流，并出现青紫，称为艾森门格综合征（Eisenmenger syndrome）。此外，由于肺血流量增加，肺间质充血，患儿易反复患呼吸道感染，严重者可导致心力衰竭和呼吸衰竭。

3. 体循环血流量的减少　由于存在左右心室的压差，氧合的血经左心室进入右心室、肺循环，而进入体循环的血相对减少，导致体循环供血相对不足，生长发育迟缓，并诱发一系列代偿反应。首先为交感-肾上腺系统兴奋，使血儿茶酚胺增加，儿茶酚胺增加可使心率增快、心肌收缩力增强和外周血管收缩，阻力增加从而维持一定的血压；其次，肾素-血管紧张素-醛固酮系统兴奋，造成外周血管收缩，水钠潴留，维持一定的血容量和血压。但长期过度代偿可导致许多副作用，如儿茶酚胺可致心肌细胞凋亡增加、心肌纤维化和心律失常的发生；外周血管持续收缩可致外周循环差，酸中毒难以纠正；水钠潴留可致水肿、肝大等。

第三节　介入治疗

既往分别有应用 Rashkind 双伞封堵器、CardioSEAL 和 Sideris 钮扣式封堵器进行室间隔缺损的治疗，但由于并发症多、操作复杂，目前已较少应用。现今临床多应用 Amplatzer 封堵器来进行膜周或肌部室间隔缺损治疗，成功率较以前有显著提高。也有作者尝试应用弹簧圈进行肌部或伴假性室间隔瘤形成的小室间隔缺损的封堵，成功率高，并发症少，本篇将分别就上述治疗进行详细介绍[11-18]。

虽然随着介入器械的改进和手术水平的提高，室间隔缺损介入治疗并发症逐渐减少，但介入治疗后的房室传导阻滞、瓣膜反流和封堵器脱落等并发症也时有报道，因此，选择合适病例、严格掌握其适应证和禁忌证，以及出现并发症时的及时补救措施至关重要。

一、适应证

（1）年龄≥3 岁（3 岁以上并不是绝对界限，临床上如果有明显的血流动力学改变，3 岁以下或更小年龄也可施行介入治疗，但体重最好在 8kg 以上）。

（2）对心脏有血流动力学影响（心脏超声示左心室舒张期内径增大或心导管 Qp/Qs≥2.0），但无器质性肺动脉高压的单纯性室间隔缺损。

（3）室间隔缺损的上缘距主动脉瓣≥2mm，无主动脉右冠瓣或无冠瓣脱垂。

（4）膜周室间隔缺损通常在 3～12mm。

（5）肌部室间隔缺损：对心脏血流动力学有影响，直径通常≥5mm。

（6）外科手术后残余分流。

（7）心肌梗死或外伤后室间隔缺损。

二、禁忌证

（1）活动性感染性心内膜炎，心内有赘生物，或引起菌血症的其他感染。

（2）患出血性疾病，禁用抗血小板药物。

（3）封堵器安置处有血栓存在，导管插入处有静脉血栓形成。

（4）严重肺动脉高压导致右向左分流。

（5）解剖位置不良，封堵器放置后影响主动脉或房室瓣功能。

（6）主动脉中度及以上反流。

（7）主动脉瓣脱垂达室间隔缺损。

（8）术前有明显的房室传导阻滞或束支阻滞，术中三度房室传导阻滞频发或恢复不良者。

三、封堵器和输送系统

（一）封堵器

1. Amplatzer 封堵器

（1）Amplatzer 膜部室间隔封堵器：由美国 AGA 公司生产，金属网由镍钛合金编织，内充促凝的聚酯补片，形态为不对称双盘结构，具有自膨性特点（图 9-1）。封堵器左心室盘上缘较腰部大 0.5mm，下缘较腰部大 5.5mm，右心室盘上下缘较腰部各大 2mm，腰长 1.5mm，腰部直径与缺损大小一致。左心室盘下方有铂金标记用于定位，产品规格有 4～18mm（腰部直径），每种规格间隔 2mm。

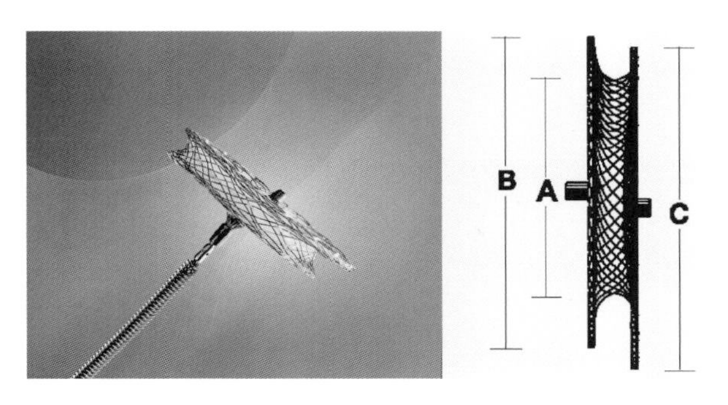

图 9-1 A. 装置大小（腰部直径）；B. 右心室盘；C. 左心室盘

（2）Amplatzer 肌部室间隔封堵器：腰部长 7mm，左心室盘较腰部直径大 8mm，右心室盘较腰部直径大 6mm，内部充填聚酯补片，腰部直径 6～18mm，大小规格为 6～18mm，每种规格间隔 2mm（图 9-2）。

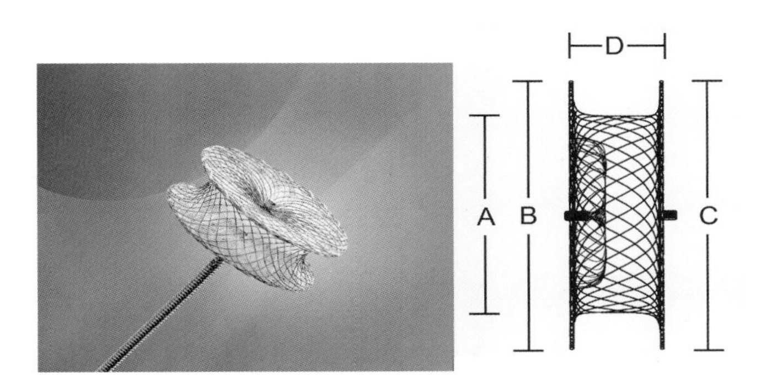

图 9-2 A. 装置大小（腰部直径）；B. 右心室盘；C. 左心室盘；D. 腰部长度

2. 国产封堵器　通常有三种封堵器：①不对称偏心膜部室间隔缺损封堵器：腰长 2～4mm，左心室盘上缘较腰部大 0.5mm 或为 0，下缘较腰部大 5～6mm，右心室盘上下缘较腰部各大 2mm，通常有 4～18mm 规格；②对称型膜部室间隔缺损封堵器：腰长 2～4mm，左心室盘直径较腰部大 2～4mm，右盘上下缘较腰部各大 2mm；③肌部室间隔缺损封堵器腰部长 5～10mm，左心室盘较腰部直径大 2～7mm，右心室盘较腰部直径大 2～3mm（图 9-3）。

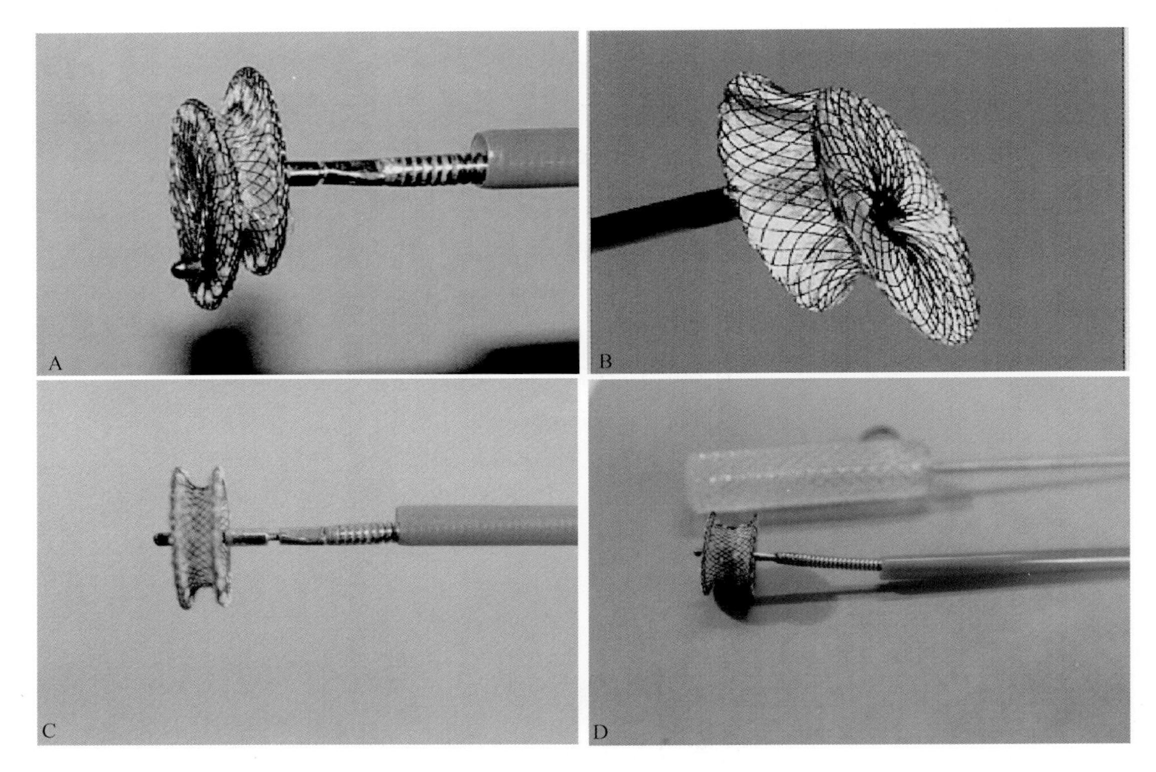

图 9-3 A. 国产偏心伞（有端头）；B. 国产偏心伞（无端头）；C. 国产对称伞；D. 国产肌部伞

（二）输送系统

输送系统包括输送长鞘、扩张管、推送导管、输送钢丝、装载导管和旋转器。推送导管一端有一平台，和封堵器右心室面的固定螺帽相匹配。长鞘管为抗折性。通常4mm 封堵器用 6F 鞘管，6mm 封堵器用 7F 鞘管，8～18mm 封堵器用 8～9F 鞘管，国产输送系统则无推送导管。

（三）其他材料

包括鹅颈圈套器、0.081cm（0.032 英寸）或 0.089cm（0.035 英寸）的 260cm 长交换黑泥鳅导丝或 260cm 的面条导丝、5F 或 6F 右冠状动脉造影导管和 Cobra 导管、猪尾巴导管、多功能导管等。

四、室间隔缺损的封堵方法

（一）术前准备

手术患儿经病史询问、体格检查、心电图、超声心动图和胸片检查，确诊为有血流动力学影响的 VSD。其中超声诊断可明确缺损位置、大小和数目，对近心尖部的肌部室间隔缺损尤其要明确其解剖位置，以便封堵器和安装途径的选择。

（二）超声心动图检查和常规诊断性心导管检查

1. 经胸超声（TTE）或经食管超声（TEE）检查　明确 VSD 位置、邻近结构、距主动脉瓣及三尖瓣距离和瓣膜反流情况。

2. 常规诊断性心导管检查　氯胺酮静脉麻醉下或局部麻醉下（成人），穿刺右侧股动静脉，置入 7F 和 5F 止血鞘，常规肝素 100U/kg 抗凝。右心导管测腔室血氧饱和度和压力，检测肺动脉压力，计算 Qp/Qs；左心导管行左心室长轴斜位造影，测量 VSD 大小及其距主动脉瓣距离，升主动脉造影观察主动脉瓣反流情况。

（三）膜周室间隔缺损封堵

由于膜周 VSD 周边组织复杂，室间隔的厚度也不尽相同，加上 VSD 形态各异，所以单一形状的封堵器已难以满足 VSD 介入治疗。因此选择个体化的封堵器十分重要。例如偏心型、对称型、小腰大边型等膜周 VSD 封堵器，动脉导管未闭封堵器等均可应用，选择的原则主要依据缺损的形态、距主动脉瓣和三尖瓣的距离等。对部分室间隔较厚的病例，还需提高封堵器腰部的长度，这样可避免封堵器对室间隔及其周边组织的过度压迫；目前国内、国外已对此产品进行试用。此外，为减轻封堵器腰部对室间隔的压迫，国外现正设计一种腰部可依据 VSD 形态而变形的封堵器装置[19]。

下面，简要介绍膜周室间隔缺损封堵的常规流程和方法（图 9-4）：

1. 建立动静脉轨迹　通常用 5F 切割后猪尾巴导管或右冠状动脉造影导管，经股动脉、主动脉进入左心室，调整导管头端位置，通过室间隔缺损进入右心室，将 0.081cm

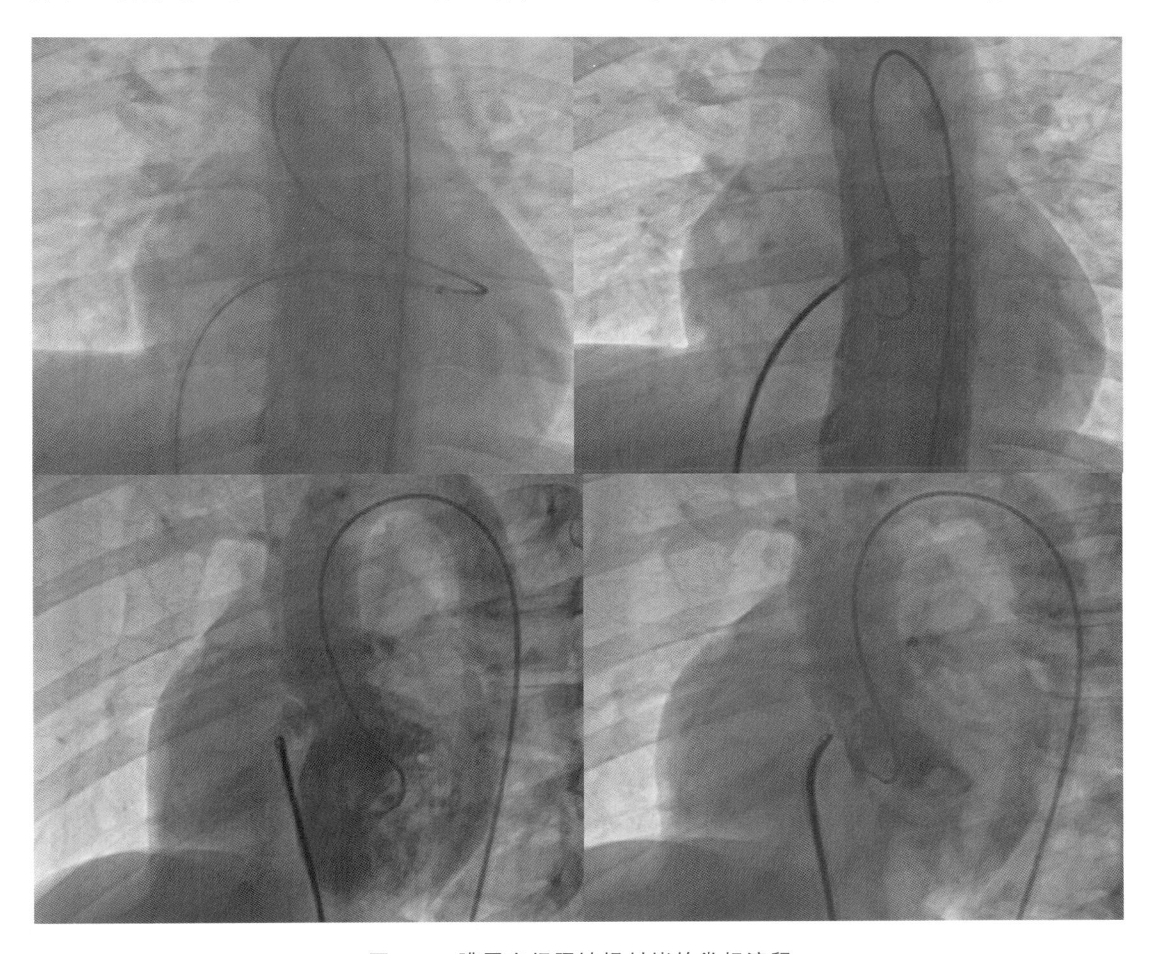

图 9-4　膜周室间隔缺损封堵的常规流程

(0.032 英寸) 软头长交换导丝经导管进入右心室，并送入肺动脉或上腔静脉。由股静脉经端孔导管插入圈套器，套住钢丝，由股静脉拉出，建立股静脉-右心房-右心室-左心室-股动脉的轨道。

2. 长鞘插入　由股静脉沿轨道插入合适的长鞘至右心房、右心室，与右冠状动脉或切割猪尾巴导管相接，将整个递送系统沿导引钢丝经下腔静脉-右心房-右心室-室间隔缺损-左心室送至主动脉弓部，撤出扩张管，并将输送长鞘缓慢撤至左心室流出道，由动脉端推送右冠状动脉导管或切割猪尾巴导管连同交换导丝入左心室，此时，长鞘头端顺势指向心尖。撤去导丝和输送长鞘内扩张器，排除长鞘内气体。

3. 封堵器与输送杆连接　根据造影和超声结果选择合适的封堵器，通常封堵器大于室间隔缺损 1～2mm。AGA 公司的输送系统包括输送长鞘、扩张管、推送导管、输送钢丝、装载导管和旋转器，推送导管一端有一平台，其形状和大小与封堵器右心室面的固定螺帽相匹配，防止释放封堵器旋转推送导管时引起封堵器的脱落或位置改变。使用时输送钢丝插入推送导管，通过装载器将输送钢丝与封堵器连接，顺时针旋转 3～4 圈，将封堵器固定在螺帽上（固定时会听到"啪"一声响），然后将封堵器拉入装载器内（目前国产输送系统无特定的推送导管）。这一过程需注意几点：撤出扩张管时最好将尾端浸入水中，见有血液流出时堵住尾端；其次，将封堵器拉入装载器时，也要将封堵器和装载器头端完全浸入水中，这样做主要是为了避免有气体混杂其中。

4. 封堵器释放　将装载器连接到长鞘上，沿长鞘推送至左心室，在 X 线及超声心动图引导下释放封堵器。释放不对称伞时，要保持左心室盘下端标记指向心尖（6 点）位置，先推送封堵器释放左心室盘，回拉长鞘及输送杆，使左心室盘面紧贴室间隔，回撤长鞘，送出腰部，使腰部嵌入 VSD，继续回撤长鞘，释放右心室盘面，然后用输送导管推送右心室盘面，使其完全张开。TTE 或 TEE 观察封堵器位置、有无分流和瓣膜反流，然后行左心室造影确认封堵器位置和分流情况，确认无残余分流和瓣膜反流后，逆时针旋转输送杆，释放封堵器。

在一些造影后发现 VSD 介入封堵较困难患者，如嵴内型或室间隔瘤形成多个破口病例，可采用保留已建立轨道的导丝在输送长鞘内，如选择的封堵器不合适，只要撤回封堵器而无需再次建立轨道，更换合适的封堵器即可。但此时选择的输送长鞘要比厂家推荐的相应长鞘大 1～2F 为好。

（四）肌部室间隔缺损封堵

1. 肌部室间隔缺损 Amplatzer 封堵器封堵方法　肌部 VSD 用 Amplatzer 封堵器进行封堵的方法基本与膜周 VSD 封堵方法一样，如果室间隔缺损位置特别靠近心尖，则经股静脉途径需改为经颈内静脉途径。根据室间隔缺损位置和大小，其封堵器释放可分为顺向法和逆向法两种。顺向法即长鞘经股静脉（颈静脉）沿导丝进入右心室，再经 VSD 到达左心室，然后释放封堵器；逆向法即当肌部 VSD 靠近心尖部，由于右心室面肌小梁多或右心室面室间隔缺损小，长鞘无法通过 VSD 时可采用逆向法，通过左心室面进入右心室，释放顺序为右心室盘面-腰部-左心室盘面。对于新生儿或小于 1 岁伴肺动脉高压、体重低于 5kg 的靠近心尖的肌部室间隔缺损（单发或多发），通过经导管途径封堵可能较困难。此时可采取开胸（无需体外循环）直接穿刺右心室通过肌部室间隔缺损，再释放封堵器。国外目前有较多报道。作者所在医院于 2005 年 5 月应用此方法成功完成一例 3 个月龄、体重仅为4.5kg伴有重度肺动脉高压的多发性肌部室间隔缺损病例的封堵术。

肌部室间隔缺损封堵器在释放前一定要通过心脏超声了解右侧伞面与三尖瓣腱索的关系及有无三尖瓣反流。如有三尖瓣腱索附着点异常（多见于前瓣腱索），需特别注意，因有可能封堵器摩擦三尖瓣腱索导致腱索断裂形成三尖瓣反流[20]。

2. 心肌梗死后室间隔缺损的封堵　由于患者少且病情一般较重，急性心肌梗死后合并室间隔缺损直接行心导管封堵是一项正在研究开展的新技术，介入封堵可使患者避免外科手术治疗或者作为随后接受外科择期手术的过渡方法。

心肌梗死急性期患者，无论是外科手术还是内科介入治疗，风险都极大，死亡率较高。经内科保守治疗或外科手术治疗有残余分流并能存活2周以上者，一般室间隔缺损边缘较坚韧，适于进行介入治疗。

其封堵方法与先天性肌部室间隔缺损的方法类似（前已述）。途径一般选择颈静脉，这样可避免输送鞘管进入心腔后打折，其封堵器的选择与先天性肌部室间隔缺损不同，需选择腰部更长的心肌梗死后肌部VSD封堵器，如腰部长度达到10mm，或腰部长度大于10mm，左心室盘边缘直径达7mm的国产封堵器，以适应成人室间隔较厚以及心肌梗死后VSD边缘较松软的特点。

（五）室间隔缺损弹簧圈封堵方法

1. 应用材料　目前临床上主要应用的是Cook公司的Gianturco可控弹簧圈和pfm公司的Duct-Occlud、Nit-Occlud两种弹簧圈。前者弹簧圈表面附有纤维织物，呈螺旋状。而pfm公司的弹簧圈表面没有纤维织物，Duct-Occlud由不锈钢钢丝制成，根据钢丝的硬度及加硬部位分为标准型、加强型、改良加强型3种，而Nit-Occlud是在Duct-Occlud基础上进一步改进的新产品，材料为镍钛合金，具有抗磁性。其特点是弹簧圈由远心端至近心端硬度逐渐增强，分为柔软型、中间型和加硬型，其形状有双圆锥状、沙漏状、双蝶状等。这两种弹簧圈均可回收，可以反复回收及释放，操作简便[14,21-25]。

2. 弹簧圈封堵室间隔缺损的操作方法　在全身麻醉或局部麻醉下穿刺股动、静脉并行全身肝素化（100U/kg）。作常规左、右心导管术检查。分别于各心腔测定压力和血氧饱和度，并计算肺循环/体循环比值和肺动脉及肺小动脉阻力。然后导管分别置于左心室和升主动脉进行长轴斜位造影，观察室间隔缺损的位置、形状、大小及与周边组织的关系，了解有无主动脉瓣关闭不全，并排除其他心血管畸形。测量室间隔缺损大小时需精确测定室间隔缺损的左心室面和右心室面直径。

弹簧圈封堵室间隔缺损一般有两种方法：

（1）经静脉前向法：类似目前Amplatzer类室间隔缺损堵塞装置的封堵方法，首先建立跨室间隔缺损的轨道，也即建立从股静脉-下腔静脉-右心房-右心室-室间隔缺损-左心室-升主动脉-降主动脉-股动脉轨道。再选择4～5F输送导管，沿已建轨道将该输送导管通过室间隔缺损送入左心室。选择弹簧圈的大小为弹簧圈中间直径至少比右心室面室间隔缺损直径大1～2cm，而远端直径等于或略大于左心室面室间隔缺损直径。再依左心室-室间隔缺损-右心室顺序释放弹簧圈。首先推送远端所有弹簧圈入左心室，然后略后撤，使释放的弹簧圈受阻于室间隔缺损处，弹簧圈部分骑跨在室间隔缺损上。随后输送导管缓缓后撤，最后弹簧圈的其余部分释放于室间隔缺损内和室间隔缺损的右心室面一侧，这样室间隔缺损的两侧各有较室间隔缺损内径为大的弹簧圈存在，形成如哑铃状形状。如有假性室间隔瘤存在，尽量使大部分弹簧圈在瘤体内，增加其在室间隔缺损口处弹簧圈的密度，提高封堵效果。如果弹簧圈在室间隔缺损位置上稳定，有时右心室面只留一圈弹簧圈即可。

（2）经动脉逆向法：该种方法无须建立第一种方法的轨道，先将5F切割猪尾巴导管或右冠状动脉导管等配合0.081cm（0.032英寸）或0.089cm（0.035英寸）的220cm或260cm黑泥鳅交换导丝从左心室通过室间隔缺损进入右心室，再交换4～5F输送导管入右心室后，将弹簧圈送入进行封堵。释放弹簧圈顺序为右心室-室间隔缺损-左心室。这种方法无需建立轨道，省时省器械（圈套器），并减少了操作步骤。但该种方法较难，如操作不当，易引起弹簧圈勾住主动脉瓣，造成主动脉瓣关闭不全，此点需特别注意。

封堵后再进行经胸超声检查以及左室和（或）升主动脉造影，观察弹簧圈的位置、与周边组织的关系和有无残余分流及主动脉反流。如无异常，则释放弹簧圈。

术前1天至术后2天静脉给予抗生素预防感染。并于术前3天至术后3个月给予肠溶阿司匹林3～5mg/(kg·d)。

3. 应用评价　由于应用弹簧圈进行室间隔缺损的介入治疗目前少有报道。故根据我们现有的经验谈谈几点初步体会。弹簧圈应用于室间隔缺损封堵的可行性：①pfm公司的弹簧圈的形态为双圆锥结构，类似于国产对称型室间隔缺损封堵器，主要应用于动脉导管未闭，它与Cook公司的Gianturco弹簧圈不同，是通过增加弹簧圈体积来达到完全堵塞目的的，故它能封堵整个缺损而不移动。Cook公司的可控弹簧圈表面有纤维织物，由不锈钢钢丝制成，可利用其纤维织物促使血小板凝集，来达到封堵的目的。②左心室高压腔的压力使远端弹簧圈能紧贴室间隔缺损的左心室面。③pfm弹簧圈其远端弹簧圈边外突3～4mm，近端弹簧圈边外突2～3mm，且其质软，用于封堵大部分膜周室间隔缺损一般不会碰到主动脉瓣和三尖瓣及造成右心室流出道梗阻。④有假性室间隔瘤存在的室间隔缺损，多呈囊袋状；而膜周流入道加小梁部的小型室间隔缺损多呈漏斗型，类似动脉导管未闭，易于弹簧圈封堵；而且由于质软，压迫周围组织、瓣膜及传导束的可能性小。⑤目前弹簧圈是可控装置，容易操作，并易回收，价格较低，且输送弹簧圈的鞘管仅为4～5F，减少了对婴幼儿的损伤，使低龄、低体重患儿也能接受介入治疗。⑥在体内金属含量少[26]。

目前弹簧圈应用于室间隔缺损（膜周部或肌部）封堵的大样本报道很少，且其治疗的安全性和远期疗效不很清楚，故目前在室间隔缺损的介入治疗中不能作为首选，特别是大的室间隔缺损。根据有限的经验，作者认为在实际操作中往往会碰到一些小的膜周室间隔缺损（大多有室间隔瘤形成）或小型肌部室间隔缺损，在AGA或国产等5～6F输送鞘（实际直径达6～7F）通不过室间隔缺损时，一些封堵装置就不能应用，而此时往往可以应用弹簧圈来封堵。因为其输送鞘往往为4F或5F导管。一般弹簧圈可用于有假性室间隔瘤形成囊袋状的室间隔缺损或漏斗型室间隔缺损，最好距主动脉瓣有2～3mm的距离（但如考虑将弹簧圈置入囊袋内，此点也可忽略），最小直径在5mm以下（弹簧圈的即刻封堵效果不如Amplatzer法，如用2个或2个以上弹簧圈则增加手术风险和费用）。

作者认为pfm公司的Nit-Occlud弹簧圈的硬度、致密性及可控稳定性较Cook弹簧圈好，故封堵室间隔缺损较安全，且残余分流的发生率可能也低，尤其是新型pfm VSD弹簧圈可用于无室间隔瘤形成的小室间隔缺损，效果很好。

由于弹簧圈的密度及硬度不如 Amplatzer 封堵器，所以操作较 Amplatzer 法困难，弹簧圈位置放置不当易引起残余分流、溶血及弹簧圈脱落漂移等，但合理选择病例和选择合适的弹簧圈即可避免发生上述并发症。即使发生弹簧圈的脱落，用异物钳取出也十分方便。由于目前该类报道很少，是否存在其他严重并发症还不得而知，故尚需病例的积累和远期随访[27-29]。

第四节　特殊病例的处理方法

目前国内外能开展的复杂手术有室间隔缺损合并房间隔缺损、动脉导管未闭、肺动脉狭窄和主动脉缩窄等，但报道例数均较少。总体原则是先做难度大的畸形后做容易的畸形，因为这样可避免简单畸形介入完成后，难度大的畸形不能同时完成而需送外科手术的事件发生，至于具体手术年龄应根据术者单位的条件（术者经验及技术能力、器械条件及术后监护水平等）来决定[30-34]。

一、合并动脉导管未闭

室间隔缺损合并动脉导管未闭是儿童先天性心脏病中最常见的组合畸形之一。因为存在心室和大动脉水平两处左向右分流，故一般情况下多伴有肺动脉高压，除非是小型的室间隔缺损和动脉导管未闭。因此在临床实际工作中，如在遇到有明显肺动脉高压的室间隔缺损患儿时需考虑是否合并动脉导管未闭。因为有明显肺动脉高压时，无论体检或心脏超声都容易漏诊合并的小型动脉导管未闭。伴有肺动脉高压的该组畸形患儿往往在婴儿期即出现心功能不全的表现，肺循环充血症状（呼吸困难、喂养困难、反复呼吸道感染等），体循环缺血表现（体重增长缓慢、瘦小、多汗等）。该类患儿往往需要应用改善心功能的药物如地高辛、利尿剂及卡托普利等。通过内科药物治疗临床症状无好转，则需早期外科手术治疗。如临床症状好转，肺动脉压下降，则可继续随访至适合进行介入封堵治疗的年龄。至于该类复合畸形何时是进行介入治疗的最佳年龄，除了需考虑病变的严重程度外，还需结合本单位医疗综合力量（心胸外科和重症监护室的医疗水平）和术者的技术能力。当然年龄大一些，成功率及安全性也就高一些，同时可以克服年龄小的患儿血管太细不能实施经血管介入治疗的困难。

介入顺序：通过心导管和造影检查，基本可明确介入封堵治疗的成功率。如果造影显示室间隔缺损位置及形态非常适于介入封堵治疗，则可先行动脉导管未闭封堵，然后再封堵室间隔缺损。这样可减少导管在心腔内操作次数，避免影响室间隔缺损封堵器的稳定性。但如果估计室间隔缺损介入治疗较困难，则需先完成室间隔缺损封堵，成功后再进行动脉导管未闭封堵。否则将是动脉导管进行了介入封堵，而面临室间隔缺损无法封堵、再送外科手术治疗的尴尬。

二、合并房间隔缺损

室间隔缺损合并房间隔缺损按传统的方法必是于体外循环下进行开胸修补手术。但由于 Amplatzer 房间隔缺损封堵器的问世，使房间隔缺损的介入治疗迈上了一个新台阶。2002 年美国 FDA 首次批准房间隔缺损的介入性治疗方法为房间隔缺损外科修补术的替代治疗。同时大量 Amplatzer 类室间隔缺损封堵器应用于临床上室间隔缺损的封堵，从目前资料总结分析，该封堵器在室间隔缺损的介入治疗中还是安全有效的，而且技术成功率非常高。由此室间隔缺损合并房间隔缺损就完全可以通过介入治疗一次或分次来治愈。

由于存在心房和心室两个平面的左向右分流，所以首先需排除严重肺动脉高压，有无双向或右向左分流；其次室间隔缺损和房间隔缺损需分别符合介入封堵治疗的适应证；再次则需考虑患者的年龄问题，如果年龄太小，一次完成介入能否耐受，或是血管太细而不能实施经血管的介入治疗。

介入顺序：一般是先行室间隔缺损的介入封堵，然后再做房间隔缺损。由于室间隔缺损的介入步骤及心腔内操作较多，所以如果先完成房间隔缺损封堵，再做室间隔缺损时，心导管等操作有可能影响房间隔缺损封堵器的稳定性。

三、合并肺动脉狭窄

室间隔缺损合并肺动脉狭窄这类疾病的临床症状一般根据肺动脉狭窄严重程度不一而不同。所以该类先天性心脏病在室间隔缺损有指征能完成介入治疗的前提下，是否做联合介入治疗取决于肺动脉狭窄球囊扩张的能否成功。如果是重度肺动脉狭窄，右心室压力超过了体循环压力，则心室水平出现右向左分流，临床上可有发绀发生，这类患者往往伴有肺动脉瓣下狭窄（右心室流出道肌肉肥厚），而且肺动脉狭窄分类中大多属于发育不良型，也就是肺动脉瓣环小，瓣膜明显增厚呈结节状，肺动脉总干没有扩张和右心室造影没有射流征。所以一般球囊扩张效果欠佳，治疗应以外科手术为主。但也有一部分病例肺动脉狭窄是典型的瓣膜狭窄，也可做球囊扩张。如果肺动脉狭窄为轻至中度，也就是右心室压力低于体循环压力，一般临床上除了心脏杂音明显外，其余临床症状大多不明显。这部分患者由于有肺动脉狭窄，一般不会存在肺动脉高压，所以如果想以介入治疗这类组合疾病，一般可待小儿年龄稍大时而一次性完成介入治疗，当然事先也需了解肺动脉狭窄的类型[35]。

介入顺序：一般是先行肺动脉狭窄球囊扩张术，然后再做室间隔缺损封堵。如果先做室间隔缺损封堵，再做肺动脉球囊扩张，部分扩张的位于右心室流出道的球囊可能会影响已封堵上的室间隔缺损封堵器的稳定性。

按常规进行肺动脉球囊扩张术成功后，即可开始做室间隔缺损封堵术。方法如前所述。但由于肺动脉狭窄球囊扩张时，右心室流出道和肺动脉瓣上部分肺动脉总干通常也被扩张，所以在同时做室间隔缺损封堵建立轨道时，可尽量将经过室间隔缺损的交换导丝放置在上腔静脉内并圈出。避免圈套器和导丝在右心室流出道和肺动脉内反复操作。如果在肺动脉内圈套交换导丝，则操作动作一定要轻柔，以防心脏穿孔[36-39]。

四、合并主动脉缩窄

室间隔缺损合并主动脉缩窄在先天性心脏病中也是常见的一组畸形。主动脉缩窄是指主动脉弓峡部区域即左锁骨下动脉起始部近端与动脉导管或导管韧带附着点连接处远端之间的主动脉的先天性缩窄。临床上按狭窄部位与动脉导管相对关系分为接近导管、导管前和导管后的主动脉缩窄；而根据狭窄范围，可分为局限性和管状主动脉缩窄。该组畸形严重者，在婴幼儿期即可出现明显的肺动脉高压，临床上有心功能不全表现，因此都需要早期外科手术治疗。而能够达到适合进行介入治疗年龄的该组畸形，往往都是不太大的室间隔缺损和并不十分严重的主动脉缩窄。

当然该组畸形也可以分次做介入治疗，即在婴儿期先行主动脉缩窄球囊扩张术，如扩张成功，则可减轻心脏的后负荷。如果心功能得到改善，则在患儿合适的年龄再做室间隔缺损封堵术。但统计资料显示通过中期的随访，再狭窄率与球囊扩张时的年龄有直接关系，在新生儿中再狭窄率为85%，婴幼儿为35%，2岁以上的儿童为10%。现有资料显示，在新生儿阶段，血管成形术并不优于外科手术。而在较大儿童中，球囊扩张虽与外科手术后都有较好的即刻效果，但在随后的随访中，动脉瘤的形成和再狭窄率仍较高，所以对该年龄段患儿的主动脉缩窄以何种方式治疗的意见也没有达成一致。对未经外科手术的主动脉缩窄球囊扩张术的应用尚有争议，尤其是对于伴有主动脉弓发育不良和长段型主动脉缩窄效果不佳，术后即刻效果较满意，但随访发现，动脉瘤、残余狭窄及主动脉撕裂发生率仍较高。即使目前已有支架治疗主动脉缩窄的报道，但婴幼儿仍处于生长发育阶段，支架置入后能不能适应其生长发育的需要，可能出现的再狭窄，都是一系列需要解决的问题。因此对婴幼儿血管内支架的应用尚存在争议。因此对该组畸形的介入治疗成功与否主要取决于主动脉缩窄介入治疗的好坏。而分次甚至多次的介入治疗是否好于外科手术的一次性治疗值得仔细考虑[40-43]。

对于适合同时进行介入治疗的室间隔缺损合并主动脉缩窄者，主动脉缩窄压差需≥20mmHg。

介入顺序：在室间隔缺损和主动脉缩窄同时存在而又适合做介入治疗的情况下，先做何种畸形呢？如果从操作角度来看，应该先做室间隔缺损的介入治疗，而后再治疗主动脉缩窄。这样做的话从先后次序上看，后做主动脉缩窄球囊扩张不会影响已完成的室间隔缺损封堵器的稳定性，因为主动脉缩窄球囊扩张或支架置入的操作已不需要在心腔内进行了。但由于该组畸形联合介入治疗结果是否完美往往取决于主动脉缩窄血管成形术的成功与否。因此结合目前国情，作者现在的观点是先做主动脉缩窄，待主动脉缩窄介入治疗成功后，再行室间隔缺损的介入封堵。由于主动脉缩窄球囊扩张有相当比例的术后再狭窄，甚至可以在这类患者中施行分次介入，即先行主动脉缩窄球囊扩张，3个月后复查心脏超声和心脏CT和（或）磁共振，如球囊扩张后压力阶差低于20mmHg，则将室间隔缺损封堵。否则，则对该患者进行外科手术。因为对该组畸形，介入治疗并不是唯一的治疗手段。当然也可用支架治疗主动脉缩窄，同时封堵室间隔缺损，但如此必须告知患者或其家属关于手术的利弊等，尤其是儿童病例。

按常规方法成功完成主动脉缩窄的介入治疗后，尽量不要将交换导丝撤离，而使其固定在左心室或升主动脉或右锁骨下动脉内。在进行跨缩窄段连续压力曲线记录或缩窄段以上主动脉造影时，可使用特殊的Multi-Track导管。该种导管可以沿着导丝记录连续压力曲线并同时做造影检查。

此后将导管放置在已被扩张的病变部位以上交换黑泥鳅长导丝，这样可避免导丝和导管对已被扩张的主动脉造成损伤，防止动脉穿孔的发生。此后再进行室间隔缺损的封堵治疗，但操作时要小心已被球囊扩张过或置入支架的主动脉病变部位[44-54]。

五、体静脉异常连接

先天性腔（体）静脉畸形临床上相当常见。约有5%左右的先天性心脏病同时伴有该种畸形。此外还有不少没有先天性心脏病的人也存在先天性腔（体）静脉畸形。虽然该畸形种类繁多，但由于绝大多数并不引起明显的血流动力学改变，故一生不被发现或仅在偶然的情况下才得以诊断。

事实上，先天性腔静脉畸形只是增加了心导管术中导管操作的复杂性和困难，另一方面它可以帮助我们在临床上诊断一些复杂先天性心脏病，如心脾综合征等。

少数先天性腔静脉畸形可引起血流动力学改变，如左上腔静脉入左心房、下腔静脉回流入左心房、先天性下腔静脉梗阻等，这些畸形即使合并一些可以进行介入治疗的先天性心脏病，一般还是需要外科手术矫治。

而我们临床上经常碰到的腔静脉畸形多为永存左上腔静脉和下腔静脉中断经奇静脉回流。除了左上腔静脉入左心房等需外科手术外，其他永存左上腔静脉同时伴有室间隔缺损，对于介入治疗室间隔缺损的方法与常规操作无异。左上腔静脉的存在不影响室间隔缺损患者的导丝轨道建立。而下腔静脉中断经奇静脉回流，也是最常见的先天性下腔静脉畸形，通常见于多脾综合征，可以是一系列心血管畸形中的一种，也可以是一单独的畸形。下腔静脉中断在肝、肾之间，因此肾静脉及其以下的体静脉血经过扩张的奇静脉或半奇静脉回流入上腔静脉或左上腔静脉；而肝静脉血则经下腔静脉肝段回流入右心房或直接回流到右心房。

室间隔缺损可合并单独的下腔静脉中断，这类患者也可以通过介入手段治疗。但如果通过股静脉插管，右心导管不能直接由下腔静脉进入右心房，此时只能经奇静脉于右心房后面上行到达上腔静脉后再进入右心房；再配以不加硬泥鳅导丝或球囊漂浮导管进入右心室和肺动脉。由于该途径曲折而长，室间隔缺损的输送长鞘一般难以达到该位置，故通过股静脉插管很难完成室间隔缺损的介入封堵术。而此时往往可采取颈内静脉插管途径（与封堵心尖部肌部室间隔缺损相同），即建立右或左侧颈内静脉-上腔静脉-右心房-右心室-室间隔缺损-左心室-主动脉-股动脉的导丝轨道，然后按常规方法完成室间隔缺损的封堵术。国外也有直接穿刺肝静脉途径进入右心房的方法的报道。

六、其他

由于目前有了临床操作简易和效果满意的 Amplatzer 类封堵器，使得临床医生在其他一些少见先天性心脏病中也尝试应用介入治疗，包括一些复合先天性心脏病。但原则仍是该疾病介入治疗疗效与外科手术比较是否更好，远期效果是否更好或与外科手术相一致，另外治疗费用也需考虑。

目前已有室间隔缺损合并主动脉窦瘤破裂同时进行封堵的报道，而且临床效果也很满意。该种疾病的介入治疗方法无特殊，室间隔缺损封堵按常规进行。而主动脉窦瘤破裂封堵的基本方法类似室间隔缺损，建立交换导丝轨道，再从静脉沿导丝送入输送长鞘至升主动脉，然后选择合适封堵器。在其介入封堵中主要是避免冠状动脉和主动脉瓣的损伤。临床报道中大多应用的封堵器为 Amplatzer 类动脉导管未闭封堵器，但也有团队应用 Rashkind 封堵器。至于何种封堵器好，临床上则需根据病变的解剖结构来定。

室间隔缺损合并主动脉瓣狭窄［主动脉瓣（环）发育良好伴瓣膜狭窄］理论上讲也是可以进行联合介入治疗的，而且临床上也有分别介入治疗的经验，但同时联合介入治疗的报道临床罕见。主动脉瓣狭窄球囊扩张术与外科瓣膜切开术一样仅为姑息疗法，主动脉瓣狭窄球囊扩张术即刻疗效满意，可推迟外科手术年龄并避免多次外科手术的痛苦。但由于主动脉瓣狭窄球囊扩张术的操作较肺动脉瓣狭窄球囊扩张术困难，且可引起严重的并发症，包括动脉栓塞、明显主动脉瓣反流、心律失常、心功能不全、心脏穿孔等并发症，因此需慎重。虽然中长期随访仍有相当比例有效，但再狭窄和主动脉瓣反流加重的比例也较高，需要再次介入治疗或外科手术。目前尚缺乏大样本的随机对照试验比较主动脉瓣狭窄球囊扩张术和外科瓣膜切开术之间的疗效，因此对于儿童先天性主动脉瓣狭窄的治疗，究竟哪一种方法是首选，还很难下定论[55-58]。

对于室间隔缺损同时合并两种以上的可施行介入治疗的先天性心脏病，如室间隔缺损同时合并房间隔缺损和动脉导管未闭，只要有适应证均可同时行封堵治疗。但如两个病变介入治疗后仍需要外科手术，则不应选择介入治疗方法。

第五节　并发症及处理

一、封堵器脱落或移位

较少发生，一般发生在术中或术后不久，主要是由于封堵器选择不当所致。由于心室的运动幅度大，左右心室压力阶差大，因此，室间隔和封堵器的相对运动幅度也较大，如果封堵器选择不当，易产生移位或脱落。封堵器一般会掉入左心室、主动脉、右心室或肺动脉。脱落的封堵器可以用经皮穿刺的方法，用圈套器捕获并回收，但需要较粗的鞘管。如果术后监测发现封堵器移位影响周围组织，出现主动脉瓣、二尖瓣或三尖瓣的关闭不全，或者残余分流较多，需外科手术取出。

二、心律失常

术中导管操作或释放封堵器时，可造成一过性室性心律失常，无需特殊处理。其次为传导阻滞，如不完全性/完全性右束支传导阻滞、左前分支阻滞、双束支传导阻滞和房室传导阻滞等。如果出现右束支伴左前分支阻滞，同时合并 PR 间期延长，可能出现完全性房室传导阻滞，需提高警惕。房室传导阻滞多见于膜周 VSD 封堵术后，一般发生在手术当时或术后不久，也有报道术后 1 个月、5 个月甚至 1 年后出现。术中出现传导阻滞主要和建立轨道时通过缺损插入导管或导丝损伤传导束有关，一般多可自行恢复；术后出现传导阻滞主要考虑是由于传导束位于缺损后下缘，封堵后左右心室盘面对传导束压迫或摩擦造成传导束损伤，其次，封堵后局部炎症可造成周围组织纤维增生造成传导障碍。最后，如果胸骨发育异常如漏斗胸造成心脏受压转位，也可能造成心脏传导系统走行变异导致术后传导阻滞。出现传导阻滞后可应用激素、维生素（Vit）C 和磷酸肌酸钠等治疗，多数 2 周内可恢复，如超过 2 周未恢复者，可考虑安装永久起搏器。如果保守治疗时，心室率较慢或出现阿斯综合征发作，需安装临时起搏器。

三、空气栓塞

发生率较少，主要是由于封堵器装载或交换导丝使用不当所致。临床操作时，装载封堵器时需将其完全浸入生理盐水中，然后回拉入鞘管。另外，将长交换导丝和扩张管从长鞘中取出时，最好将尾端浸在水中，让血液流出后再封堵末端，将装载器和长鞘连接时也需注意空气混杂。如能细心地操作导管和交换导丝，能最大限度地减少空气栓塞的发生。

四、溶血

较少见，通常与残余分流有关，一般多出现在术后24～48h，原因主要是当出现残余分流时，由于左右心室压差大，红细胞高速通过封堵器金属网，造成红细胞破裂、溶血，临床以“酱油色尿”或“茶色尿”多见。严重溶血可导致血红蛋白进行性下降以及面色苍白等。出现溶血后需停用抗凝药物，并复查心脏超声，观察封堵器位置和分流情况，并同时给予补液、碱化尿液和激素治疗，如果出现中度以上贫血，需输血治疗。由于溶血主要与封堵器选择有关，因此封堵后造影如果显示存在较多分流，且听诊可闻及Ⅱ级以上收缩期杂音时，暂时不释放，可等待10min后重新造影或行心脏超声检查，如仍有较多分流，可更换封堵器。另有研究发现，如果封堵前将封堵器预先浸泡在含患儿血液的液体中，可减少残余分流及溶血的发生。经积极治疗后，溶血一般3～5天可消失，很少有超过1周者。保守治疗无效者，可考虑取出封堵器。

五、瓣膜反流

术中封堵器对瓣膜装置或主动脉瓣下间隔的损伤，可能会引起三尖瓣、二尖瓣和主动脉瓣的反流，因此在术前以及术中释放封堵器前需进行造影和心脏超声检查以评估瓣膜情况。需要强调的是膜周VSD封堵，其VSD上缘距主动脉右冠瓣要≥2mm，如果距离较近，需选择Amplatzer膜部封堵器或国产偏心型封堵器，并在释放前做升主动脉造影，如出现明显反流，则不能释放。其次，术中建立轨道和术后封堵器位移也可造成瓣膜、腱索损伤并导致反流。作者曾遇一病例术后5年出现三尖瓣重度反流，外科术中发现三尖瓣隔瓣被挤压。因此建议术中操作要轻柔、建立轨道时要排除导丝穿过腱索，术后要定期复查。如发现瓣膜受损，需早期手术。

六、心包积液

极为罕见，可能是术中导管刺激和细导丝引起心脏穿孔所致。选择合适病例，术中操作轻柔可避免此类事件发生。

第六节　疗效评估与随访

一、疗效评价

随着介入器械的改良和介入水平的提高，目前VSD介入治疗的成功率可达98%，严重并发症发生率<3%。长期随访发现并发症主要表现为心律失常，如不完全性/完全性右束支传导阻滞、左束支传导阻滞、左前分支阻滞和房室传导阻滞，以及瓣膜反流。如无严重并发症，随封堵后血流动力学改变，患儿扩大的左心房、左心室将恢复正常。

单纯右束支传导阻滞，长期随访对心功能影响小，但如果同时合并左束支传导阻滞，则可能造成左心功能不全。完全性房室传导阻滞发生率约为1%～3%，国内外资料均显示和外科手术相比无显著差异。术后即刻或不久出现的传导阻滞经治疗后多能缓解，需外科手术取出或安装起搏器的发生率则<1%。但随访发现有一些患儿术后即刻未表现出传导阻滞，而术后 3 个月或 6 个月，甚至 1 年后出现完全性房室传导阻滞，此时考虑和当时选择封堵器大小有关，或是否存在金属的毒性作用，目前尚无明确证据。作者曾遇 1 例膜周 VSD 封堵后 7 周出现完全性房室传导阻滞病例，外科手术取出封堵器，第 2 天即恢复窦性心律[59-60]。

瓣膜反流主要表现为主动脉瓣反流和三尖瓣反流。如果缺损离主动脉瓣较近，由于牵拉等可造成主动脉瓣反流，轻微反流短期随访对心功能影响不大，但长期结果如何尚不得而知。也有报道因封堵器长期磨损主动脉瓣，造成主动脉瓣反流、心功能不全。封堵器移位主要和后期的传导阻滞以及瓣膜损伤有关，需行心脏超声以明确。虽然国内有部分短期随访资料，但系统和长远的随访资料尚缺乏，究其原因主要与患者居住地离就诊医院路途远、经济因素和医务人员的主动随访性差有关。由于目前我国在 VSD 介入治疗这一领域，无论在数量上，还是在病例手术的难度上，都已处于世界领先水平，因此建立全国性 VSD 介入治疗、随访登记制度，十分迫切。

二、随访

1. 即刻随访　术后 2h 做经胸超声检查，观察封堵器位置、有无明显残余分流及有无心包积液并测定左心室收缩功能等。

2. 长期随访　治疗后 1 个、3 个和 6 个月时进行随访，并口服巴米尔［3～5mg/(kg・d)］6 个月，预防血栓形成。术后 3 个月内嘱家长勿让患儿做剧烈运动，避免封堵器移位或脱落。在随访时常规行心电图和心脏超声检查，以明确是否有心律失常发生和封堵器移位、脱落或瓣膜反流等情况。随访期间，如患感染性疾病需积极治疗，以防止感染性心内膜炎发生。由于开展膜周室间隔缺损临床介入治疗已八年之久，故加强长期随访至关重要，特别是对封堵术后出现心电图改变者，尤其强调要长期随访，以便能及时发现可能的并发症并及时处理。

（赵鹏军　高　伟）

参考文献

[1] Carminati Mario, Butera Gianffanco, Chessa Massimo, et al. Transcatheter closure of congenital ventricular septal defects: results of the European Registry. European Heart Journal, 2007, 28 (19): 2361-2368.

[2] Butera Gianfranco, Chessa Massimo, Carminati Mario. Percutaneous closure of ventricular seotal defects. State of the art. Journal of Cardiovascular Medicine, 2007, 8 (1): 39-45.

[3] 中华儿科杂志编辑委员会，中华医学杂志英文版编辑委员会. 先天性心脏病经导管介入治疗指南. 中华儿科杂志，2004，(42)：234-239.

[4] 张玉顺，朱鲜阳，张军. 先天性心脏病介入治疗与超声诊断. 西安：世界图书出版社西安公司，2005.

[5] 朱鲜阳，刘玉昊，韩秀敏，等. 膜部室间隔缺损介入治疗与外科手术后早中期心律失常的对比分析. 沈阳部队医药，2007，20 (3)：146-149.

[6] 王一斌，华益民，刘翰旻，等. 室间隔缺损经导管关闭术后传导阻滞的相关因素分析. 临床儿科杂志，2007，25（12）：1002-1004.

[7] 李俊杰，张智伟，钱明阳，等. 经导管小儿膜周室间隔缺损介入治疗近期并发症及防治. 中华心血管病杂志，2006，34（11）：991-994.

[8] 谢学刚，张玉顺，和旭梅. 室间隔缺损介入治疗现状及展望. 心血管病学进展，2008，29（3）：346-349.

[9] 方臻飞，沈向前，胡新群，等. 室间隔缺损介入治疗并发完全性房室传导阻滞临床分析. 中华心血管病杂志，2006，34（6）：495-497.

[10] Henrik. O. Andersen，Marc R de leval，Victor T Tsang，et al. Is complete heart block after surgical closure of ventricular septum defects still an issue? Annais of Thoracic Surgery，2006，82：948-957.

[11] 胡海波，蒋世良，徐仲英，等. 经导管室间隔缺损封堵术对左心室功能的影响. 心脏杂志，2005，17（2）：189-190.

[12] 胡海波，蒋世良，程飞，等. 超声心动图与左室造影评价室间隔缺损封堵术后左室功能变化的相关性. 心脏杂志，2005，17（3）：262-264.

[13] 钱琳艳，陶谦民. 室间隔缺损封堵治疗 26 例随访. 浙江医学，2006，28（11）：917-919.

[14] Le TP，Freudenthal F，Sievert H，et al. Transcatheter occlusion of subaortic ventricular septal defect using a nitinol coil（Nit Occlud）：initial clinical results. Circulation，2001，104：Ⅱ593.

[15] 戴汝平. 开拓介入性治疗新领域——先天性心脏病介入治疗. 中华心血管病杂志，2000，28：85-86.

[16] 张玉顺，代政学，贾国良，等. 国产双盘状封堵器经导管治疗膜部室间隔缺损疗效的初步评价. 心脏杂志，2002，14（6）：518-520.

[17] 高伟，周爱卿，余志庆，等. 应用弹簧圈封堵室间隔缺损——附 4 例报道. 介入放射学杂志，2005，14（4）：346-348.

[18] Pedra CA，Pedra SR，Esteves CA，et al. Percutaneous closure of perimembranous ventricular septal defects with the Amplatzer device：technical and morphological considerations. Catheter Cardiovasc Interv，2004，61（3）：403-410.

[19] Rigby M，RedingtonA. Primarytranscatheternmbrella closure of perimembranous ventricular defect. Br Heart J，1995，73（4）：368 - 371.

[20] TofeigM，Patel PG，Walsh KP. Transcatheter closure of mid-muscular ventricular septal defect with an amplatzer VSD occluder device. Heart，1999，81（5）：438-440.

[21] McCaw D，Aronson E. Congenital cardiac disease in dog. Mod Vet Pract，1984，65（10）：767-770.

[22] Fujii Y，Fukuda T，Machida N，et al. Transcatheter closure of congenital ventricular septal defects in 3 dogs with a detachable coil. J Vet Intern Med，2004，18（6）：911 - 914.

[23] Shimizu M，Tanaka R，Hirao H，et al. Percutaneous transcatheter coil embolization of a ventricular septal defect in a dog. J Am Vet Assoc，2005，226（1）：69-72，52-53.

[24] Latiff HA，Alwi M，Kandhavel G，et al. Transcatheter closure of multiple muscular ventricular septal defects using Gianturco coils. Ann Thorac Surg，1999，68（4）：1400-1401.

[25] Moore JW，Schneider DJ，DimeglioD. The Duct-Occlud device：design，clinical results，and future directions. J Interven Cardiol，2001，14（3）：231-238.

[26] Arora R，Trehan V，Thakur AK，et al. Transcatheter closure of congenital muscular ventricular septal defect. J Interv Cardiol，2004，17（2）：109-115.

[27] Arora R, Trehan V, Kumar A, et al. Transcatheter closure of congenital ventricular septal defects: experience with various devices. J Interv Cardiol, 2003, 16 (11): 83-91.

[28] Kalra GS, Verma PK, Singh S, et al. Transcatheter closure of ventricular septal defect using detachable steel coil. Heart, 1999, 82 (3): 395-396.

[29] Kalra GS, Verma PK, DhallA, et al. Transcatheter device closure of ventricular septal defects: immediate results and intermediate-term follow-up. Am Heart J, 1999, 138 (2): 339-344.

[30] 周爱卿. 心导管术——先天性心脏病的诊断与治疗. 济南：山东科学技术出版社，1997.

[31] Rey C, Marache P, Francart C, et al. Percutaneous transluminal balloon valvuloplasty of congenital pulmonary valve stenosis, with a special report on infants and neonates. J Am Coll Cardiol, 1988, 11 (4): 815-820.

[32] Masura J, Burch M, Deanfield JE, et al. Five-year follow-up after balloon pulmonary valvuloplasty. J Am Coll Cardiol, 1993, 21 (1): 132-136.

[33] David SW, Goussous YM, Harbi N, et al. Management of typical and dysplastic pulmonic stenosis, uncomplicated or associated with complex intracardiac defects, in juveniles and adults: use of percutaneous balloon pulmonary valvuloplasty with eight-month hemodynamic follow-up. Catheter Cardiovasc Diagn, 1993, 29 (2): 105-112.

[34] O'Laughlin MP, Slack MC, Grifka RG, et al. Implantation and intermediate-term follow-up of stents in congenital heart disease. Circulation, 1993, 88 (2): 605-614.

[35] Burzynski JB, Kveselis DA, Byrum CJ, et al. Modified technique for balloon valvuloplasty of critical pulmonary stenosis in the newborn. J Am Coll Cardiol, 1993, 22 (7): 1944-1947.

[36] Jaing TL, Hwang B, Lu JH, et al. Percutaneous balloon valvuloplasty in severe pulmonary valvular stenosis. Angiology, 1995, 46 (6): 503-509.

[37] Mendelsohn AM, Banerjee A, Meyer RA, et al. Predictors of successful pulmonary balloon valvuloplasty: 10-year experience. Catheter Cardiovasc Diagn, 1996, 39 (3): 236-243.

[38] Zeevi B, Berant M, Blieden LC. Mid-term clinical impact versus procedural success of balloon angioplasty for pulmonary artery stenosis. Pediatr Cardiol, 1997, 18 (2): 101-106.

[39] Gupta D, Saxena A, Kothari SS, et al. Factors influencing late course of residual valvular and infundibular gradients following pulmonary valve balloon dilatation. Int J Cardiol, 2001, 79 (2-3): 143-149.

[40] Duke C, Rosenthal E, Qureshi SA. The efficacy and safety of stent redilatation in congenital heart disease. Heart, 2003, 89 (8): 905-912.

[41] Echigo S. Balloon valvuloplasty for congenital heart disease: immediate and long-term results of multi-institutional study. Pediatr Int, 2001, 43 (5): 542-547.

[42] Ohkubo M, Takahashi K, KishiroM, et al. Histological findings after angioplasty using conventional balloon, radiofrequency thermal balloon, and stent for experimental aortic coarctation. Pediatr Int, 2004, 46 (1): 39-47.

[43] Macdonald S, Thomas SM, Cleveland TJ, et al. Angioplasty or stenting in adult coarctation of the aorta? A retrospective single center analysis over a decade. Cardiovasc Intervent Radiol, 2003, 26 (4): 357-364.

[44] Tyagi S, Singh S, Mukhopadhyay S, et al. Self-and balloon-expandable stent implantation for severe native coarctation of aorta in adults. Am Heart J, 2003, 146 (5): 920-928.

[45] Hernandez-Gonzalez M, Solorio S, Conde-Carmona I, et al. Intraluminal aortoplasty vs. surgical aortic resection in congenital aortic coarctation. A clinical random study in pediatric patients. Arch

Med Res，2003，34（4）：305-310.
[46] Zabal C，Attie F，Rosas M，et al. The adult patient with native coarctation of the aorta：balloon angioplasty or primary stenting? Heart，2003，89（1）：77-83.
[47] Duke C，Qureshi SA. Aortic coarctation and recoarctation：to stent or not to stent? J Interv Cardiol，2001，14（3）：283-298.
[48] Hornung TS，Benson LN，McLaughlin PR. Interventions for aortic coarctation. Cardiol Rev，2002，10（3）：139－148.
[49] Nakanishi T. Balloon dilatation and stent implantation for vascular stenosis. Pediatr Int，2001，43（5）：548-552.
[50] Hamdan MA，Maheshwari S，Fahey JT，et al. Endovascular stents for coarctation of the aorta：initial results and intermediate-term follow-up. J Am Coll Cardiol，2001，38（5）：1518-1523.
[51] Magee AG，Blauth CI，Qureshi SA. Interventional and surgical management of aortic stenosis and coarctation. Ann Thorac Surg，2001，71（2）：713-715.
[52] Gibbs JL. Treatment options for coarctation of the aorta. Heart，2000，84（1）：11-13.
[53] Koerselman J，de Vries H，Jaarsma W，et al. Balloon angioplasty of coarctation of the aorta：a safe alternative for surgery in adults：immediate and mid-term results. Catheter Cardiovasc Interv，2000，50（1）：28-33.
[54] Ebeid MR，Prieto LR，Latson LA. Use of balloon-expandable stents for coarctation of the aorta：initial results and intermediate-term follow-up. J Am Coll Cardiol，1997，30（7）：1847-1852.
[55] Masura J，Gacora P，Formanek A，et al. Transcatheter closure of secundum atrial septal defects using the new self-centering Amplatzer septal occluder：intial human experience. Cath Cardiovasc Diagn，1997，42：388-393.
[56] Rothman A，Lucas VW，Sklansky MS，et al. Percutaneous coil occlusion of patent ductus arteriosus. J Pediatr，1997，130：447-454.
[57] Moore JW，Schneider DJ，Dimeglio D. The Duct-Occlud device：design，clinical results，and future directions. J Interven Cardiol，2001，14：231-238.
[58] Arora R，Trehan V，Kumar A，et al. Transcatheter closure of congenital ventricular septal defects：experience with various devices. J Interv Cardiol，2003，16：83-9.
[59] Thanopoulos BD，laskari CV，Tsaousis GS，et al. Closure of atrial septal defects with the Amplatzer occlusion device：preliminary results. J Am Coll Cardiol，1998，31：1110-1116.
[60] Hijazi ZM，Hakin F，Haweleh AA，et al. Catheter closure of perimembrane ventricular septal defects using the new Amplatzer membranous VSD occluder：Initial clinical experience，Catheter Cardiovasc Interv，2002，56：508-515.

第十章

动脉导管未闭的介入治疗

第一节　概　　述

动脉导管未闭（patent ductus arteriosus，PDA）是最常见的先天性心脏病之一，占心血管畸形的20%左右，居第2位，女性多见，男女之比为1∶3～1∶2[1]。动脉导管是胚胎期左侧第6主动脉弓的背侧部分演变而成，连接于主动脉峡部和肺动脉分叉处。在PDA中约9%～14%合并其他先天性心脏大血管畸形。

第二节　病理解剖和病理生理

一、病理解剖

未闭动脉导管的长度一般为0.5～10mm，管径则为2～10mm不等。主动脉端开口往往大于肺动脉端开口。其组织结构不同于动脉，中层缺乏弹力纤维，由排列紊乱的平滑肌细胞组成，内膜增厚并有许多黏液样结构。中层平滑肌对前列腺素介导的舒张和氧分压介导的收缩特别敏感。PDA形状各异，按其形态大致可分为5型：

1. 管状　外形如圆管或圆柱，管壁厚度介于主动脉与肺动脉之间。

2. 漏斗状　导管的主动脉侧往往粗大，而肺动脉侧则较细小，因而呈漏斗状，最为常见。

3. 窗状　管腔较粗大但缺乏长度，酷似主肺动脉窗，管壁往往极薄，较少见。

4. 哑铃状　导管中段细，主、肺动脉两侧扩大，外形像哑铃，很少见。

5. 动脉瘤状　导管本身呈瘤状膨大，壁薄而脆，张力高，容易破裂，极少见。

还有一种经典分型方法为Krichenko分型[2]，分为A型（漏斗状，最窄处位于肺动脉端），B型（PDA较短，最窄处位于主动脉端），C型（管状，无收缩部分），D型（有多处收缩部分）和E型（形状怪异，有伸长的漏斗状结构，最窄处远离气管前缘）共5种类型。

二、病理生理

胎儿期肺处于不张状态，尚无换气功能，右心室血液大部分（60%）经未闭动脉导管流入主动脉，构成胎儿期血液循环的主要通路。出生后肺膨胀，肺循环阻力减低，右心室血液直接进入肺动脉。因血氧含量升高，抑制前列腺素合成酶，循环中前列腺素水平降低，促使动脉导管收缩，逐渐由功能性关闭而演变成解剖性关闭。此过程一般在6周内完成，少数可迟至1年，持续不闭合则形成PDA。

1. 在无并发症的PDA，主动脉压力总比肺动脉高，故不论在心脏收缩期还是舒张期，血液连续地由主动脉进入肺动脉，结果使肺循环血流量增多，常达体循环血流量的2～4倍。临床听诊可闻及连续性杂音，分流量的大小取决于PDA的管径大小及主、肺动脉之间的压力阶差。

2. 由于肺循环血流量增多，回流至左心房血量增多，左心房及左心室容量负荷增加，这导致左心室肥厚、扩大，甚至左心衰竭。

3. 肺动脉高压开始因肺循环血流增加而为动力性，后可因肺血管的继发性改变而发展成阻力性（器质性）。当肺动脉压力接近或超过主动脉压力时即可形生双向或右向左分流，产生艾森门格综合征（Eisenmenger syndrome）。肺动脉内的缺氧血液流入降主动脉到下肢，发绀往往以下肢为主，称差异性发绀。部分患者发绀程度左上肢重于右上肢。

4. 肺动脉压力和（或）阻力增高，造成右心室后负荷增加，引起右心室肥厚、扩张，甚至衰竭。

5. 在某些先天性心血管疾病如大动脉转位、肺动脉闭锁等，PDA可起到代偿作用（使左、右心腔血液相交通或向肺动脉供血），甚至某些情况下成为患者赖以存活的血流通道。

三、自然史

小儿PDA患者可能并发生长发育迟缓，经常患呼吸道感染、肺气肿或肺不张、心脏增大和心力衰竭。部分患者早期出现肺动脉高压，逐渐发展成为阻力性肺动脉高压，生存期明显缩短，所以介入治疗应尽早进行。国外资料显示30%患者死于心力衰竭。PDA易合并感染性心内膜炎，在没有抗生素时代，PDA患者平均寿命是36岁，感染性心内膜炎是最常见死亡原因，约占45%[3]。故而，即使是沉默型PDA，因可合并感染性心内膜炎，亦应行介入治疗。

第三节　介入治疗

PDA是最早经心导管技术得以治疗的先天性心脏病之一，目前介入治疗已成为PDA首选的治疗方法。自1967年Porstmann首次使用泡沫海绵（Ivalon）封堵PDA取得成功[4]，相继出现的方法包括Rashkind法、Sideris法、Clamshell法、弹簧栓子法和Amplatzer法[5]等。Porstmann法操作较复杂、并发症发生率高，已不再使用；Sideris法及Rashkind法治疗PDA即刻完全封堵率低，且远期残余分流不能自然消失，亦不再使用。目前国内外普遍应用的是Amplatzer法及弹簧栓子法，可以治疗绝大部分类型的PDA。国内于1997年引进Amplatzer法，近年逐渐普及到地市级医院。近10年国产器材发展迅速，形状与Amplatzer类似，但我国介入心脏病学家在不断实践中进行了设计改良，使得介入治疗适应证不断扩大，且并发症发生率明显降低。常见两种封堵方法详述如下：

一、Amplatzer法

Amplatzer动脉导管封堵器（Amplatzer duct occluder，ADO）由美国AGA公司研制，由较细的镍钛合金丝编织而成，呈蘑菇状，具有自膨性的固定盘及“腰部”，内衬聚酯纤维以促进血栓形成。固定盘比“腰部”宽2mm，以使封堵器更好地固定于PDA主动脉侧。目前市售 ADO 有 6 种型号，即 6/4mm、8/6mm、10/8mm、12/10mm、14/12mm、16/14mm（图 10-1）。

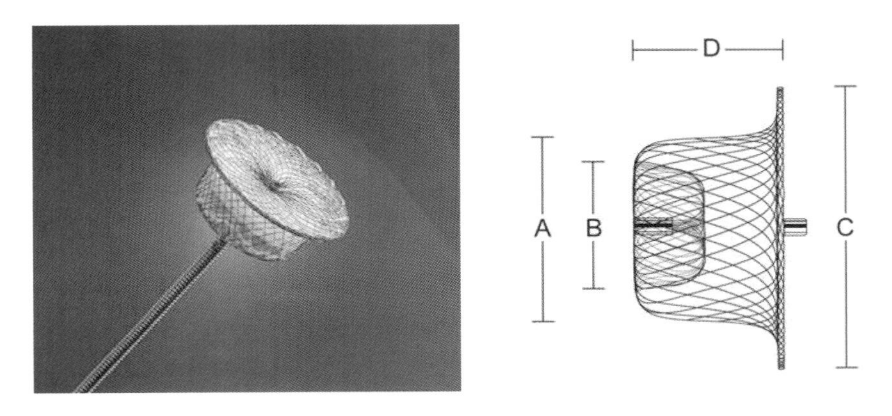

图 10-1　ADO 形态及尺寸标记

A：降主动脉端直径；B：肺动脉端直径；C：伞盘直径；D 腰部长度

Amplatzer 第二代封堵器（Amplatzer duct occlude Ⅱ，ADO Ⅱ）现已问世，2007 年获得 FDA 批准在美国上市，2009 年获得欧洲统一（CE）论证。与第一代封堵器相同，为细镍钛合金丝编织而成，结构特征是由两端较平的盘片及中间腰部连接构成（图 10-2），腰部直径有 3mm、4mm、5mm、6mm 型号，盘片直径较腰部直径大 6mm，分别为 9mm、10mm、11mm、12mm，装置长度有 4mm 及 6mm 两种型号。其设计的特点使得可以从动脉或静脉途径进行封堵治疗。与第一代不同点在于封堵器中间不含高分子材料。输送鞘管更细，为 4F 及 5F，对血管损伤减轻，尤其适用于婴幼儿病例[6]。

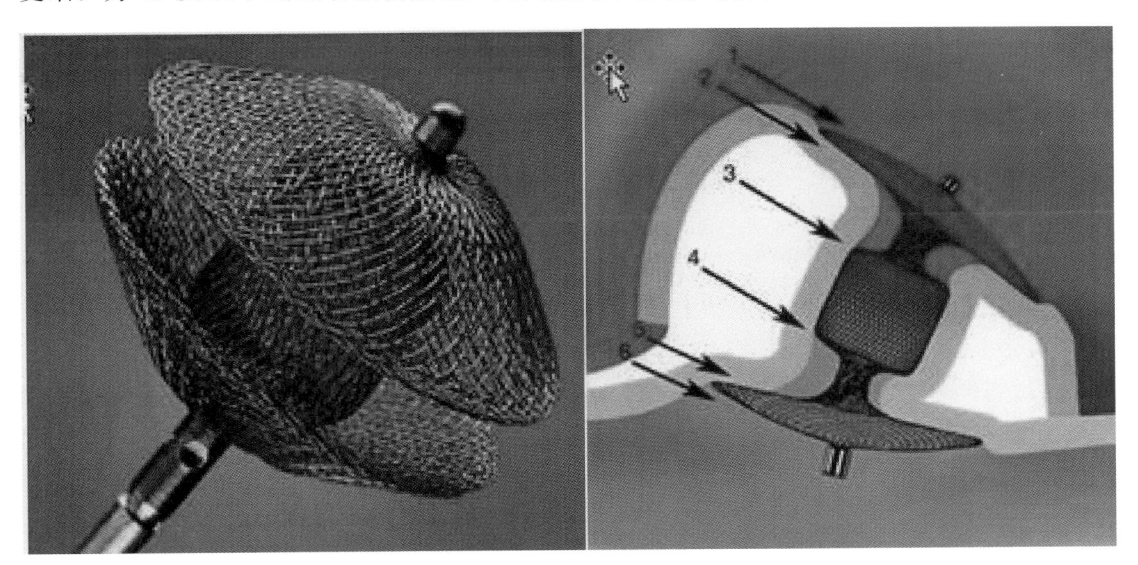

图 10-2　ADO Ⅱ 封堵器形态及放置后与 PDA 关系示意图

目前国内多个厂家生产类似蘑菇形 PDA 封堵器，有适合国人病变特点的更大型号封堵器，更多层填充物或以人工血管材料（聚四氟乙烯）作为填充物，封堵效果更佳。

类似封堵器及 ADO 均经股静脉途径置入，操作流程参见图 10-3。

《中华儿科杂志》于 2004 年发表先天性心脏病经导管介入治疗指南[7]提出 Amplatzer 法封堵 PDA 适应证为：

1. 年龄≥6 个月，体重≥4kg。左向右分流，不合并需外科手术的心脏畸形的 PDA，PDA 直径≥2mm。

2. 外科术后残余分流。

禁忌证为：

1. 依赖 PDA 存活的心脏畸形。

2. 严重肺动脉高压已导致右向左分流。

3. 败血症，封堵术前 1 个月内曾有严重感染。

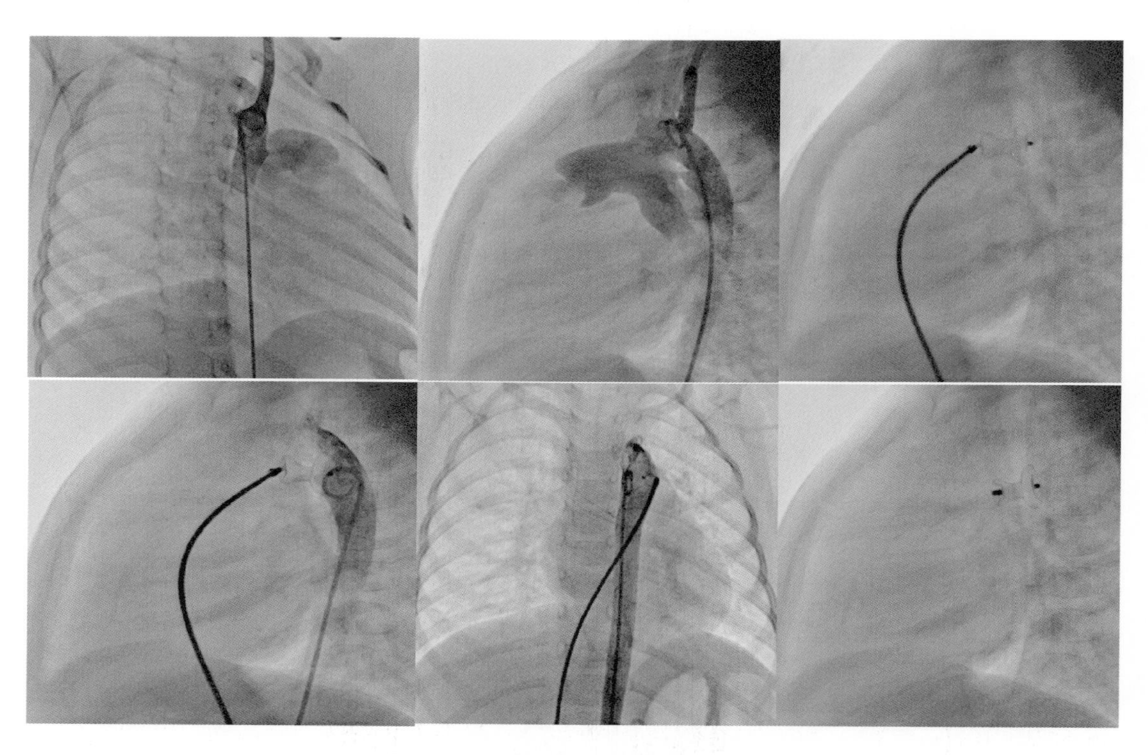

图 10-3 PDA 封堵器封堵操作流程

二、弹簧栓子法

包括 Cook 公司可控弹簧栓子和 pfm 公司 Duct-Occlud 弹簧栓子，目前使用均较少。Cook 可控弹簧栓子规格为：直径分为 3mm、5mm、6.5mm 和 8mm 4 种，均为 5 圈（图 10-4）。选用弹簧圈的直径应为 PDA 最窄直径的 2 倍。如果 PDA 大小合适，操作成功率达 96%以上。

弹簧栓子法的适应证：①年龄≥6 个月，体重≥4kg。左向右分流，不合并需外科手术的心脏畸形。PDA 最窄直径适合使用单个≤2mm 的 Cook 弹簧栓子，≤3mm 的 pfm 弹簧栓子。②外科术后残余分流。

禁忌证：①窗型 PDA；②余同 Amplatzer 法。

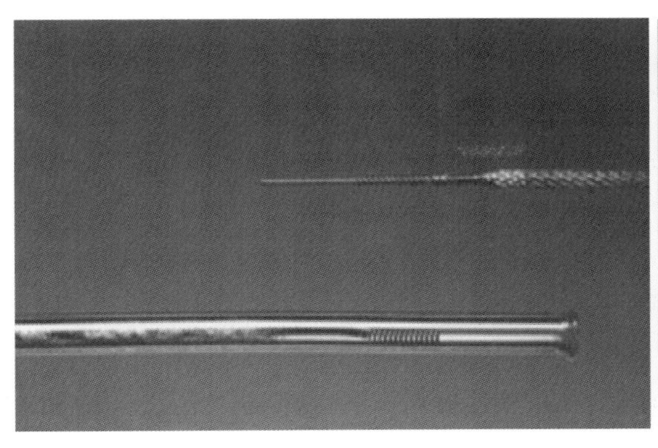
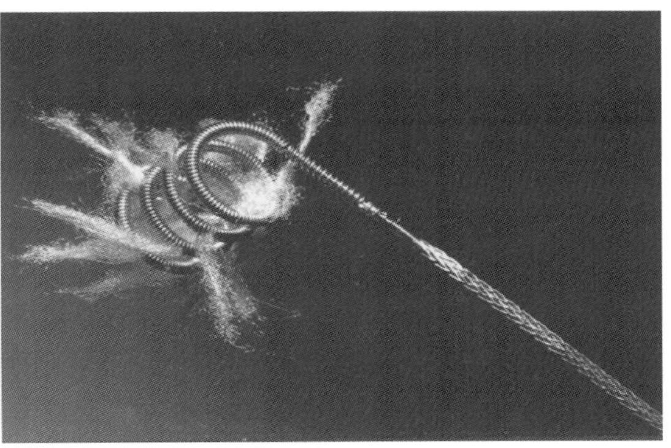

图 10-4 Cook 可控弹簧栓子

封堵治疗的操作方法：

1. 术前准备 术前常规检查，包括仔细询问病史、体格检查、实验室检查、心电图、心脏彩色多普勒超声及胸片等。

2. 麻醉 小儿采用基础麻醉或全麻，术前 6h 禁食、水，同时给予一定的含葡萄糖、钾、镁的等渗盐水。较大患儿或成人采用局麻。所有病例均应行右心导管检查，行主动脉弓降部造影以了解 PDA 形态及大小。合并肺动脉高压者必须计算肺循环血流量及肺循环阻力，判断肺动脉高压程度及性质，必要时行试验性封堵。

3. 将端侧孔导管送入肺动脉，经 PDA 至降主动脉。若 PDA 较细或形态异常不能通过，可从主动脉侧直接将端侧孔导管或导丝通过 PDA 送至肺动脉，采用动脉侧封堵或用圈套器从肺动脉内套住导丝拉出股静脉外建立轨道。

4. 经导管送入 260cm 加硬导丝至降主动脉。沿该导丝送入相应直径的输送鞘至降主动脉。而后撤出内芯，通过外鞘送入封堵器进行封堵。

5. 观察 10～15min 后重复行主动脉弓降部造影。若封堵器位置良好，无明显残余分流，可以释放封堵器。

6. 撤出输送鞘及所有导管，压迫止血。

7. 使用 Cook 弹簧栓子时，可采用动脉或静脉途径释放。选择合适的弹簧栓子安装到输送装置顶端，并顶入端孔导管内。小心将其送出导管，一般在肺动脉侧 1.5～2 圈，主动脉侧 2～3 圈。10min 后重复主动脉造影。若弹簧栓子位置合适，形态满意无残余分流，可逆时针方向旋转输送钢丝，释放弹簧栓子。

8. 使用 ADO Ⅱ装置时，也可采用动脉或静脉途径释放。将合适直径封堵器通过尾端螺扣连接于专用输送钢丝上，并收入装载器内。选择 4F 或 5F 输送鞘管，沿导丝通过 PDA 将其前端送入降主动脉（静脉途径）或主肺动脉（动脉途径），撤出导丝。沿鞘管送入封堵器，将两侧伞盘分别放置在 PDA 肺动脉侧及主动脉侧，腰部位于 PDA 内。位置合适，形态满意无残余分流时，可逆时针方向旋转输送钢丝，释放 ADO Ⅱ封堵器。

第四节 特殊病例的处理方法

一些特殊的 PDA（如合并重度肺动脉高压、心房颤动、外科结扎术后再通等）或合并其他先天性心脏畸形（包括肺动脉狭窄、主动脉缩窄、房间隔缺损、二尖瓣狭窄并关闭不全及右位主动脉弓等）均可通过介入技术来治愈。

一、PDA合并肺动脉高压的处理

根据世界卫生组织（WHO）定义，肺动脉高压按程度可分为轻、中、重3级，其对应的肺动脉平均压分别为≥25mmHg、>35mmHg和>45mmHg（海平面水平）。肺血管阻力大小也可分为轻、中、重3度：肺血管阻力<7Wood单位为轻度，7～10Wood单位为中度，>10Wood单位为重度。肺血管阻力是估测肺血管病变的最准确和客观的指标。据文献报道[8]，肺血管阻力<9Wood单位，肺血管病变Ⅰ～Ⅲ级；9～18Wood单位，肺血管病变Ⅲ～Ⅳ级，>18Wood单位，肺血管病变>Ⅳ级。

粗大的PDA由于主、肺动脉之间存在大口径交通，早期大量左向右分流，肺循环系统容量负荷增加，加之主动脉侧压力可以直接传导至肺动脉，故易出现肺动脉高压。早期往往为动力性，后期随着肺血管病变进展，可导致阻力性肺动脉高压，甚至艾森门格综合征，预后不良。所以封堵前正确评价肺动脉高压的性质成为至关重要的问题，也是评价患者预后的重要指标。公认的金标准为右心导管检查，必要时行药物试验进一步评价。肺循环血流量/体循环血流量（Qp/Qs）是较简单和客观的指标。如果Qp/Qs≥1.5，一般为动力性肺动脉高压，全肺阻力多在10Wood单位以下，可采用介入治疗或手术治疗。Qp/Qs在1.0～1.5之间，肺动脉压力和全肺阻力均明显升高，全肺阻力多在10Wood单位以上，已不适于介入治疗或手术治疗，但通过靶向药物如西地那非、波生坦或伊洛前列素（万他维）等治疗，择期再行右心导管检查，部分患者肺动脉压可能降低而获得根治机会。

近年通过大量临床实践经验的积累，我国学者提出试验性封堵的概念。一般认为如果肺血管阻力低于8Wood单位，外周动脉血氧饱和度在95%以上可以考虑直接封堵治疗，效果良好；对于肺血管阻力高于8Wood单位的情况，可以考虑行药物试验评价肺血管阻力的可逆性，常用方法包括吸入纯氧15min或使用伊洛前列素及腺苷等药物。行药物试验后可以考虑用封堵器试封堵PDA的方法来进一步评价封堵预期效果。试封堵后如果患者没有明显不适症状（胸闷、气短、心悸、烦躁等），肺动脉压力较封堵前降低20%或下降30mmHg以上，主动脉压力升高或无明显降低，血氧饱和度上升或无明显下降，封堵完全，无中至大量残余分流，可以考虑释放封堵器。反之，如果封堵后患者出现明显不适症状，肺动脉压力升高，或主动脉压力降低，应立即收回封堵器并对症处理。对于试封堵后肺动脉压无明显变化，患者无全身反应，血氧饱和度不变的情况，无法通过试封堵来判断肺血管病变的可逆性，预后不明，可以考虑应用一段时间降低肺动脉压的药物后再评估，介入治疗应慎重。

二、巨大PDA的处理

体重<8kg者PDA直径≥6mm，或成人PDA直径≥10mm为巨大PDA。可采用国产大号封堵器或肌部室间隔缺损封堵器封堵。早年有学者使用房间隔缺损封堵器封堵大PDA，容易发生残余分流及溶血，此法目前已基本废弃。巨大PDA封堵注意点在于操作手法宜轻柔，并避免反复释放和回收封堵器，以免造成肺动脉夹层，这种情况在合并肺动脉高压时尤其容易出现。

三、老年 PDA

老年 PDA 易纤维化或钙化，开胸手术风险大，易出现大出血、残余漏等，故介入治疗可能更适合老年患者。老年人常合并高血压、冠心病及糖尿病等临床情况，术中应常规备用硝酸甘油及镇静药等。对于超过 50 岁以上的患者应尽量同时行冠状动脉造影检查。老年 PDA 弹性差，选择封堵器不宜过大，以免造成术后胸闷不适。一般选择较 PDA 直径大 3～6mm 的封堵器。

四、婴幼儿 PDA

婴幼儿因血管纤细，动脉导管弹性大等原因，封堵术中应注意：

1. 输送鞘不宜过大，一般 2 岁以下，体重不超过 8kg 者不宜使用超过 9F 的鞘管。送入鞘管时避免动作粗暴，否则易引起髂静脉痉挛或静脉内膜撕裂。新型 Amplatzer 第二代封堵器输送系统最大仅为 5F，为婴幼儿患者提供了良好的选择。

2. 婴幼儿 PDA 弹性大，选择封堵器应大于最窄处 4～6mm，但应注意使封堵器主动脉侧尽量位于主动脉壶腹内，以免造成降主动脉狭窄。封堵前、后必须测量升主动脉至降主动脉的连续压力曲线，如果压差大于 10mmHg，应收回封堵器，重新置入大小适宜的封堵器。针对部分 PDA 漏斗部小的情况，有人主张使用偏心性 PDA 封堵器，即把主动脉侧盘成 30°角，避免了封堵器过多凸入主动脉[9]。同时也应注意避免封堵器造成左肺动脉狭窄，如有怀疑，术中超声多普勒有助于诊断。

五、PDA 合并其他心脏畸形的处理

PDA 可合并肺动脉狭窄、主动脉狭窄、房间隔缺损、左或右肺动脉缺如、下腔静脉肝段缺如等。对于合并的心内畸形，主要是考虑是否都能进行介入治疗及治疗的先后顺序问题。应遵循“先难后易”的原则，先行房间隔或室间隔缺损介入治疗，然后行 PDA 介入治疗。如果担心会对先置入的封堵器造成影响可同时穿刺左、右股静脉，分别放入一个输送鞘管，待两个封堵器均成功封堵后再逐一释放封堵器。合并肺动脉瓣狭窄时，先行肺动脉瓣扩张术再行 PDA 封堵术。对于合并下腔静脉肝段缺如的情况，可采用经颈内静脉途径或主动脉侧送入封堵器进行封堵。

第五节　并发症及处理

总体而言，使用 ADO 和弹簧栓子封堵 PDA 并发症发生率非常低，据文献报告约为 2.2％和 7.6％。

常见并发症包括溶血、封堵器脱落、降主动脉及左肺动脉狭窄、残余分流、一过性高血压等。使用 ADO 和弹簧栓子均有发生溶血的报道。一般情况下溶血均发生于存在残余分流或封堵器过多凸入主动脉的情况，可发生于术后 1～24h。如果出现溶血可以先予药物治疗，包括使用糖皮质激素、碱化尿液等措施，若效果不佳则考虑外科手术。使用弹簧栓子栓塞 ADO 内分流通道以治疗封堵术后溶血可能取得成功。

第六节 疗效评估与随访

目前介入治疗已成为PDA首选的治疗方法。

Amplatzer法治疗PDA疗效可靠，国内、外资料显示技术成功率及即刻封堵率均高[5-6,10]。近期一项大规模多中心研究结果表明，一年后超声心动图随访PDA的完全关闭率在99.7%～100%。国内北京阜外心血管病医院和广东省心血管病研究所2组资料显示Amplatzer法技术成功率分别为98.5%和100%，12个月以上均无残余分流。

早年一项研究对比了Amplatzer封堵器和Cook可控弹簧栓子两种方法的疗效，技术成功率分别为92.8%和83.7%，失败率为3.9%和7.2%，不完全封堵率为2.0%和17.5%，需要外科手术干预率为0%和2.8%，需要二次介入率为0.8%和5.8%，脱落发生率分别为0.5%和6.2%。Amplatzer封堵器不完全封堵率、需要外科手术干预率、需要再次介入及封堵器脱落发生率均较低。

所有患者均应在术后密切随访。一般在术后1个月、3个月、6个月、12个月门诊复诊，具体内容包括症状、体征，复查心电图、心脏彩色多普勒超声及胸片。以后每年随访一次。

目前尚没有一个理想的封堵器能够适合所有形态、长度及直径的PDA。因此，现阶段大PDA往往选择Amplatzer法；直径<2mm的细小PDA通常选择Cook可控弹簧栓子或pfm公司的Duct-Occlud弹簧栓子。

数种国产封堵器已经通过国家食品药品监督管理局（SFDA）批准。国产封堵器的阻流膜层数较Amplatzer封堵器增加，另可以提供更大的型号，满足临床特殊需要，已经占据国内大多数市场。同时治疗费用亦大大降低，符合更多先天性心脏病患者家庭的经济承受能力。

（赵世华　王　诚）

参考文献

[1] Campbell M. Natural history of persistent ductus arteriosus, Br Heart J, 1968, 30: 4-13.

[2] Krichenko A, Benson LN, Burrows P, et al. Angiographic classification of the isolated persistently patent ductus arteriosus and implications for percutaneous catheter occlusion. Am J Cardiol, 1989, 63: 877-880.

[3] Keys A, Shapiro MJ. Patency of the ductus arteriosus in adults, Am Heart J, 1943, 125: 158-186.

[4] Porstmann W, Wierny L, Warnke H. Closure of the persistent ductus arteriosus without thoracotomy, Ger Med Mon, 1967, 12: 259-261.

[5] Masura J, Walsh KP, Thanopoulos B, et al. Catheter closure of moderate-to large-sized PDA using the new Amplatzer duct occluder: immediate and short - term results. J Am Coll Cardiol, 1998, 31: 878 - 882.

[6] Thanopoulos B, Eleftherakis N, Tzannos K, et al. Transcatheter closure of the patent ductus arteriosus using the new Amplatzer duct occluder: initial clinical applications in children. Am Heart J, 2008, 156: 917.

[7] 周爱卿，蒋世良．先天性心脏病经导管介入治疗指南．中华儿科杂志，2004，42：234-239.

[8] Ruan YM，Zhou XD，Cheng XS. Pathological classification of intrapulmonary arteries in lung biopsy of 100 cases of congenital heart disease with pulmonary hypertension. ZhongguoXunhuan Zazhi，1992，29：54-57.

[9] Masura J，Gavora P，Podnar T. Transcatheter occlusion of patent ductus arteriosus using a new angled Amplatzer duct occlude：initial clinical experience. Catheter Cardiovasc Interv，2003，58：261-267.

[10] 朱鲜阳，王琦光，韩秀敏，等．经导管法治疗动脉导管未闭941例临床分析．中国介入心脏病学杂志，2007，6：306-309.

第十一章

肺动脉瓣狭窄的介入治疗

第一节 概　　述

单纯肺动脉瓣狭窄（pulmonary stenosis，PS）是常见先天性心脏病之一，在中国发病率仅次于动脉导管未闭及房、室间隔缺损居第四位。1982年美国Kan等首次经皮行肺动脉瓣球囊成形术（percutaneous balloon pulmonary valvuloplasty，PBPV）治疗PS成功[1]。国内北京阜外心血管病医院自1986年率先开展这项技术后，随之在全国各地陆续展开，积累了丰富的经验，已成为外科手术的替代或补充[2]。现今已公认为是治疗单纯肺动脉瓣狭窄的首选方法[3-7]。

肺动脉瓣球囊成形术（PBPV）是指经皮穿刺股静脉送入专用球囊导管至肺动脉瓣口治疗先天性肺动脉瓣狭窄的方法。

第二节 病理解剖和病理生理

先天性肺动脉瓣狭窄一般包括肺动脉瓣叶和（或）瓣下狭窄。单纯肺动脉瓣狭窄最为常见，占肺动脉瓣狭窄的70％～80％。单发的肺动脉瓣下狭窄相对少见，多为继发性或作为复合、复杂畸形的组成部分。

单纯肺动脉瓣狭窄表现为瓣膜增厚，瓣叶交界处的瓣膜缘不同程度粘连。增厚、粘连的瓣叶于右心室收缩期在主肺动脉干内形成圆顶样突出的隔膜，中心或偏心有一狭窄瓣孔，其开放大小依瓣膜狭窄程度而定，从几毫米至十毫米以上不等。中至重度狭窄的较大儿童或成人偶可见瓣膜上赘生物形成或钙化。肺动脉瓣狭窄患者一般肺动脉发育良好，瓣环本身正常。少数病例瓣膜发育异常如二瓣化畸形、肺动脉瓣发育不良等，常合并瓣环和肺动脉窦的狭小、变形。发育不良的肺动脉瓣，一般瓣叶边缘不规则，明显增厚且冗长，但相互之间无粘连融合。长而增厚的瓣叶造成右心室流出道及瓣上的环状狭窄，但瓣环本身大小近于正常，主肺动脉干常伴有发育不全并多合并其他畸形。

主肺动脉干由于血流通过狭窄瓣口造成涡流，形成狭窄后扩张，且多延及左肺动脉是瓣膜型狭窄的特征之一。肺动脉瓣狭窄致使右心室排血受阻，右心室收缩压升高，肺动脉压力正常或偏低，主肺动脉-右心室收缩压力阶差≥20mmHg，肺动脉瓣狭窄的诊断成立。当收缩压阶差≥50mmHg时，则需治疗。一般右心室收缩压或其与肺动脉的收缩压阶差与肺动脉狭窄的程度平行。狭窄程度依据主肺动脉-右心室收缩压阶差20～49mmHg、50～79mmHg和80～100mmHg分为轻、中和重度。中至重度狭窄可继发右心室流出道肌肥厚，表现为对称且边缘光滑的局限或节段性狭窄。进而右心室肌小梁增粗，室壁增厚，继之心腔扩大，重症者可合并三尖瓣相对关闭不全，终至右心衰竭。

肺动脉瓣下狭窄又称漏斗部狭窄，作为单发畸形少见[8]。一般分为纤维隔膜或环状狭窄和局限性纤维肌性狭窄两种。前者于肺动脉瓣下形成纤维环状或隔膜状狭窄，后者由于室上嵴的隔束和（或）壁束的异常肥厚、移位变形所致。因其病理生理和血流动力学改变同（高位型）右心室异常肌束，现多数作者将其归为后一种疾病，不适于行PBPV[9-10]。

大多数患者，特别是轻至中度狭窄者，早期无症状，而在常规体检时发现。常见有运动后气短、易疲劳、心悸等，症状出现早晚与狭窄程度有关，轻者生存时间不受影响。重症者可有活动后发绀，为心房水平（卵圆孔未闭）右向左分流所致。一般单纯肺动脉瓣狭窄不影响儿童的生长和发育。典型体征为胸骨左缘第2、3肋间闻及3～4级收缩期喷射样杂音并可触及震颤，肺动脉瓣第二音减弱乃至消失。轻者或重症合并右心功能不全者杂音较轻，一般仅有Ⅱ级且无震颤。合并漏斗部狭窄者收缩期喷射样杂音的位置相对较低，不易区别。轻症者（右心室-主肺动脉收缩压阶差＜50mmHg），90%以上心电图正常或仅表现为电轴右偏，中至重度狭窄者心电图呈右心室肥厚。

第三节　介入治疗

一、适应证

1. 典型肺动脉瓣狭窄，心排血量正常时，经心导管检查跨肺动脉瓣压力阶差≥50mmHg。各年龄均可进行，最佳年龄2～4岁。

2. 临床无症状，体检发现心脏杂音，超声心动图测跨瓣压力阶差＞20mmHg且＜50mmHg的单纯肺动脉瓣狭窄，心电图示右心室肥厚或电轴右偏，X线胸片示右心室扩大，肺动脉段“直立状”凸出的征象，提示右心负荷增加。

3. 复合或复杂畸形合并肺动脉瓣狭窄的减症治疗。

二、禁忌证

1. 合并右心室流出道重度狭窄。
2. 严重心律失常。
3. 严重心功能不全。
4. 全身感染。

三、操作方法

1. 设备、器械器材、药物

（1）设备：常规心血管造影机、压力注射器、多导生理仪（同常规心血管造影及配套设备）。

（2）器械器材：穿刺针、静脉鞘管、端孔或端侧孔导管、1.5m和（或）2.5m导丝、猪尾巴导管（同右心导管和心腔造影）、单囊球囊导管或INOUE球囊导管及配套装置。

（3）药物：造影剂、1%利多卡因、各种常规的抢救药物。

2. 术前准备

（1）同常规右心导管和心血管造影检查。

（2）签署介入治疗知情同意书。

3. 操作步骤

（1）<6 岁患儿行基础麻醉，一般≥6 岁患儿和成人使用 1%利多卡因局部麻醉。

（2）穿刺右股静脉，选择相适应的鞘管和猪尾巴导管行选择性右心室造影，侧位投照可显示右心室腔不同程度扩大，肌小梁增粗，肺动脉瓣瓣叶增厚，开放受限，可见“喷射征”（图 11-1）和“圆顶征”（图 11-2），并可观察右心室流出道于心室舒张期可否完全开放；另需观察造影剂经肺静脉再循环，明确心房水平有无左向右分流，同时监测动脉压力。

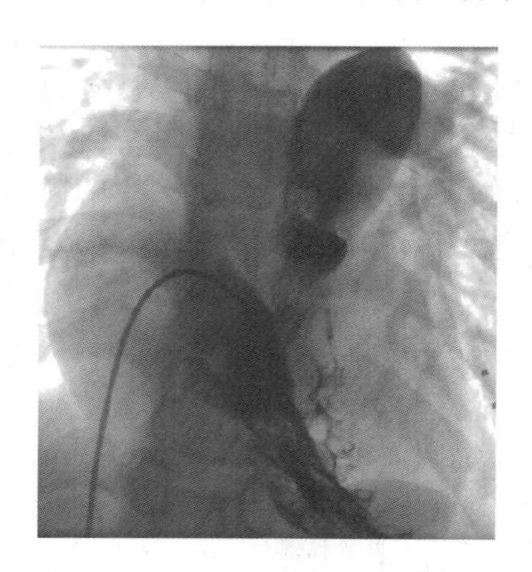

图 11-1　喷射征

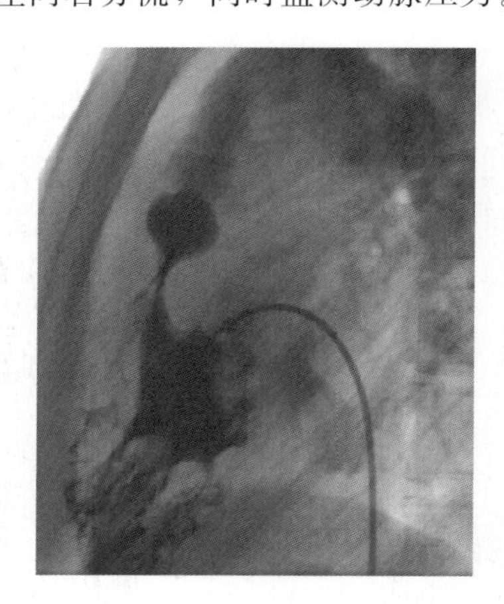

图 11-2　圆顶征

（3）置换端孔或端侧孔导管送至右心室和肺动脉，分别测量及记录右心室、肺动脉和肺动脉-右心室连续收缩压阶差（图 11-3）。

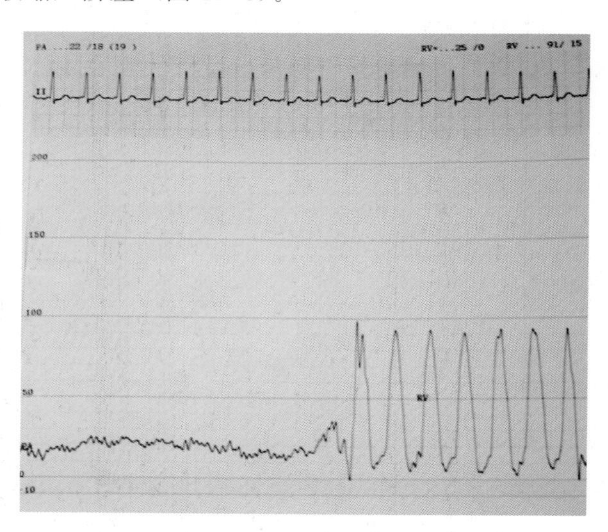

图 11-3　肺动脉-右心室连续收缩压阶差

（4）在右心室造影侧位片上测量肺动脉瓣直径（图 11-4）。一般按肺动脉瓣环与球囊导管直径 1∶(1.2～1.5) 的比例选择适宜的球囊导管。

（5）单球囊导管法（肺动脉瓣环直径<20mm）：送端孔或端侧孔导管至肺动脉（以左下肺为佳）近膈肌处，以 2.5m 长导丝（硬端向下）置换出导管或选用 2.5m 长加硬导丝

直接放在主肺动脉。继之沿导丝送入球囊导管，置球囊中心于肺动脉瓣口，充盈球囊至狭窄形成的切迹消失，迅速回抽减压至球囊完全回缩后撤出（图 11-5）。

（6）INOUE 球囊导管法（肺动脉瓣环直径>20mm，体重>20kg）：送环形导丝至右心房，用扩张管扩张穿刺局部后沿该导丝将球囊导管送入右心房。撤出环形导丝，换入成形导丝引导球囊导管至主肺动脉。充盈前囊固定于肺动脉瓣口，继之充盈后囊至球囊腰部的切迹消失，迅速回抽球囊后撤出[11]（图 11-6）。

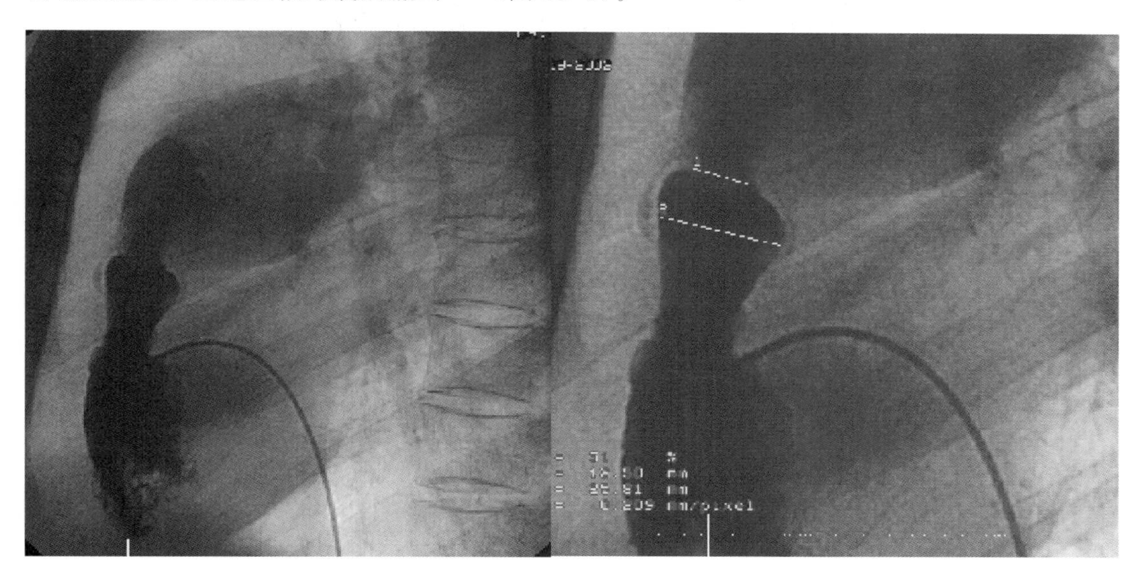

图 11-4　右心室造影侧位片上测量肺动脉瓣直径

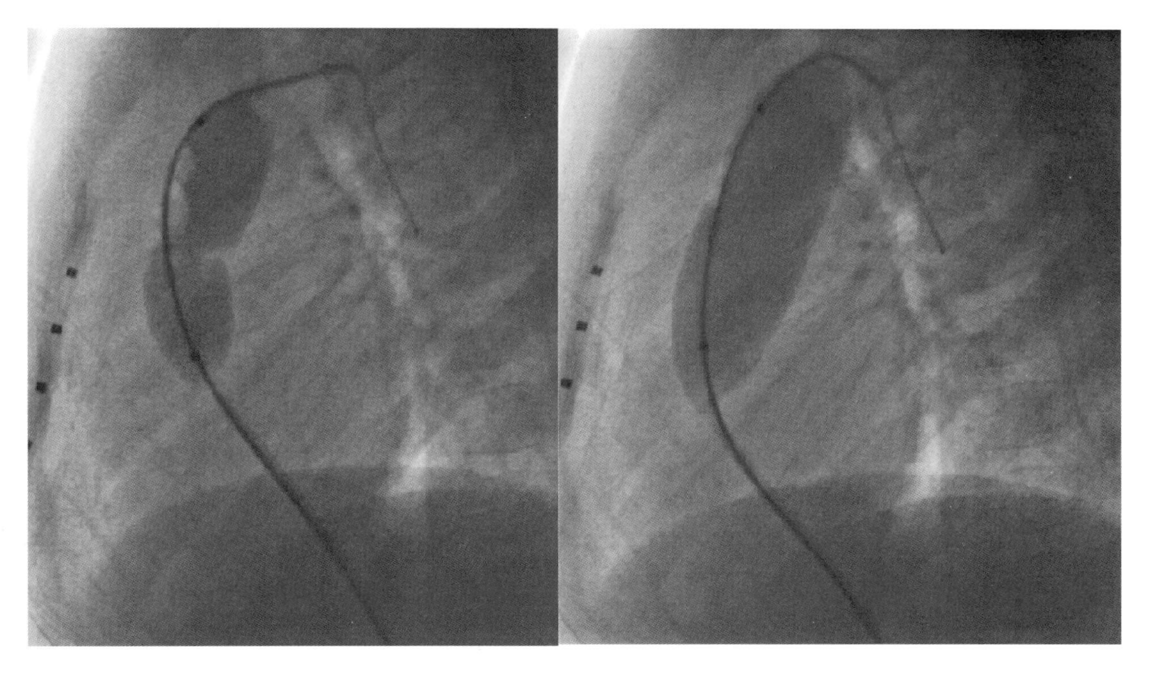

图 11-5　单球囊导管法

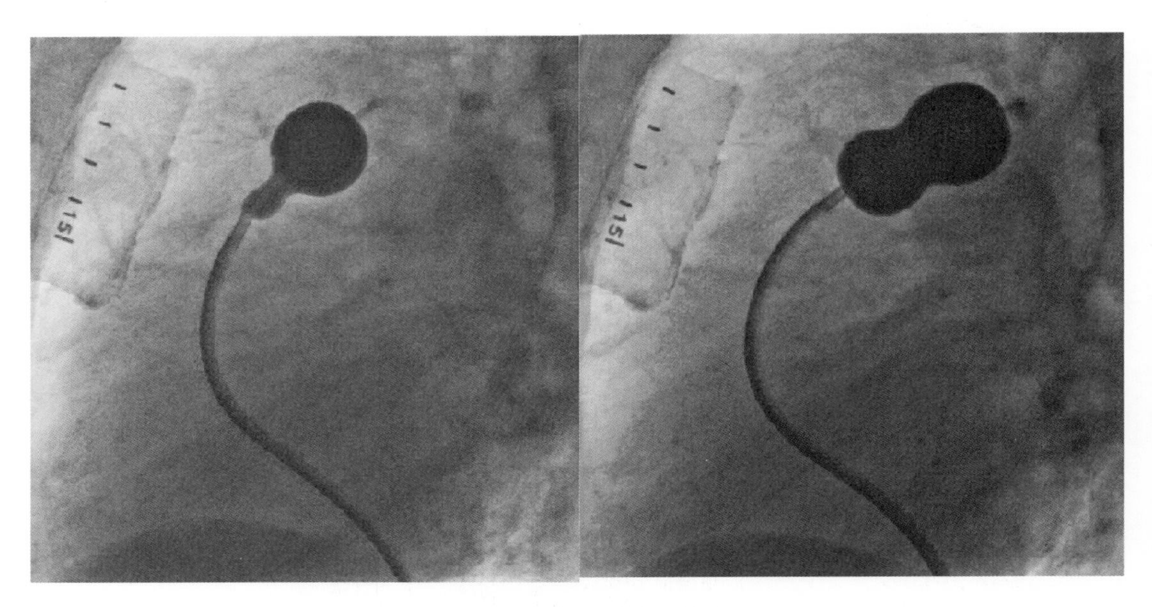

图 11-6　INOUE 球囊导管法

（7）沿导丝置换入端孔或端侧孔导管重复测量肺动脉、右心室和肺动脉-右心室连续压，判定疗效（图 11-7）。一般无特殊情况无需重复右心室造影。

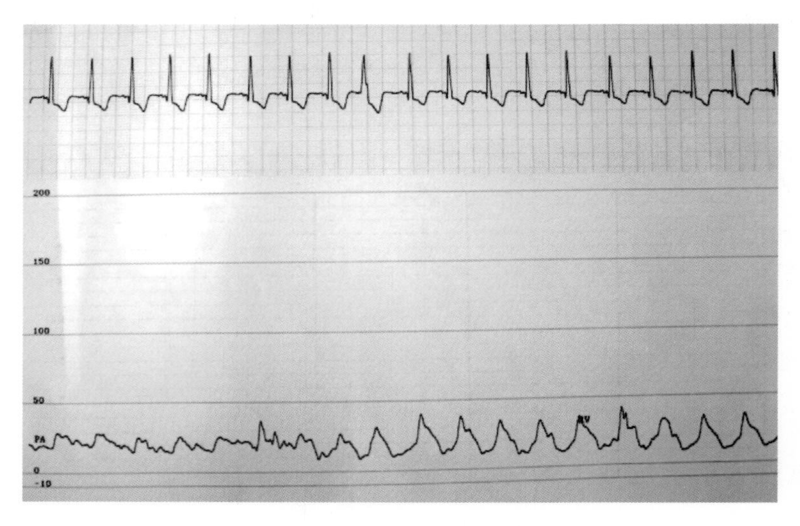

图 11-7　肺动脉-右心室连续测压

PBPV 治疗机制尚未阐明，术后因其他并发畸形而进行手术时观察发现，瓣缘交界处粘连分离（多为一个交界）、瓣叶本身的撕裂和瓣叶自瓣环撕脱，可能是瓣口扩张的主要机制。

4. 术后处理

（1）同常规心血管造影检查。

（2）术后定期复查。

5. 注意事项

(1) 导管入右心室欲送入肺动脉建立轨道时，如有阻力，应撤回导管至右心房，调整位置后重新操作，以防止导管穿插三尖瓣腱索，造成三尖瓣叶及瓣下结构的损伤。

(2) 选择适宜的球囊导管直径和长度，避免损伤肺动脉瓣环和三尖瓣瓣环及瓣器结构造成三尖瓣关闭不全。

(3) 同一直径的球囊不宜多次扩张，防止过度刺激右心室流出道造成激惹痉挛。每次扩张后应测量右心室压力，如收缩压不变或升高，应终止操作，以防右心室流出道过度激惹、痉挛乃至闭塞。

第四节 特殊病例的处理方法

一、新生儿或婴儿重度肺动脉瓣狭窄

1. 介入治疗目的 新生儿或婴儿重症肺动脉瓣狭窄行球囊扩张成形术，缓减症状，增加肺循环血量，改善缺氧状态，促进肺动脉发育，择期或推迟外科手术时间。

2. 适应证选择 重度肺动脉瓣狭窄，右心室与肺动脉的收缩压阶差>100mmHg，反复缺氧发作且无右心室流出道的发育不良或中重度狭窄。

3. 介入治疗方法

(1) 经皮肺动脉瓣球囊成形术：穿刺右股静脉，送入相应导管至右心室造影，一般采用左侧位，观察肺动脉瓣、瓣环及瓣下右心室流出道的发育情况，选择适应证人群。肺动脉二瓣畸形，仅见两个瓣叶且瓣叶冗长，多伴有不同程度的肺动脉瓣上或瓣下狭窄。球囊导管与肺动脉瓣环的直径比约 1∶(1.2～1.5)，球囊的长度约 2～3cm。肺动脉二瓣畸形者选择球囊导管的直径与肺动脉瓣环比不宜过大，以不大于 1∶1.2 为宜。将适宜的球囊导管送至肺动脉，充盈球囊扩张肺动脉瓣至狭窄所形成的“切迹”消失。治疗前后分别测量右心室及肺动脉压力，判断疗效。

(2) 经胸肺动脉瓣球囊扩张成形术：切开胸骨，在经食管超声心动图引导下于心脏表面相当于右心室流出道部位穿刺，送入相应的球囊导管至肺动脉，充盈球囊扩张肺动脉瓣。治疗前后分别测量右心室及肺动脉压力，判断疗效[12]。

二、重度肺动脉瓣狭窄，继发右心室流出道狭窄

1. 重度肺动脉瓣狭窄时右心导管肺动脉至右心室连续测压可见“移行区”，进行右心室造影（选择左侧位），心室舒张期见中重度右心室流出道狭窄即流出道室壁不规则且部分或不能完全开放，不适宜行介入治疗（图 11-8）。球囊导管扩张时可能刺激或激惹右心室流出道，加重狭窄乃至闭塞，危及生命。建议选择外科手术治疗[13]。

2. 重度肺动脉瓣狭窄晚期右心房室扩大，合并继发三尖瓣重度关闭不全提示右心功能不全。临床查体可见患者双下肢可凹性水肿，口唇发绀，后者又称法洛三联症，是指重度肺动脉瓣狭窄，卵圆孔开放或合并房间隔缺损，形成心房水平右向左分流。不适宜进行介入治疗。

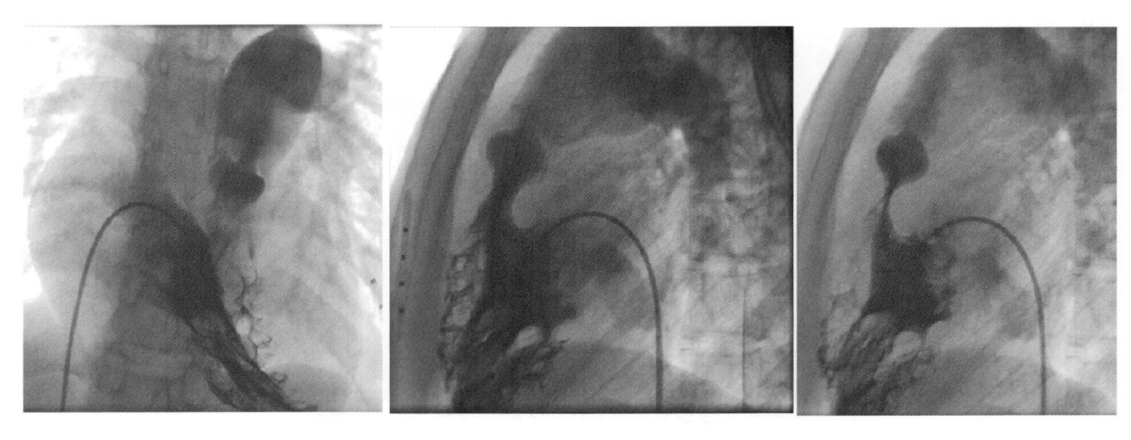

图 11-8　重度肺动脉瓣狭窄，继发右心室流出道狭窄

三、肺动脉瓣狭窄合并房间隔缺损或卵圆孔未闭

1. 肺动脉瓣狭窄合并房间隔缺损　若术前经超声心动图示房间隔缺损的大小、部位适于介入治疗，可先行肺动脉瓣球囊成形术，继之封堵房间隔缺损（图 11-9）。

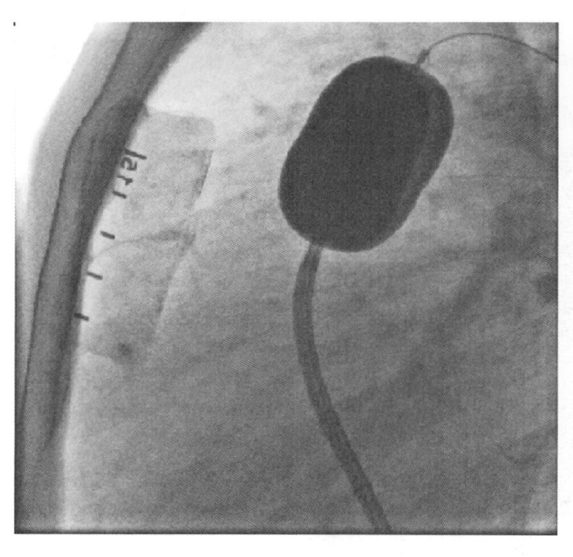

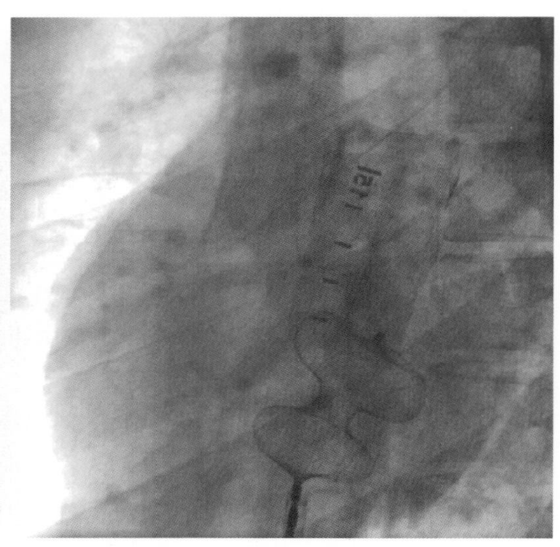

图 11-9　肺动脉瓣狭窄合并房间隔缺损

如房间隔缺损不适宜介入治疗，建议外科手术同时矫正两种畸形。

较大的房间隔缺损由于血流动力学原因，肺动脉与右心室之间可有相对的压力阶差，一般不超过 30mmHg。在这种情况下先行房间隔缺损封堵术后重复右心导管检查，如肺动脉至右心室压力阶差仍大于 30mmHg，行选择性右心室造影，观察肺动脉瓣有无狭窄及程度，决定是否需要行肺动脉瓣球囊成形术。

2. 肺动脉瓣狭窄合并卵圆孔未闭　术前行右心导管检查时部分病例导管可通过卵圆孔从右心房进入左心房，提示心房水平交通，但无血流动力学意义，无需处理。行肺动脉瓣球囊成形术后，随诊复查，大部分卵圆孔闭合。

四、肺动脉瓣狭窄合并动脉导管未闭

肺动脉瓣狭窄和动脉导管未闭两种畸形极少合并存在。如合并动脉导管未闭，一般未闭的动脉导管相对较细。细小的动脉导管未闭，临床往往仅有收缩期杂音。肺动脉瓣狭窄的收缩期杂音相对较响，两者均位于胸骨左缘第 2、3 肋间，听诊时不易分辨而造成漏诊。

肺动脉瓣球囊成形术前行选择性右心室造影，通过再循环发现或疑有动脉导管未闭，应行选择性主动脉弓降部造影，观察未闭动脉导管的大小和部位。可选择封堵未闭动脉导管后，再行肺动脉瓣球囊成形术。如未闭动脉导管细小，导丝或 5F 端孔导管均无法通过，提示无血流动力学意义，则无需治疗。

五、外科术后减症治疗

复杂或复合畸形外科术后肺动脉瓣狭窄解除得不满意，右心室压力持续增高，心室腔仍扩大，若再次手术则增加各种并发症或风险，此时介入治疗不失为一种适宜的方法[14-16]。

术前行右心导管检查和选择性右心室造影，采用正位和左侧位。测量肺动脉至右心室收缩压力阶差，观察右心室、肺动脉瓣及主肺动脉和左右肺动脉的发育情况、有无主干和分支的狭窄。

按肺动脉瓣环的直径选择适宜的球囊导管，操作程序和方法同前。外科术后右心室流出道等解剖形态呈术后改变，多见右心室流出道不同程度的扩张。注意在进行球囊成形术前了解其解剖形态，确定肺动脉瓣的具体部位，以达到良好的治疗效果（图 11-10）。

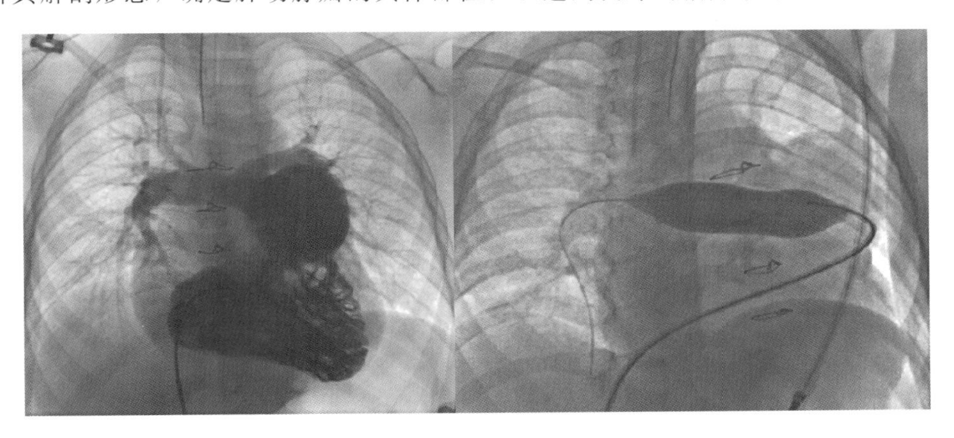

图 11-10 外科术后减症治疗

六、肺动脉瓣球囊成形术后“再狭窄”

肺动脉瓣狭窄为先天性畸形，对于单纯肺动脉瓣狭窄，肺动脉瓣叶增厚，三叶（窦）瓣瓣缘粘连，球囊成形术可使瓣叶本身撕裂，瓣缘交界粘连分离，扩张瓣口。介入治疗即刻疗效良好，可治愈，一般不会像风湿性瓣膜病变发生再狭窄。绝大多数患者在介入治疗数年后复查，发现右心室压力增高，肺动脉至右心室压力阶差加大。追溯病史，均因前次瓣膜狭窄解除不满意，随病程延长，狭窄逐渐加重。如患者条件允许，可以择期再次行球囊成形术（图 11-11）。

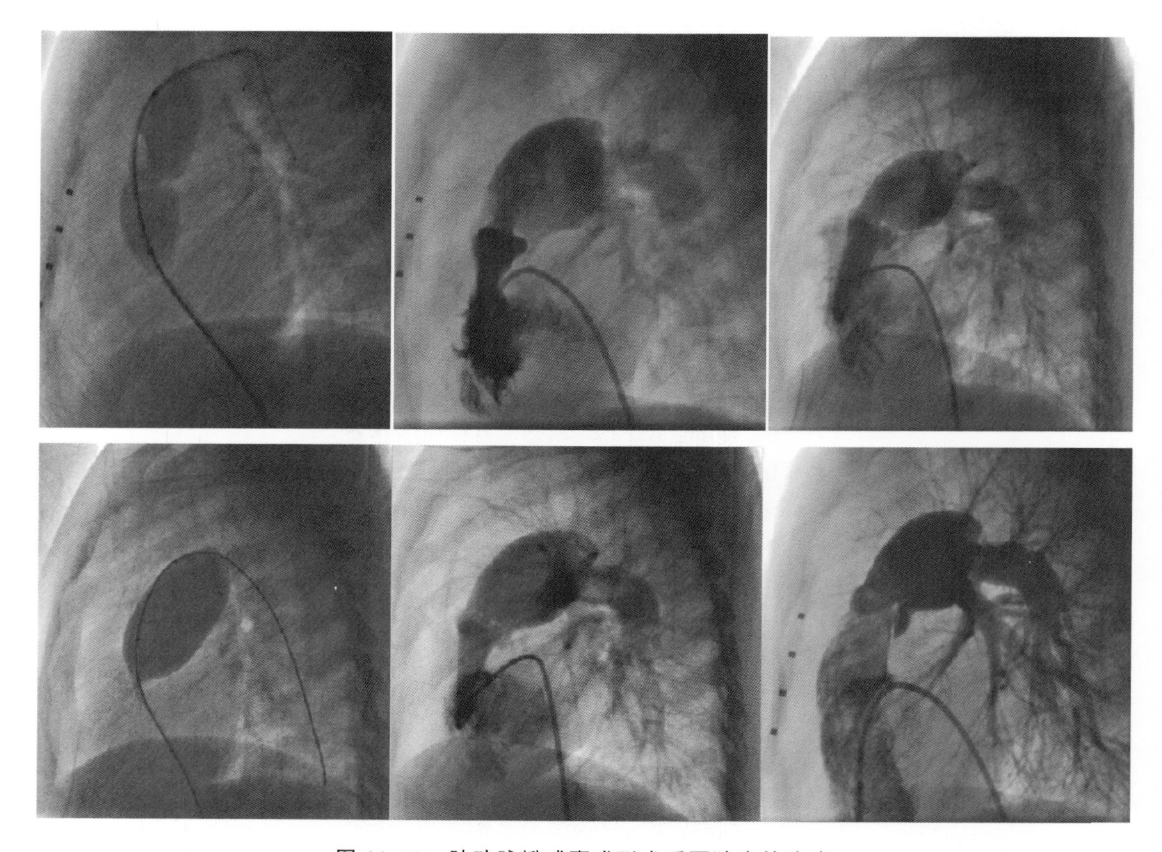

图 11-11　肺动脉瓣球囊成形术后再狭窄的治疗

肺动脉瓣狭窄二瓣畸形，一般都伴有肺动脉瓣环发育不良。由于瓣叶增厚且冗长，相互之间并非粘连融合，而是冗长的瓣叶凸入，造成右心室流出道狭窄。球囊成形术一般疗效不佳，多在新生儿或婴幼儿期作为减症治疗方法，再择期行外科矫治术。

第五节　并发症及处理

一、心动过缓

球囊导管扩张时阻塞肺动脉瓣口可出现一过性心动过缓，迅速回抽球囊或向上送入主肺动脉，心率可自行恢复。必要时静脉内给予阿托品。

二、右心室流出道痉挛

球囊导管扩张时挤压右心室流出道，造成一过性右心室流出道痉挛或激惹，一般不需特殊处理，术后数天内可自行恢复[17-18]。

三、三尖瓣和（或）肺动脉瓣关闭不全

介入治疗过程中伤及三尖瓣及瓣下结构造成三尖瓣关闭不全，球囊导管扩张时肺动脉

瓣或瓣环撕脱引起反流。少量反流或关闭不全无需治疗，中-大量者建议咨询心外科，采取适当的方法治疗。

四、血管损伤

主要为穿刺股静脉造成的动静脉瘘或导管的球囊部分回缩不良造成静脉损伤。对于新生儿、婴幼儿，选择球囊导管时应注意管径大小，送入、撤出导管操作轻柔，特别注意要尽量抽空球囊内造影剂。北京阜外心血管病医院一组 369 例病例中，1 例（0.27%）3 岁幼儿球囊导管嵌顿在下腔静脉和髂静脉交界处而行外科手术治疗。

第六节 疗效评估与随访

一、疗效评估

1. 术后肺动脉-右心室收缩压（跨瓣）压力阶差≤25mmHg 为优，26～50mmHg 为良，>50mmHg 为差。

2. 术后右心室收缩压<50mmHg 为良好。

3. 治疗效果与术前肺动脉瓣的狭窄严重程度无相关性。

二、随访

1. 随访时间 常规术后 1～2 年复查既可。如术后右心室流出道痉挛、狭窄，右心室压力无明显下降，应在术后 3～6 个月复查，观察右心室流出道痉挛造成的继发性狭窄是否缓解，同时观察肺动脉瓣开放的情况。超声心动图是首选的检查方法，一般无需行有创性右心导管检查和右心室造影。

2. 随诊检查方法

（1）超声心动图：是首选且重要的检查方法，可观察右心房室的大小，肺动脉瓣叶开放的情况，测量右心室至肺动脉的血流速度，估测其压力阶差，有无合并三尖瓣和（或）肺动脉瓣反流。

（2）心电图改变：术后由于右心室前负荷减低，心电图可由术前的右心室肥厚转为正常、完全或不完全性右束支传导阻滞。

（3）X 线胸片：观察心脏大小特别是右心房室的大小改变，同时观察肺血改善的情况，“直立状”肺动脉膨凸是否回缩。

3. 随访结果

根据北京阜外心血管病医院报导[19]一组 PBPV 治疗 369 例 PS 患者，年龄 11 月至 50（10.70±9.70）岁。其中婴幼儿占 13.2%，14 岁以下儿童占 59.9%；中重度狭窄占 86.5%。术后即刻疗效优良率达 99.7%。随诊复查中，114 例术前心电图提示右心室肥厚者中 85 例（74.5%）恢复正常，24 例转至电轴右偏或不完全性右束支传导阻滞（21.1%）；104 例复查超声心动图，103 例肺动脉瓣膜开放良好，肺动脉至右心室收缩压力阶差≤20mmHg，仅 6 例见少量反流；103 例复查 X 线胸片，肺血少的情况均有不同程度改善且狭窄后扩张的肺动脉段亦有不同程度回缩，以儿童更著。149 例有记录随访中最长达 11 年，无 1 例再狭窄发生。

对于肺动脉至右心室收缩压力阶差＞20mmHg 而＜50mmHg 的轻度、单纯肺动脉瓣狭窄，以往认为无明显血流动力学改变，不需治疗。多组研究表明部分此类患者随年龄增长狭窄程度会有所进展。北京阜外心血管病医院 32 例轻度肺动脉瓣狭窄术后患者接受 3～66 个月随访，超声心动图中肺动脉至右心室收缩压力阶差 15.3mmHg±7.3mmHg，9 例（52.9%）心电图中右心室肥厚转为正常。证明这类患者特别是儿童和青少年及时早期接受 PBPV 治疗，对其发育及预后有积极意义，可获得确切和满意的疗效。

（凌　坚）

参考文献

[1] Kan JS, White RI Jr, Mitchell SE, et al. Percutaneous balloon valvuplasty: A new method for treating congenital pulmonary valve stenosis. N Engl J Med, 1982, 307: 540-542.

[2] Rome JJ. Balloon pulmonary valvuloplasty. Pediatric Cardiology, 1998, 19: 18-24.

[3] Chen CR, Cheng TO, Huang T, et al. Percutaneous balloon valvuloplasty for pulmonic stenosis in adolescents and adults. N Engl J Med, 1996, 335: 21-25.

[4] Jarrar M, Bethout F, Farhat MB, et al. Long-term invasive and noninvasive results of percutaneous balloon pulmonary valvuloplasty in children, adolescents, and adults. Am Heart J, 1999, 138: 950-954.

[5] Rao PS, Galal O, Patnana M, et al. Results of three to 10 year follow up of balloon dilatation of the pulmonary valve. Heart, 1998, 80: 591-595.

[6] Hatem DM, Castro I, Haertel JC, et al. Short and long-term results of percutaneous balloon valvuloplasty in pulmonary valve stenosis. Arg Bras Cardiol, 2004, 82 (3): 221-227.

[7] Echigo S. Balloonvalvuloplasty for congenital heart disease: immediate and longer results of multi-institutional study. Pediatr Int, 2001, 43 (5): 542-547.

[8] 凌坚，刘延玲. 肺动脉瓣和瓣下狭窄. //刘玉清主编. 心血管病影像诊断学. 合肥：安徽科学技术出版社，2000：462-471.

[9] O'connor BK, Beekman RH, Lindauer A, et al. Intermediate-term outcome after pulmonary balloon valvuloplasty: comparison with a matched surgical control group. J Am Coll Cardiol, 1992, 20: 169-173.

[10] Peterson C, Schilthuis JJ, Dodge-Khatami A, et al. Comparative long-term results of surgery versus balloon valvuloplasty for pulmonary valve stenosis in infants and children. Ann Thorac Surg, 2003, 76: 1078.

[11] 中华儿科杂志编辑委员会. 先天性心脏病经导管介入治疗指南. 中华儿科杂志，2004，42（3）：234-239.

[12] 胡海波，凌坚，蒋世良，等. 经皮肺动脉瓣球囊成形术治疗儿童无症状肺动脉瓣狭窄的临床价值研究. 中国循环杂志，2002，17：68-70.

[13] 胡海波，凌坚，张戈军，等. 法洛四联症外科根治术后残余右室流出道梗阻的介入治疗. 中国分子心脏病学杂志，2008，8（4）：231-232.

[14] 胡海波，蒋世良，凌坚，等. 经皮肺动脉瓣球囊成形术与外科治疗单纯性肺动脉瓣狭窄的对比研究. 中华放射学杂志，2003，37：831-833.

[15] 徐仲英，胡海波，黄连军，等. 介入技术与外科手术联合治疗复杂先天性心脏病的临床研究. 中

华心血管病杂志，2004，32：144-147.
[16] 黄亦高，黄文辉，黄新胜，等. 复合性心脏病的介入治疗. 中华综合临床学杂志，2004，6（4）：11-12.
[17] 凌坚，戴汝平. 肺动脉瓣狭窄的介入治疗. //戴汝平主编. 先天性心脏病与瓣膜病介入治疗. 辽宁：辽宁科技出版社，2007：89-95.
[18] 凌坚. 先天性心脏病. //杨仁杰，李文华，Sclafani SJA 主编. 急症介入诊疗学. 北京：科学出版社，2008：256-267.
[19] 凌坚，谢若兰，徐立，等. 经皮肺动脉瓣球囊成形术经验及其中远期疗效分析. 中华心血管病杂志，2003，31：323-325.

第十二章

先天性主动脉瓣狭窄的介入治疗

第一节　概　　述

先天性主动脉瓣狭窄（aortic valve stenosis）是一种由主动脉瓣先天发育异常所致的左心室流出道梗阻性心脏病，约占先天性心脏病的3%～6%[1]。其病变范围包含着主动脉瓣瓣叶的数目、厚度、交界部发育及瓣口横截面积的异常，且常合并左侧心脏结构畸形，如二尖瓣、左心室腔、主动脉弓以及主动脉峡部畸形等。大多数先天性主动脉瓣狭窄的患者出现梗阻症状较晚，程度较轻而不需早期治疗。约10%的重症主动脉瓣狭窄患者，在新生儿或婴儿期就出现面色苍白、呼吸急促、心动过速、两肺水泡音、肝大等心功能不全的表现，需要及早进行处理。同时还有左心室心内膜下缺血而致心内膜纤维弹性组织增生以及乳头肌纤维化、二尖瓣关闭不全等。轻至中度狭窄者一般多无症状，生长发育良好，多因发现心脏杂音而被诊断，随着年龄增长及病情加重，一部分患者出现活动后心悸气促、胸痛，甚至心绞痛、晕厥等。在主动脉瓣狭窄的自然病程中，超过70%的严重主动脉瓣狭窄患者发生猝死[2]。一些二叶主动脉瓣的患者，在婴幼儿期多无症状，直到中年后才被发现。

第二节　病理解剖和病理生理

一、病理解剖

正常的主动脉瓣是由三个半月形的瓣膜组成的，瓣膜的游离缘对合均匀，相互对称。先天性主动脉瓣狭窄时，瓣膜发育障碍，瓣叶融合，伴有瓣叶形态异常和黏液性变，瓣膜平面横截面积减小。瓣叶狭窄按瓣叶数目可分为单瓣、二瓣或三瓣畸形等。单瓣畸形，瓣膜呈拱顶状，呈隔膜性狭窄，一般开口于中心，无交界痕迹；也可偏离中心，或于瓣口水平可见一交界痕迹。二叶瓣畸形是主动脉瓣狭窄的最常见类型，约占70%。分为两型：对称型（解剖二叶瓣）与非对称型（功能二叶瓣）。解剖二叶瓣由两个大小相同的瓣叶和两个主动脉瓣窦组成。功能二叶瓣同样具有开放的二叶瓣，但有三个窦，其中两个窦靠近，由大小不同的两个瓣叶通过未开放的交界连接而形成融合瓣。融合瓣较对侧瓣叶大，故称为“非对称型二叶瓣”。左、右瓣叶增厚，前后交界粘连融合，瓣口呈裂缝形，长轴多为矢状面。二叶瓣畸形的瓣叶游离缘牵拉很紧，不能开放，瓣环一般较小，舒张期瓣膜常关闭不严。三叶瓣畸形的各个瓣膜，大小常不相等，瓣叶增厚，3个交界可分辨，外周有不同程度融合。瓣口狭窄位于中央时常呈圆顶状。随着血流的不断冲击，可使瓣膜，特别是游离缘变厚，发生硬化或钙化，使狭窄进行性加重。

主动脉窦的数目可以和瓣叶数不一致，先天性二叶瓣的病变大多数有3个主动脉窦。

了解瓣膜的解剖结构对于估测瓣膜成形术的预后很重要。对称型二叶瓣型和三叶瓣型主动脉瓣狭窄，可通过功能交界处的撕裂而扩大瓣口；而非对称型二叶瓣主动脉瓣狭窄，交界处撕裂同时，联合瓣也常常被撕裂，左右冠状动脉仍分别发出，在二叶瓣病例常分别起自左右或前后瓣窦内。

病理类型与选择球囊扩张术密切相关。主动脉瓣（环）发育良好的瓣膜狭窄，瓣环直径大致正常，瓣膜呈幕顶状运动，在超声心动图及心血管造影检查时可见射流征，瓣膜狭窄后有升主动脉扩张，此种类型适合行球囊扩张术。主动脉瓣发育不良型的瓣环较小，瓣膜明显狭窄增厚，狭窄的瓣叶不呈幕顶状运动，活动明显受限。在超声心动图和心血管造影检查时射流征不明显或为偏心射流，狭窄后升主动脉扩张不明显，球囊扩张效果不甚满意，但仍可试行球囊扩张术。

二、病理生理

正常主动脉瓣瓣口面积指数约为 $2.0cm^2/m^2$，瓣口面积指数＞$0.8cm^2/m^2$ 为轻度狭窄，$0.5\sim0.8cm^2/m^2$ 为中度狭窄，＜$0.5cm^2/m^2$ 为重度狭窄。对于先天性主动脉瓣狭窄，通常采用跨主动脉瓣的收缩期压差来评估狭窄的程度，根据跨主动脉瓣压差可分为：轻度（＜50mmHg），中度（50～79mmHg），重度（≥80mmHg）狭窄。

轻度主动脉瓣狭窄一般无明显的血流动力学改变，随着狭窄的加重而引起左心室压力负荷增加。由于主动脉瓣狭窄，左心室排血时阻力增高，使左心室收缩压升高，左心室壁厚度增加，左心室代偿性增厚扩大。另一代偿机制是通过舒张期缩短而延长射血时间。因此，左心室收缩功能在很长时间内可维持正常水平。舒张功能的变化与左心室肥厚的严重程度相关，有明确心室肥厚的患者，左心室室壁顺应性显著降低，左心室舒张末期压力升高。左心室舒张末期压力增高和舒张期的缩短导致心内膜下冠状动脉血流减少，瓣膜狭窄严重者，冠状动脉血流的减少会发生运动时、甚至安静状态下的心内膜下局部心肌缺血。运动中急性心肌缺血可导致室性心律失常、晕厥或猝死。严重的主动脉瓣狭窄时左心室不能随着运动需要而增加足够的心排血量，表现为运动后收缩压增高不显著或出现下降。

胎儿期严重主动脉瓣狭窄，左心室射血梗阻可引起左心室肥厚而致心肌缺血，左心室的收缩和舒张功能不全、并出现二尖瓣关闭不全和左心房增大，经未闭卵圆孔右向左分流明显减少。右心室容量负荷增加，右心经未闭动脉导管维持心排血量，因此对胎儿发育没有明显损害，而左心室由于心腔内压力和冠状动脉灌注压不一致，则可出现严重损伤，包括左心室功能不全、心肌梗死和心内膜下纤维弹力组织增生症。这种损害在胎儿出生后，当左心室必须供应体循环心排血量时方可表现出来。出生后新生儿的生理或血流动力学变化，则由左心室功能受损程度、卵圆孔开放状态和动脉导管闭合情况来决定。轻至中度主动脉瓣狭窄虽有左心室肥厚，但左心室功能没有损害，出生时生理上正常。出生后主动脉瓣狭窄程度，除单瓣畸形外一般都是逐渐加重的，左心室心肌向心性肥厚，当血流通过狭窄主动脉瓣口时，喷射入远侧主动脉腔内，产生涡流，致使主动脉壁变薄，升主动脉逐渐形成狭窄后扩张。随着狭窄进行性加重，引起进行性严重左心室衰竭，左心房和肺循环高压。假如有卵圆孔未闭或房间隔缺损存在时，心房水平可出现左向右分流。由于动脉导管开放，不会发生循环衰竭，此时体循环血流将会由右心室经动脉导管的血流来代偿，而出现发绀。根据左心室经狭窄主动脉瓣血流提供的心排血量程度，在上下肢之间可出现差异性发绀。一旦动脉导管闭合，造成循环障碍，可以很快出现气急、心悸、烦躁、四肢苍白、脉细、无尿和代谢性酸中毒。婴幼儿的主动脉瓣狭窄，尽管冠状动脉正常，也能影响心肌的供血。因为主动脉瓣狭窄的患者无论安静或活动时冠状动脉扩张均不能增加心肌氧供。当收缩期通过狭窄孔的射血时间延长，舒张期变短，尤其是心率快时，左心室舒张末期压力增加，主动脉舒张压降低，特别是伴有主动脉瓣反流或心力衰竭时，都会使冠状动脉压力和血流量下降，加重心肌缺血。

第三节　介入治疗

1983 年 Lababidi 等首先报告应用经皮球囊主动脉瓣成形术（percutaneous balloon aortic valvuloplasty，PBAV）成功治疗先天性主动脉瓣狭窄[3]。1986 年，首例患有重度主动脉瓣狭窄的新生儿成功实施了球囊瓣膜成形术[4]。我国自 1989 年开展了此项技术，但数量有限，尤其是新生儿和小婴儿重症主动脉瓣狭窄的球囊扩张术，由于手术风险大，并发症和死亡率高，国内报道甚少[5]。经皮球囊主动脉瓣成形术与外科瓣膜切开术一样仅为姑息疗法，可推迟外科手术年龄并避免多次外科手术的痛苦，虽然，国内外缺乏大规模随机、对照研究进行比较主动脉瓣球囊成形术与外科手术（包括手术切开瓣膜、Ross 手术和机械性主动脉瓣替换）的疗效[6]，但是，大量文献证明了先天性主动脉瓣狭窄球囊成形术的安全性和有效性，目前在大多数心脏中心已取代开放性瓣膜切开术作为治疗中至重度儿童先天性主动脉瓣狭窄的首选方法。

一、经皮球囊主动脉瓣成形术指征

2011 年美国心脏协会（AHA）发布的儿科心脏疾病心导管检查与介入治疗适应证的科学声明中推荐经皮球囊主动脉瓣成形术的适应证[7]：**Ⅰ类**：①对于动脉导管依赖的单纯性重度主动脉瓣狭窄的新生儿，及伴左心室收缩功能减低的单纯性主动脉瓣狭窄的患儿，无论跨主动脉瓣收缩期压差如何，均建议行经皮球囊主动脉瓣成形术（证据：B）。②儿童单纯性主动脉瓣狭窄，静息时心导管检查示跨主动脉瓣压差≥50mmHg，均应考虑进行经皮球囊主动脉瓣成形术（证据：B）。③儿童单纯性主动脉瓣狭窄，静息状态下心导管检查示跨主动脉瓣压差≥40mmHg，伴有心绞痛、晕厥、静息或者活动后心电图提示缺血性 ST-T 改变，均应考虑进行经皮球囊主动脉瓣成形术（证据：C）。**Ⅱb 类**：①儿童或者青少年主动脉瓣狭窄，静息时心导管检查示跨主动脉瓣压差≥40mmHg，无症状或者心电图无 ST-T 改变，但是如果患者准备怀孕或者参加竞技类运动者，可考虑行经皮球囊主动脉瓣成形术（证据：C）。②对于无症状的主动脉瓣狭窄患者，当高度镇静或者麻醉状态下心导管检查示跨主动脉瓣压差＜50mmHg，或者非镇静状态下多普勒超声提示平均跨瓣压差＞50mmHg，均可考虑行经皮球囊主动脉瓣成形术（证据：C）。**Ⅲ类**：①儿童单纯性主动脉瓣狭窄，静息时心导管检查示跨主动脉瓣压差＜40mmHg，且无症状或者心电图无 ST-T改变，不建议行经皮球囊主动脉瓣成形术（证据：C）。②儿童主动脉瓣狭窄同时合并主动脉瓣反流，需要外科主动脉瓣替换或者修补者，不适合行经皮球囊主动脉瓣成形术（证据：C）。我国专家一致认为选择经皮球囊主动脉瓣成形术时，瓣膜形态学改变是非常重要的指标[8]。

（一）明确适应证

单纯性先天性主动脉瓣狭窄，心排血量正常时经导管检查跨主动脉瓣压差，青少年或成人≥50mmHg，婴幼儿和儿童≥65mmHg，主动脉瓣膜增厚不明显，活动度良好，无明显瓣膜发育不良，无或仅有轻度主动脉瓣反流者。

（二）相对适应证

1. 合并左心室功能不全或心排血量降低的重症新生儿主动脉瓣狭窄。

2. 隔膜型主动脉瓣下狭窄。

3. 主动脉瓣上隔膜型狭窄造成左心室流出道梗阻者。

4. 外科瓣膜切开术后再狭窄。

（三）禁忌证

1. 主动脉瓣狭窄伴有中度以上主动脉瓣反流。

2. 主动脉瓣环发育不良型主动脉瓣狭窄。

3. 纤维肌性或管道样主动脉瓣下或瓣上狭窄。

二、经皮球囊主动脉瓣成形术操作方法及步骤

（一）术前准备

1. 术前应完善体格检查、胸片、心电图、超声心动图和化验等检查。要进行详细的超声评估，包括瓣叶的厚度，瓣环大小，瓣膜交界融合的部位，瓣膜反流及狭窄的情况。可通过超声所测得的压差来评估瓣膜狭窄的程度。在心尖五腔心切面所测得的跨主动脉瓣平均压差与导管测得的峰值压差有良好的相关性，约为峰值压差的2/3。对于新生儿重症主动脉瓣狭窄，应同时评估心功能。

2. 调整心功能　年长儿多无明显心功能不全症状，一般无需特殊处理，重症新生儿术前常存在严重心功能不全，应尽可能调整心功能，必要时需应用正性肌力药物。同时重症新生儿常借助未闭的动脉导管通过右向左分流供应降主动脉，术前需应用前列腺素E以维持动脉导管开放，防止体循环缺血，造成肾衰竭、严重代谢性酸中毒等并发症。

3. 麻醉准备　12岁以下或不合作的患儿需施行静脉复合麻醉。术前给予适当镇静，以减少由于哭吵等造成的动脉插管处出血过多。必要时配血备用，心肺复苏器械及药物应备齐。

（二）操作方法

1. 球囊扩张术入径　通常选用逆行插管法或经静脉房间隔穿刺前向性插管法进行经皮球囊主动脉瓣成形术。逆行插管法包括经股动脉、脐动脉、腋动脉和颈动脉途径，其中后三者主要用于新生儿及小婴儿。经股动脉逆行插管法操作相对简单，最为常用，但有时导丝、导管通过狭窄的主动脉瓣口困难。脐动脉插管多在新生儿早期应用，但由于较粗的球囊扩张导管容易受阻于髂动脉交界处，另外操作导管难以通过严重狭窄的主动脉瓣口，因此临床应用受限。经颈动脉逆行插管途径短且直，操纵导管很容易插至左心室，可缩短操作时间，同时可保留股动脉以备后用[9]。腋动脉插管，导管较脐动脉插管法容易越过主

动脉瓣口进入左心室，血管并发症较股动脉插管少。经股静脉顺行球囊扩张法主要用于逆行导丝进入主动脉瓣困难者，可穿刺股静脉及房间隔（或经开放卵圆孔），送导丝、导管入左心室及升主动脉，然后从静脉途径送入球囊导管至主动脉瓣口进行球囊扩张术。操作方法为常规右心导管法：经股静脉、下腔静脉达右心房，进行房间隔穿刺，由 Mullins 鞘内插入球囊漂浮导管至左心房、左心室，最后经主动脉瓣到达升主动脉。由漂浮导管内插入直径为 0.064～0.089cm（0.025～0.035 英寸）、长度为 260cm 的交换导丝至腹主动脉。撤去漂浮导管及 Mullins 鞘，沿交换导丝插入球囊扩张导管达主动脉瓣口，操纵交换导丝维持一定张力，使球囊导管到位后再进行球囊扩张。此方法有可能造成二尖瓣损伤，目前临床上已很少应用。

2. 诊断性心导管检查　股静脉及股动脉插管后，给予肝素 100U/kg。先行右心导管检查，然后经股动脉送入猪尾巴导管达升主动脉，先测压及升主动脉造影以观察主动脉瓣有无反流。当导丝、导管难以直接进入左心室时，可应用带有角度的导管，如 Cobra 导管、右冠状动脉导管、左冠状动脉导管或切割猪尾巴导管，配以带有亲水复合物涂层的泥鳅超滑导丝，进入左心室，但应避免插入冠状动脉。重症主动脉瓣狭窄时，因导管逆行通过狭窄的主动脉瓣相当困难，可先进行升主动脉造影，观察射流方向，再设法沿射流方向送入软直头交换导丝。可以选择能穿过导引钢丝而不影响压力传导的导管，如美国 NuMED 公司生产的 Multi-Track™ 导管，同步记录左心室与狭窄后的主动脉压力以测量左心室压和跨主动脉瓣压差，然后置换猪尾巴导管行长轴斜位左心室造影，以观察瓣膜狭窄类型，测量瓣环直径及射流口直径。升主动脉造影可显示负性射流及瓣膜幕顶状运动（图 12-1），观察主动脉瓣有无反流及反流严重程度以及冠状动脉的分布形态。球囊扩张后必须再次进行升主动脉造影，以观察是否由于球囊扩张而引起或加重了主动脉瓣的关闭不全；并进行左心室造影以评价主动脉瓣狭窄的改善情况，精确测定主动脉瓣环直径及射流口直径，同时可显示左心室流出道、左心功能状况等，射流宽度常被用来判断主动脉瓣狭窄球囊扩张术的效果。

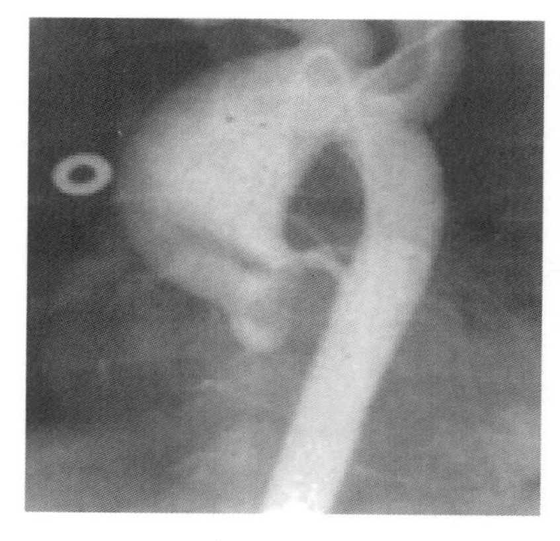

图 12-1　升主动脉造影（后前位）：主动脉瓣狭窄时可显示负性射流及瓣膜幕顶状运动

3. 球囊导管的选择　临床上常用单球囊法和双球囊法，当主动脉瓣环直径较大（>20mm）时可采用双球囊。单球囊法的球囊/瓣环直径比为 0.8～1.0，双球囊法则两球囊直径/瓣环直径比达 1.2～1.3[10]。选择球囊的基本原则是，球囊的直径不能超过主动脉瓣环的直径。最初选择相当于主动脉瓣环直径 90%的球囊，如果扩张后压力阶差下降不理想且无主动脉瓣关闭不全发生，可选择直径较前增加 1mm 的球囊。

选择的球囊导管应该具有外形体积小、球囊充盈及排空迅速的特点。同时，需选择非顺应性球囊，不需选择高压球囊。对于小婴儿，要选择管径较细的球囊导管，对于年长儿，可选择管径稍粗的导管配以较粗的导引钢丝，以便在左心室收缩时能够更好地支撑球囊。球囊长度以球囊能够骑跨过主动脉瓣而不触及二尖瓣腱索为度。新生儿使用 2cm，1～3 岁儿童使用 3cm，4～12 岁使用 4cm，青少年及成人使用 5cm 的球囊较为合适。瓣膜成形术中最小直径扩张球囊的额定爆裂压力范围是 5～8atm，最大直径扩张球囊的额定爆裂压力范围是 1.5～3atm。术中扩张时不要达到额定爆裂压力，以防止球囊破裂。术者应该注意观察球囊的位置和狭窄瓣膜所致的“腰”征。一旦“腰”征消失，要迅速释放球囊的压力。

目前国内使用最多的是美国 NuMED 公司生产的 Tyshak 与 Tyshak Ⅱ球囊和法国 Balt 公司的扩张球囊。前者球囊直径范围为 4～30mm，直径小于 25mm 的球囊其型号直径递增幅度为 1mm。Tyshak 球囊较 Tyshak Ⅱ球囊管径粗以适应较粗的导引钢丝，其额定爆裂压力稍高，较粗的导管和引导钢丝能够更好地抵抗左心室的冲击力，因此适用于年长儿。Tyshak Ⅱ球囊较软较细，更符合婴幼儿小体积传送鞘管的要求。Balt 公司球囊直径范围为 8～40mm，直径小于 25mm 的球囊其型号直径递增幅度为 2～3mm，直径大于 25mm 的球囊其型号直径递增幅度为 5mm。该球囊需要较粗的传送鞘管，而较粗的管径和导引钢丝提供了更好的系统支撑力，适用于年龄较大的患者。

4. 球囊扩张术

（1）球囊导管的插入及到位：首先将 260cm 交换“J”形或直软头或泥鳅导丝插入左心室，沿导引钢丝送入相应大小的球囊扩张导管直至升主动脉瓣口处。注意球囊导管不要过深进入左心室后再回撤，否则导管在主动脉弓部过于紧张，左心室收缩时易将球囊挤入升主动脉。操作时要确保导丝位于二尖瓣装置的前方，因为狭窄的瓣口通常位于位置偏后的左冠瓣和无冠瓣之间，导丝经狭窄的瓣口进入左心室时可能朝后方走行穿过二尖瓣腱索，当球囊扩张时会造成二尖瓣前叶的撕裂。

（2）球囊扩张：扩张术前，先在右心室预置临时起搏器，将心率调高至 180 次/分左右起保护作用。通过各种插管途径，经导管置入交换导丝入左心室或升主动脉（或建立导丝轨道），双球囊法可同时置入两根交换导丝。沿导丝将球囊导管送入主动脉瓣口，使球囊中央恰骑跨于主动脉瓣口时，迅速推注稀释造影剂（1∶4）充盈球囊（球囊充盈后腔内压达 4～6atm），球囊扩张后可见主动脉瓣狭窄形成的“腰征”；当球囊完全扩张后“腰征”消失（图 12-2）。由球囊扩张至吸瘪总的时间为 3～5s，反复 2～3 次，每次间隔 5min

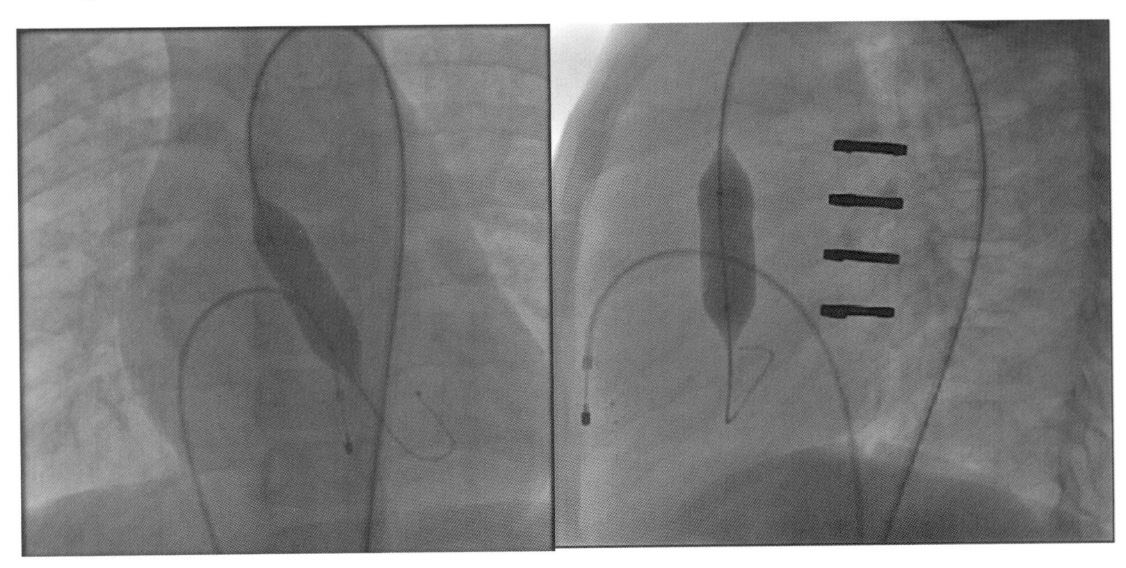

图 12-2　球囊主动脉瓣成形术正侧位图像，扩张时可见“腰征”

左右。球囊快速充盈过程中，尽可能将球囊稳定在瓣膜狭窄处。球囊在充分膨胀之前移位会妨碍瓣膜的有效扩张，球囊充盈后来回移动则会损伤瓣叶或周围组织。如果扩张术后无或有少量主动脉瓣反流，仍有明显的残余压差，则重新进行左心室造影，精确测量主动脉瓣环大小，如果充盈的球囊直径与主动脉瓣环直径一致，则可增加至多10%的球囊直径再次扩张。

年长儿及青少年瓣环较大，单一球囊难以达到适合的球囊/瓣环比值者，可采用双球囊法进行扩张。双球囊技术的优点是，两根直径较小的球囊通常需要较细小的传送鞘管，相应地减少了股动脉损伤的风险，扩张时两根球囊不能完全对合，有血流从其间穿过，减小了左心室收缩时血流将球囊冲出瓣膜的力量，也避免了扩张过程中出现严重的主动脉压力下降。普遍认为，二叶主动脉瓣狭窄时，双球囊更符合瓣膜的解剖结构，双球囊较单球囊造成瓣叶撕裂的概率低。双球囊技术的不足之处在于需要将两根导丝通过主动脉瓣进入左心室，使手术时间延长。严重的主动脉瓣狭窄时可先选用较小的球囊进行扩张，然后再选用适当球囊/瓣环比值的球囊导管进行扩张。这样，便于球囊导管通过狭窄的瓣口，其次，小球囊预先扩张后有利于大直径球囊的插入。

术中要密切监测心率、心律、血压、血氧饱和度的变化。扩张满意后撤出球囊导管，置换猪尾巴导管入左心室测压并造影，了解瓣膜开放情况，然后回撤至升主动脉测压，评估跨瓣压差，判断手术疗效，并行升主动脉造影，显示有无主动脉瓣反流，并与术前比较。效果满意则可撤出所有导管，术毕拔管，局部压迫止血，如出血过多应输血。

5. 手术终点的判定

（1）球囊“腰征”消失，主动脉瓣收缩期杂音减轻。

（2）跨主动脉瓣压差较术前下降达50%以上（或＜20mmHg），主动脉瓣口面积较术前增加25%，为效果良好。

（3）少量或无明显主动脉瓣反流或主动脉瓣反流程度较前无加重。

（4）如果扩张后观察到有意义的主动脉瓣反流，不管是否仍残留有临床意义的主动脉瓣狭窄，均需中止进一步扩张。

6. 术后处理

术后严密监测可提示球囊成形术后早期发生严重并发症的体征和检查，包括血压、心音、心律、心电图的改变，术后2h内及24h复查超声心动图，以早期发现心脏穿孔及主动脉瓣反流，同时注意观察动脉穿刺侧血管搏动情况。

第四节　特殊病例的处理方法

一、胎儿介入主动脉瓣球囊成形术

由于血流动力学因素，重度主动脉瓣狭窄患者出生后即会出现左心功能不全以及心内膜弹力纤维增生。出生后再解除狭窄，由于心功能不良，患者难以建立稳定的血流动力学。故而要争取在胎儿期未出现左心室不可逆损伤的情况下，早期解除左心室流出道梗阻，有望改善心功能，提高预后。

胎儿超声心动图引导下经子宫行胎儿主动脉瓣球囊扩张术使治疗成为可能。孕妇应用哌替啶镇静并应用局麻药后，超声引导下采用18G标本针穿刺宫腔及胎儿左心室心腔成功后，测定左心室压力，沿钢针送入导丝经左心室送至升主动脉，同时记录主动脉瓣跨瓣压差，球囊一般选择小直径的冠状动脉或外周球囊导管，反复扩张数次后，再次测定主动脉跨瓣压差，完成手术。该术式技术难度较大，同时对于超声技术要求较高，虽有文献报道，但该技术尚未广泛推广。

二、新生儿介入主动脉瓣球囊成形术

相较于小儿及成人主动脉瓣介入成形术，新生儿行主动脉瓣狭窄的介入治疗选择股动脉入路时血管并发症发生率较高，且新生儿经股动脉将导丝翻越主动脉弓送至左心室难度较大。所以常选择脐动脉、腋动脉或颈动脉入路。其中，颈动脉入路由于具有距离左心室距离近、路径直、导丝导管操作方便、止血方便等优势，成为新生儿主动脉瓣球囊成形术首选血管入路。

三、主动脉瓣瓣下狭窄球囊成形术

主动脉瓣瓣下狭窄约占先天性主动脉瓣狭窄的30%，分为隔膜型和纤维肌嵴型。其中隔膜型可行球囊扩张术，隔膜型瓣下狭窄球囊成形术适应证为：薄且固定的＜3mm瓣下隔膜；跨瓣压差＞30mmHg；中度以下主动脉瓣反流。手术方式与主动脉瓣狭窄球囊成形术相近，但隔膜型瓣下狭窄，导管更易送达左心室；球囊选择方面，不同于单纯主动脉瓣狭窄球囊扩张，隔膜型瓣下狭窄球囊扩张后压差缓解可能不明显，可选择稍大直径的球囊，反复扩张数次，直到压差达到满意值。

四、合并动脉导管未闭的主动脉瓣狭窄

先天性主动脉瓣狭窄较少合并心内畸形，可合并动脉导管未闭。治疗该类患者，为了减少入路动脉相关并发症，可经股静脉通过动脉导管将导丝导管送入左心室，后导入球囊进行扩张，由于该路径迂曲，将导丝导管通过狭窄主动脉瓣送入左心室有一定难度，需要术者有一定手术经验。完成主动脉瓣球囊成形术后，再经该路径行动脉导管未闭介入封堵术。

五、合并主动脉缩窄的先天性主动脉瓣狭窄

先天性主动脉瓣狭窄合并主动脉缩窄的病例并不罕见，应积极对两处病变进行干预，由于主动脉瓣狭窄患者婴幼儿时期即存在左心功能不全，为缓解主动脉瓣跨瓣压差，改善心功能，应及早对主动脉瓣狭窄进行干预，但患儿主动脉细小，并不适宜同期行主动脉缩窄支架置入术。主动脉瓣狭窄合并主动脉缩窄的患者，常存在主动脉瓣二瓣畸形，并伴主动脉瓣中等量以上反流，该类患者也应积极寻求外科途经对主动脉瓣及缩窄病变进行处理。

第五节　并发症及处理

经皮球囊主动脉瓣成形术并发症远较经皮球囊肺动脉瓣成形术多，尤其是新生儿的左心室和主动脉瓣环发育小是影响长期存活率的危险因素，而大的球囊/瓣环比值是发生主动脉瓣反流的危险因素。据报道并发症的发生率可高达40%左右，其中有一些是严重的并

发症。一组先天性瓣膜成形术和血管成形术（VACA）登记资料显示，204 例接受经皮球囊主动脉瓣成形术的婴儿和儿童记录中，其严重并发症发生率为 5%，多见于年幼儿。常见并发症如下。

一、主动脉瓣反流

发生率可高达 21%～43.5%，是最常见的并发症之一，一般为少到中量反流。多个报道均发现随着随访时间的延长主动脉瓣反流有增高趋势。Reich 对 269 例球囊扩张术后患者随访 14.8 年，提示主动脉瓣反流较前明显加重的发生率为 22.3%，其中 90%需要外科治疗[11]。主动脉瓣反流发生的机制与瓣膜病变类型及程度有关，球囊选择过大造成瓣环撕裂也可引起主动脉瓣反流，导管、导丝通过瓣口时损伤瓣膜也可导致主动脉瓣反流，股动脉逆行插管法发生这种情况的概率比较大。主动脉瓣反流的严重程度与应用的球囊/瓣环比例有关，球囊/瓣环比例≤1.0 者可明显减少主动脉瓣反流的发生率。Reich 的研究还发现，主动脉瓣反流的发生与瓣膜的病理解剖相关，二叶主动脉瓣反流的发生率较高。对经皮球囊主动脉瓣成形术后主动脉瓣反流的预防，主要在于精确测量主动脉瓣环的直径，应用球囊/瓣环比例≤1.0，最大不能超过 1.1，否则可引起主动脉瓣叶、升主动脉根部的撕裂，不能单纯追求达到极小的跨主动脉瓣压差，因为主动脉反流所造成的临床症状要较主动脉瓣狭窄更重且明显。

二、术后再狭窄

Reich 的资料提示术后再狭窄的发生率为 16.7%，术后再狭窄与主动脉瓣发育不良和瓣环较小有关，二叶主动脉瓣球囊成形术后的再狭窄发生率也较高。再狭窄患儿需要再次进行球囊成形术或外科瓣膜切开术或置换术。波士顿儿童医院对 228 例接受球囊成形术的患者随访 4 年，再狭窄的发生率为 17%。因此对于主动脉瓣发育不良型者不适宜进行经皮球囊主动脉瓣成形术。

三、死亡

因经皮球囊主动脉瓣成形术引起的死亡主要发生在新生儿，其发生率与外科手术的死亡率相当，早期死亡率约为 4%～9%，除了球囊扩张的并发症外，主要与主动脉瓣狭窄的解剖类型有关，主动脉瓣环≥7mm 者较≤7mm 者死亡率低。年长儿及青少年的死亡率较低。关于死亡率的报道各家不一，Reich 等报道的死亡率为 10.4%，Eqito 等报道的新生儿死亡率为 12%，波士顿儿童医院年龄在 1 个月以上患儿死亡率为 0.7%[12]。

四、局部动脉血管并发症

术后血管并发症发生率可达 9%～23%，主要是股动脉穿刺部位的并发症较多，包括局部血栓形成、动脉壁撕裂、假性动脉瘤、出血、血肿等。其中以新生儿股动脉插管法发生率最高。大约 20%的患者发生股动脉搏动的永久性消失[13]。预防的措施是穿刺后立即进行全身肝素化，并根据患者血管直径选择合理的插管路径及导管，球囊不易过大，球囊越大，局部动脉并发症越多。此外，术后压迫止血过程中手法不宜过重，以不出血又可触及股动脉搏动为准，可减少动脉并发症。

五、二尖瓣损伤

经房间隔穿刺法经左心房、二尖瓣达左心室进行球囊扩张，有时可引起二尖瓣腱索断裂、前叶撕裂等，导致二尖瓣反流。逆向插管法亦可损伤二尖瓣，因为狭窄的主动脉瓣瓣口多位于左冠瓣和无冠瓣之间，位置偏后，导丝由瓣口插入左心室后易向后走行穿行于二尖瓣腱索间，球囊扩张时易引起二尖瓣腱索断裂及前叶撕裂，因此，操作时应注意使导丝位于二尖瓣装置的前方。

六、心律失常

球囊扩张过程中多数有室性早搏及短阵室性心动过速。心动过缓及左右束支传导阻滞也可发生，一般不需要特殊处理。目前球囊扩张术时常规采用临时起搏，可防止恶性心律失常的发生，心室颤动罕见，一旦出现要及时除颤。

七、左心室及升主动脉穿孔

由于导丝头端过硬及坚硬导管在递送过程中引起心室壁及升主动脉穿孔，另外应用过大球囊，球囊/瓣环比例超过 1.2 时有可能引起主动脉壁、主动脉瓣及室间隔的撕裂。主动脉破裂可引起内出血、血压下降，左心室穿孔可引起心包积血、心脏压塞。一旦诊断明确，需快速心包穿刺减压，早期开胸手术修补。预防的方法是不宜选用过大的球囊/瓣环比例，选择的导丝及导管不宜过于坚硬，操作应规范、轻柔，避免大幅度递送导管头端顶压心脏壁。

八、体循环栓塞

约占 1%～2%，一旦发生卒中及心肌梗死，其后果严重。与导管操作中排气/抗凝不充分或含气的球囊破裂有关，准备球囊时要仔细检查，认真冲洗球囊，术中注意肝素化，扩张时要防止球囊破裂，避免发生相关并发症。

第六节　疗效评估与随访

先天性主动脉瓣狭窄治疗成功的标准为：①主动脉瓣跨瓣压差下降 50%以上；②扩张后主动脉瓣瓣口面积增大 25%以上；③球囊扩张后未出现明显的主动脉瓣反流。术中即刻可通过心导管、造影及超声心动图评价治疗效果。

但是需要明确的是球囊成形术虽可解除主动脉瓣狭窄，降低压差，缓解症状，但是病理改变依然存在，手术仅为姑息性治疗，狭窄有复发可能，术后需要密切随访。一般要求术后 1 个月、3 个月、6 个月、1 年及此后每年进行定期随访。复查内容包括 X 线平片、心电图及超声心动图，评估主动脉瓣跨瓣压差、左心室肥厚程度、左心室舒张功能，并制订下一步治疗方案。术后 5 年，60%的患者可能需要再次干预，对于无症状主动脉瓣狭窄患者，收缩压差>70mmHg 需要再次介入治疗；而对于有症状的主动脉瓣狭窄患者，或仅存在中等程度压差但超声心动图及心电图提示存在左心室发育不良时同样需积极再次进行介入或外科治疗。

（朱鲜阳　肖家旺）

参考文献

[1] Jabbour RJ，Dick R，Walton AS. Aortic balloon valvuloplasty-review and case series. Heart Lung Circ，2008，17S4：S73-81.

[2] Sholler GF，Keane JF，Perry SB，et al. Balloon dilation of congenital aortic valve stenosis：results and influence of technical and morphological features on outcome. Circulation，1988，78：351-360.

[3] Lababidi Z. Aortic balloon valvuloplasty. Am Heart J，1983，106：751-752.

[4] Lababidi Z，Weinhaus L. Successful balloon valvuloplasty for neonatal critical aortic stenosis. Am Heart J，1986，112：913-916.

[5] 傅立军，周爱卿，郭颖. 经皮球囊主动脉瓣成形术治疗小婴儿重症主动脉瓣狭窄的疗效观察. 中华心血管病杂志，2012，4：289-292.

[6] Gatzoulis MA，Rigby ML，Shinebourne，et al. Contemporary results of balloon valvuloplasty and surgical valvotomy for congenital aortic stenosis. Arch Dis Child，1995，73：66-69.

[7] Feltes TF，Bacha E，BeekmanRH，et al. Indications for cardiac catheterization and intervention in pediatric cardiac disease：a scientific statement from the American Heart Association. Circulation，2011，123：2607-2652.

[8] 朱鲜阳. 常见先天性心脏病介入治疗操作手册. 沈阳：辽宁科学技术出版社，2011.

[9] Rossi RI，Manica JL，PetracoR，et al. Balloon aortic valvuloplasty for congenital aortic stenosis using the femoral and the carotid artery approach：a 16-year experience from a single center. CatheterCardiovascInterv，2011，78：84-90.

[10] Beekman RH，Rocchini AP，Crowley DC，et al. Comparison of single and double balloon valvuloplasty in children with aortic stenosis. J Am Coll Cardiol，1988，12：480-485.

[11] Reich O，Tax P，Marek J，et al. Long term results of percutaneous balloon valvoplasty of congenital aortic stenosis：independent predictors of outcome. Heart，2004，90：70-76.

[12] Eicken A，Georgiev S，Balling G，et al. Neonatal balloon aortic valvuloplasty predictive value of current risk score algorithms for treatment strategies. Catheter Cardiovasc Interv，2010，76：404-410.

[13] Dhawan R，Shavelle DM. Percutaneous aortic balloon valvuloplasty performed in a patient with distal aortic occlusion. J Invasive Cardiol，2012，24：E75-76.

第十三章

主动脉窦瘤破裂的诊断及介入治疗

第一节 概 述

主动脉窦瘤（sinus aortic aneurysm，SVA），又称为 Valsalva 窦瘤，是一种少见的先天性畸形，约占先天性心脏病的 0.31%～3.56%，多发于青年，男性约占 2/3。主动脉窦瘤破裂是指由于先天性或后天性因素的影响，主动脉窦变成薄壁囊状结构，向外凸出累及邻近心脏结构，并最终破入邻近心腔内，形成主动脉与受累心腔之间的血液分流，最终导致一系列的血流动力学改变。主动脉窦瘤形成及破裂主要是主动脉窦壁弹力纤维和（或）肌性组织先天性缺失所致。另外感染、手术、创伤、炎症以及退行性改变等也都可以引起后天性（获得性）主动脉窦瘤，但后者常为多个窦同时受累。瘤体壁薄通常呈瘤样或管状扩张，逐渐扩大直至破裂，原低压的心腔突然承受很高压力和高容量负荷，如不及时治疗，可迅速出现心力衰竭并危及生命。

1839 年，Hope 首次描述了 1 例先天性主动脉窦瘤破裂入右心室的病案报道。1840 年，Thurman 报道了 5 例未破裂的主动脉窦瘤病例。早年主动脉窦瘤的病因多考虑梅毒。1949 年，Jones 和 Langley 提出了主动脉窦瘤的病因为先天性，并阐述了其特征[1-4]。主动脉窦瘤破裂在东方国家的发病率远高于西方欧美国家，并且患者以青少年与成人为主。在心底部分流的先天性畸形中，其发病率仅次于动脉导管未闭[5]。

自 1956 年报道主动脉窦瘤破裂外科修补术成功以来，外科手术成为该病的传统治疗方法。经过几十年的经验，外科手术效果良好，手术风险也较低。但是外科手术也面临许多因素的制约，如对急性破裂造成血流动力学不稳定的患者实施手术风险增加，如果出现瘤体再破裂或主动脉瓣反流需要二次开胸手术时也大大增加手术风险。1994 年 Cullen 首次报道了经导管介入封堵主动脉窦瘤破口的成功个案，以后陆续出现了许多不同类型封堵器，以及应用不同方法进行介入封堵的研究[1-4]。因此，经导管介入封堵可作为外科手术的补充。

第二节 病因与病理解剖

一、病因

SVA 病因最常见为先天性因素。Edwards 和 Burchell 描述了 SVA 结构缺陷在于主动脉壁中层和主动脉瓣环延续性缺失，继而逐步发展为内膜撕脱及窦瘤的形成。先天性 SVA 常发生于主动脉某个窦的局部，其发育薄弱又承受主动脉根部的高压，首先形成无症状的小囊袋，瘤的形成通常经过多年，逐步发展为指样凸起。在此基础上，某些诱因如剧烈活动、提取重物、创伤或交通事故等作用下，主动脉内压力骤然升高时，使薄弱的窦壁破裂；而穿透通常发生于瘤的尖端。

获得性或非先天性 SVA 发生率低于先天性 SVA，其继发于主动脉壁的损伤，包括感染（梅毒、细菌或真菌感染性心内膜炎，结核感染）；退行性疾患（动脉粥样硬化，结缔组织病及囊状内膜凋亡）；胸部创伤。获得性 SVA 常累及多个冠状动脉窦。但一些先天性因素包括遗传性结缔组织异常如 Ehlers-Danlos 综合征或马方综合征也会导致主动脉窦广泛弥漫扩张而非局限性瘤样突出。文献也有报道大动脉炎、白塞综合征导致窦瘤形成。更为罕见的是医源性 SVA，包括主动脉瓣置换术后，主动脉瓣广泛钙化切除后。不同于先天性 SVA，获得性 SVA 常有一些特点：瘤体常在心外，可累及任何主动脉窦并向上延续；常合并获得性心脏感染疾病而很少合并心脏先天畸形。

二、病理解剖及分类

主动脉窦指与主动脉瓣叶相对应的主动脉管腔向外呈壶腹样膨出的部分，在半月瓣上方形成向上开口的腔；其上界为主动脉嵴，下界为主动脉瓣环。除少数先天性发育异常外，通常主动脉窦分为三部分，即右窦（右冠状动脉窦）、左窦（左冠状动脉窦）以及后/无窦（无冠状动脉窦）。其中左、右窦都有对应的冠状动脉发出。主动脉窦周围的毗邻关系相对复杂，其中右窦与右心房、右心室及部分心包毗邻，骑跨于圆锥间隔之上；无窦与左、右心房毗邻，骑跨于房间隔上；左窦主要与左心房和部分心包相邻（图 13-1）。

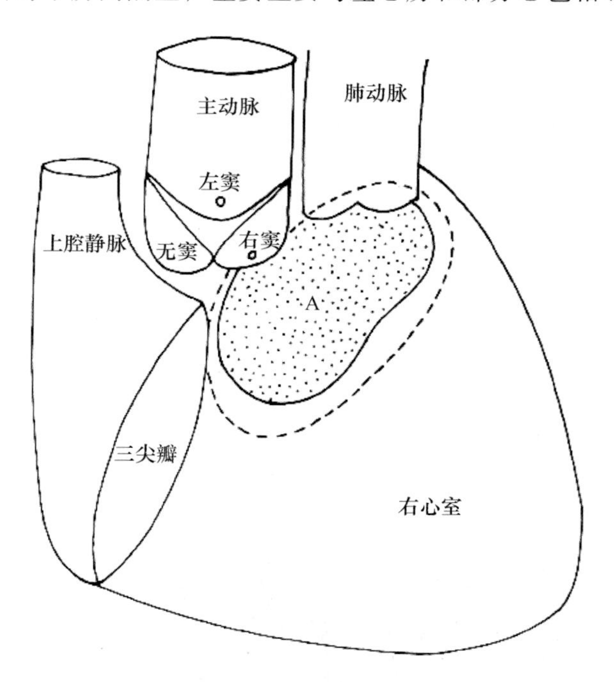

图 13-1 主动脉窦瘤破入右心室解剖关系示意图

主动脉窦瘤可以发生在任何一个窦内，考虑到上述的主动脉窦解剖学特点，右窦可以破入右心房及右心室，破入心包罕见；无窦可以破入左、右心房；而左窦则可以破入左心房和心包内。主动脉窦瘤破裂常有内、外破口，内破口与主动脉窦相通，形成窦瘤蒂部；外破口与毗邻心腔相通，多为单破口。

三、合并畸形

先天性 SVA 常伴有其他先天性心脏病，其中以室间隔缺损最多见，尤其是主动脉右窦瘤合并室间隔缺损的机会更高，有报道可达 40%～50.6%。当合并室间隔缺损时，需要注意的是究竟是主动脉窦瘤合并室间隔缺损，还是高位室间隔缺损导致主动脉瓣脱垂进而造成瓣呈瘤样凸出，少数患者甚至凸入右心室造成诊断困难。鉴别要点在于瘤样结构与主动脉瓣环的关系。合并室间隔缺损者，瘤体开口于主动脉瓣环之上；如果继发于主动脉瓣脱垂，则瘤体远离窦部，开口于主动脉瓣之下。

合并主动脉瓣畸形和关闭不全者也不少见，当同时合并室间隔缺损时，主动脉窦瘤外凸导致主动脉瓣叶边缘弯曲、脱垂，进而产生主动脉瓣关闭不全；当无室间隔缺损时，主动脉二瓣畸形等因素常是主动脉瓣关闭不全的原因。另外，当主动脉窦瘤体积较大时，其牵拉作用也可造成主动脉瓣关闭不全。

其他先天性心血管畸形都可以合并存在，但发生率很低。值得注意的是当合并右心室流出道狭窄时，需要鉴别狭窄的原因，即狭窄是由右心室流出道本身发育异常所致，还是主动脉窦瘤凸入漏斗部间隔造成梗阻。主动脉窦瘤扩张膨凸可以对邻近心脏组织造成压迫，除了上述右心室流出道外，冠状动脉及房室传导系统都可受累，出现相应症状。

四、诊断

在对主动脉窦瘤破裂的诊断中，各种影像学手段起主要作用，尤其是超声心动图（经胸，必要时辅以经食管检查）无疑扮演着重要的角色。下面简要介绍常见的影像学表现：

1. X 线胸片　未破裂的患者胸片多无阳性征象；当瘤体破入右心系统后，将出现左向右分流的征象（图 13-2）。依据血流动力学影响以及合并的畸形，患者心影可以呈多种外形，以主动脉型和二尖瓣-主动脉型多见。特征性征象之一是患者肺血增加程度较轻，

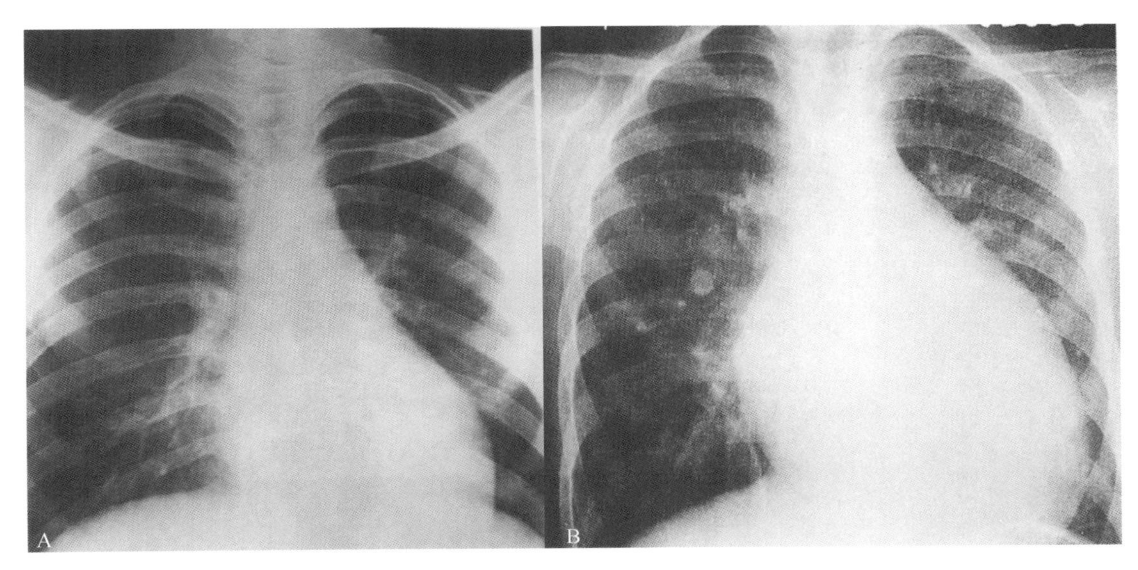

图 13-2　A. 右冠窦凸入右心室流出道，未破裂，致流出道狭窄。平片示肺血少，右心室大。B. 窦瘤破入右心室，平片示肺血多并肺淤血，主动脉偏宽，双心室大

与心影的增大程度不相符，系由于心室功能受损所致，当合并主动脉瓣关闭不全时将更加明显。特征性征象之二是患者肺动脉段凸出（肺动脉高压）程度通常不十分明显，而肺静脉高压的征象，如肺淤血及肺水肿等则较明显。

2. 超声心动图　通常采用胸骨旁左心室长轴切面和主动脉根部水平短轴切面。可见受累的主动脉窦呈囊袋样或指状凸出，瘤壁回声反射纤细光滑，可发现瘤体底部回声中断，彩色多普勒可见高速异常血流信号。当经胸超声心动图声窗不佳时，可行经食管超声补充（图 13-3）。

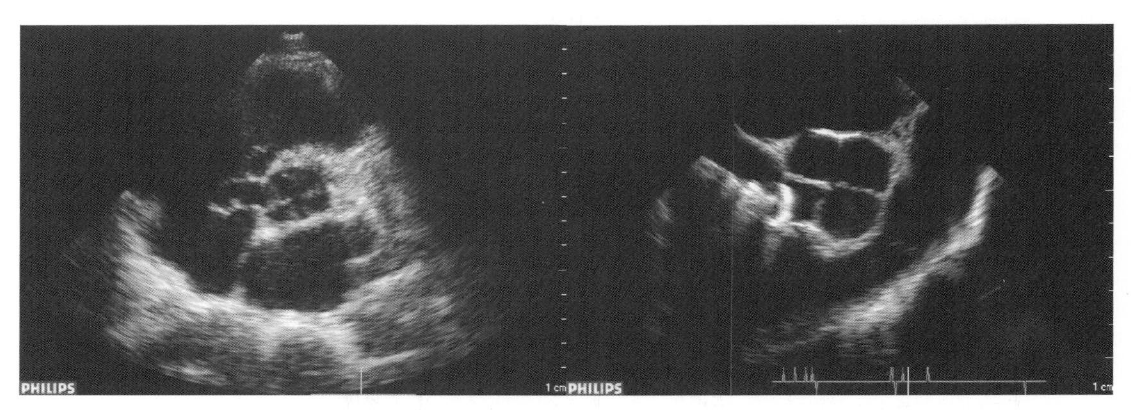

图 13-3　经食管超声心动图示主动脉右窦瘤形成，瘤体破入右心房，破口最窄处直接约 6mm（左）；经导管置入 10/8mm ADO 封堵后，经食管超声提示主动脉窦瘤破口封堵完全，封堵器形态位置良好（右）

3. 多排 CT/MRI　CT 与 MRI 不受声窗限制，能够准确显示出主动脉窦瘤的形态、大小、破口及破入的心腔等详细信息（图 13-4）。其中多排螺旋 CT 还能够对病变处进行三维重建，使病变处立体显示；而 MRI 可对病变处进行任意角度扫描，电影序列的应用使我们能够近乎实时地观察病变处信息。对于用超声心动图检查显示病变困难的患者，可行 CT/MRI 补充。

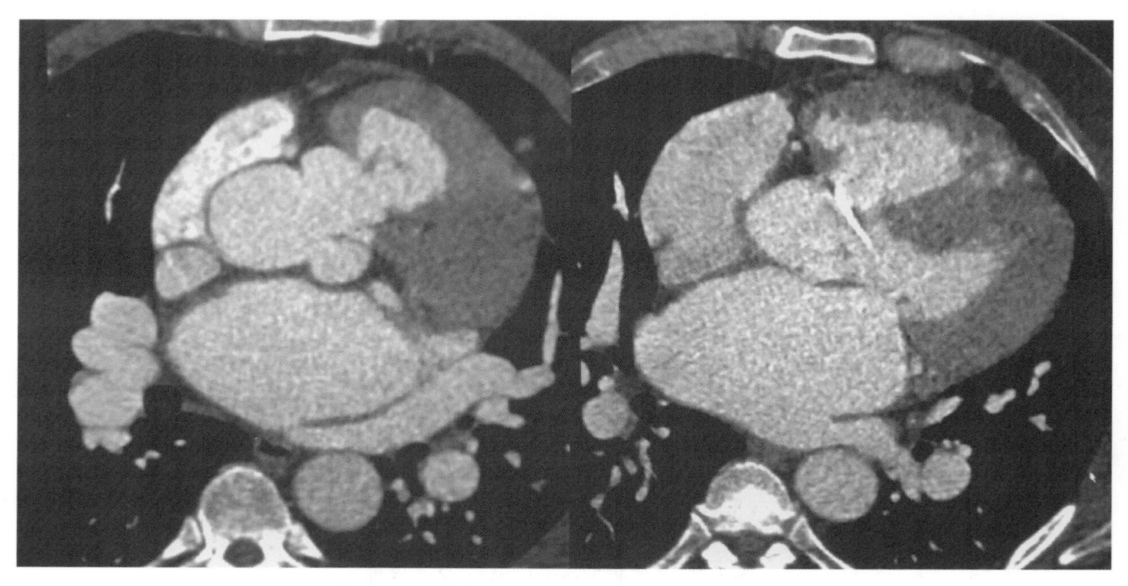

图 13-4　增强 CT 示主动脉右窦破入右心室

4. 心血管造影 目前对大多数患者来说，超声心动图已经能够满足诊断需要，可以准确显示出主动脉窦瘤的形态、大小、膨凸的方向、破口的直径等详细信息。但对少数无创性检查不满意的患者，或者主动脉瘤较小和破入少见部位患者，以及拟行介入封堵治疗的患者需要进一步行心血管造影检查。造影体位以双斜位最佳，造影部位通常选择主动脉根部。造影可见：①受累主动脉窦局限性囊状凸出，通常可见相对较细的瘤蒂与窦相连；部分患者可出现受累主动脉窦本身扩大，多为合并畸形或瘤体内口宽大所致；②可见主动脉窦瘤凸出的方向和部位，双斜位时容易确定；③窦瘤内、外破口的详细情况，及破入的心腔；④伴发的畸形或继发的其他病变，尤其是室间隔缺损及主动脉瓣关闭不全的情况；⑤除外冠状动脉病变。

第三节 介入治疗

一、适应证与禁忌证

（一）适应证

1. 年龄 3 岁以上，体重大于 5kg。
2. 主动脉右窦或无窦受累及。
3. 瘤体破入右心房或右心室。
4. 无合并其他需要外科处理的心血管疾患。
5. 主动脉窦瘤破口直径≥2mm。

（二）禁忌证

1. 合并需外科处理的心血管畸形者，如室间隔缺损等。
2. 瘤体影响主动脉瓣，造成中、重度关闭不全者。
3. 瘤体影响右心室流出道，造成明显狭窄者。
4. 主动脉窦瘤累及左窦者。
5. 合并其他禁忌导管检查的病变，如败血症等。

二、方法

（一）封堵材料

到目前为止，尚无主动脉窦瘤破裂的专用封堵器械。早期封堵主动脉窦瘤破裂主要是采用 Rashkind 封堵器和 Gianturco 弹簧圈，但这两种封堵装置主要通过股动脉逆行性置入，操作复杂，并且对股动脉损失较大，因此其临床应用大大受限；随后也有学者尝试应用可控弹簧圈进行封堵，对较小的主动脉窦瘤破口疗效较好。少数学者还曾尝试应用 AGA 房间隔缺损器进行封堵治疗，但其并发症发生率高，目前已基本被废弃。当前 PDA 封堵器应用较多，封堵完全，残余分流少。随着 ADOⅡ的出现，操作更安全，动静脉途径均可，但多用于破口较小的患者[5-7]。

（二）操作步骤

1. 术前常规准备 需要全麻的儿童患者，术前禁食水 4h 以上；局麻的年长儿童和成人患者，无需禁食水；完成下肢腹股沟区备皮（通常选右侧）；常规行碘过敏试验。

2. 手术操作

（1）局部麻醉或全身基础麻醉下，穿刺股动、静脉，分别送入5F、6F的动、静脉鞘管。

（2）常规行全套左、右心导管检查。

（3）造影：经股动脉，送5F猪尾巴导管入左心室，行长轴斜位左心室造影，以除外可能合并的室间隔缺损；然后将导管撤入主动脉根部，在相同体位下（必要时加右前斜位）行升主动脉造影（图13-5）；确定主动脉窦瘤的起源，瘤体的形态、大小、膨凸方向、破口的数量大小、破入的心腔、有无合并主动脉瓣关闭不全等。虽然大多数主动脉窦瘤与右冠状动脉距离较远，很少累及右冠状动脉，但考虑到右冠状动脉位置可能存在的变异以及封堵术后封堵器可能对其造成的影响，因此术前需要同时评价右冠状动脉，尤其对于中老年（年龄45岁以上）患者还需要排除可能同时合并的冠心病。当升主动脉造影显示右冠状动脉不佳时，需再行选择性冠状动脉造影。少数患者尽管采用多个投影角度还是难以完全显示出病变部位情况，需要超声心动图的帮助，必要时需行经食管超声心动图检查。

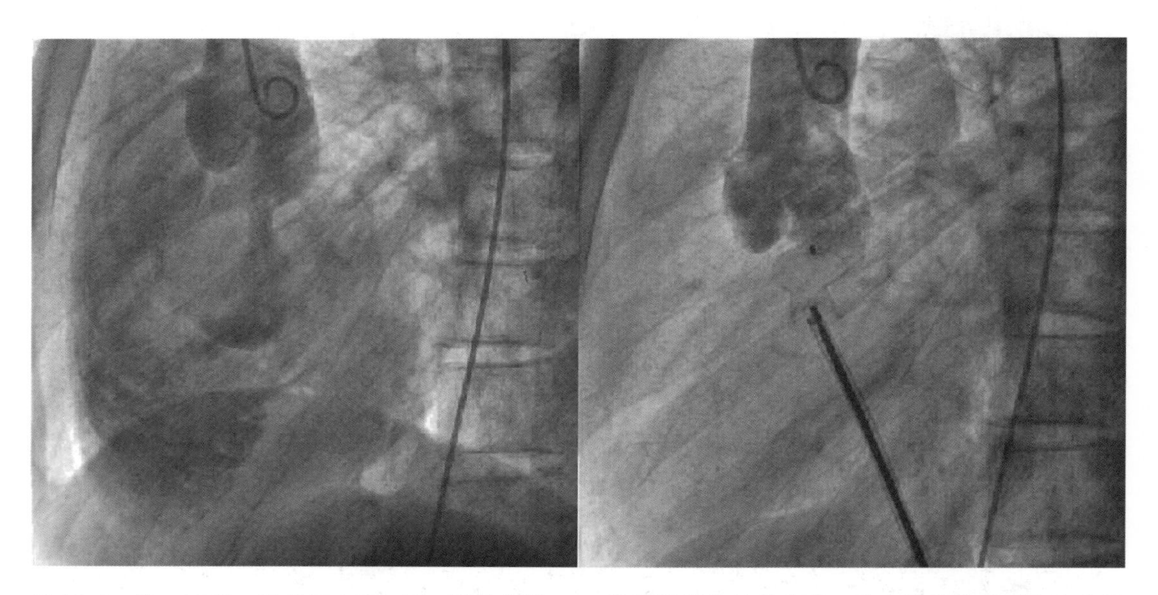

图13-5　男，16岁，活动后心悸1周，胸骨左缘3～4肋间闻及连续性杂音，升主动脉造影（左心室长轴斜位）示：无冠窦破入右心房，瘤底可见一破口，直接约5～6mm。经导管置入12/14mm PDA封堵器后10min重复造影示：封堵完全，无残余分流，主动脉瓣也无反流

（4）封堵器选择：依据造影测量的主动脉窦瘤破口大小，选择合适的封堵器，通常选择的封堵器肺动脉侧直径比破口最窄直径大2～4mm。

（5）轨道建立：采用类似室间隔缺损介入封堵的方法，建立轨道时，右冠状动脉导管与端侧孔导管应用较简便，可以采用长泥鳅导丝或先用短泥鳅导丝再交换成面条导丝，利用抓捕器抓住泥鳅导丝或面条导丝末端，建立股动脉→升主动脉→主动脉窦瘤破口→窦瘤破入的心腔（通常为右心房或右心室）→下腔静脉→股静脉轨道。

（6）透视和超声引导下，经股静脉途径，送入输送鞘管，置入封堵器封堵瘤体破口；当破口为多个时，如果形态条件良好，可以同时进行封堵治疗。

（7）封堵 10min 后，重复升主动脉造影（图 13-6），评估封堵效果（封堵器形态位置以及有无残余分流）和主动脉瓣有无反流或反流有无加重等。如果是主动脉右窦瘤，需再次评价封堵器有无累及右冠状动脉，若升主动脉造影显示不清晰，需再次行选择性冠状动脉造影（图 13-7）。

（8）如果封堵完全，无主动脉瓣反流或少量反流且无加重，右冠状动脉未受累及，可以释放封堵器。

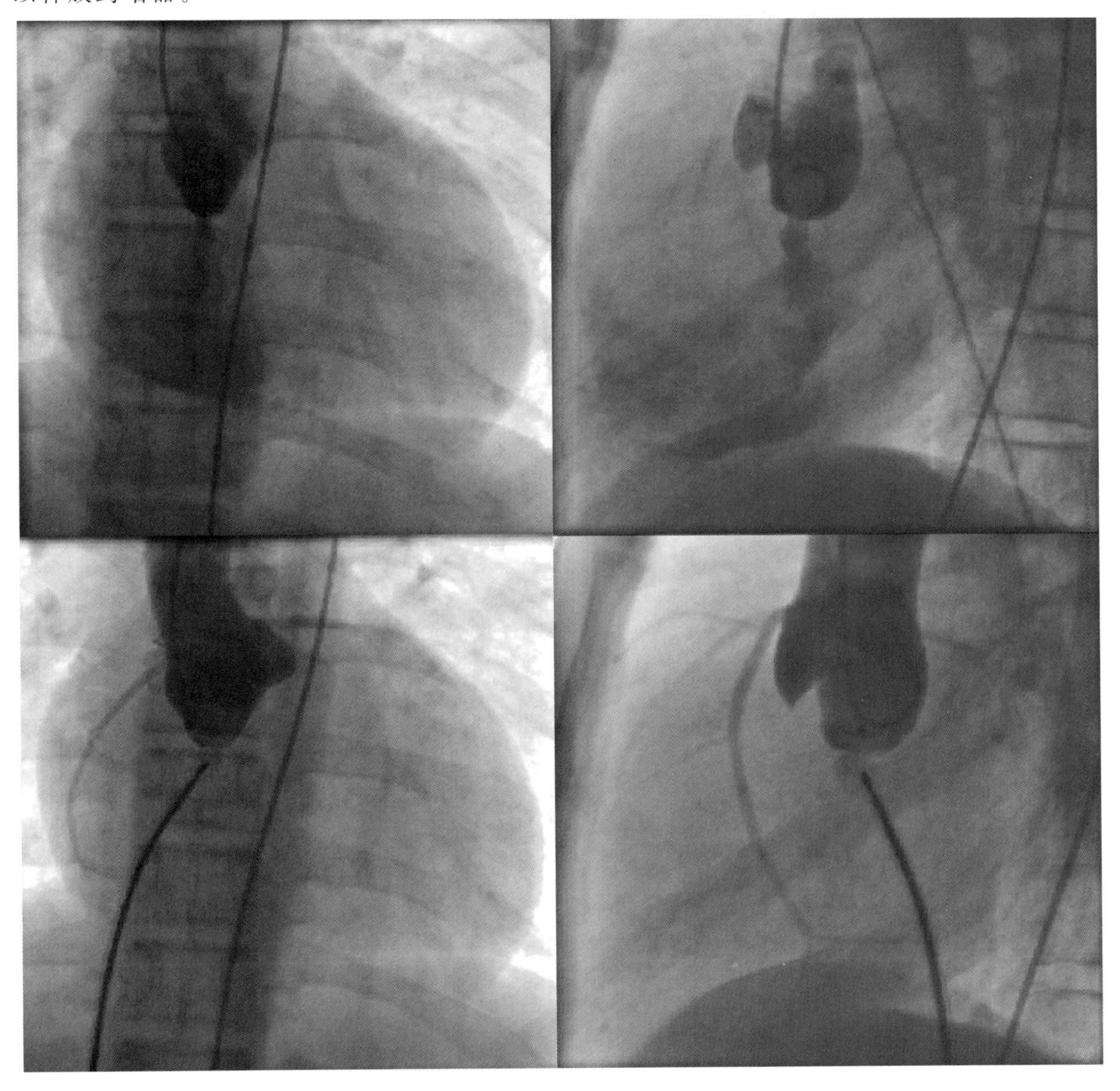

图 13-6　女，13 岁，活动后乏力 2 周，胸骨左缘 2～3 肋间可闻及连续性杂音。升主动脉造影（前后位、右前斜位）示：主动脉无窦破入右心房；破口最窄处直径约 4mm；经导管置入 10/8mm PDA 封堵器，封堵后重复造影示：封堵完全，无残余分流，主动脉瓣也无反流

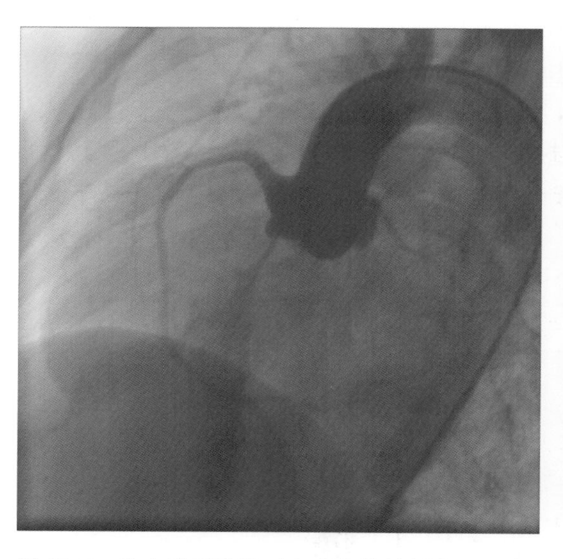
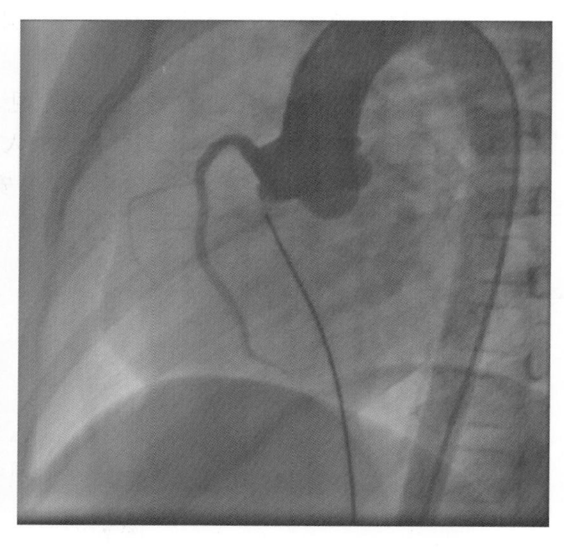

图 13-7　升主动脉造影（左心室长轴斜位）示主动脉右窦瘤形成，瘤体破入右心室；瘤底可见一破口，直径约 2mm。经导管置入 6/4mm ADO Ⅱ 封堵器后重复造影示：封堵完全，无残余分流，主动脉瓣也无反流。这是一名 7 岁男性患儿，在外院以室间隔缺损行外科修补术，术后复查超声心动图时发现新出现主动脉右窦瘤，伴窦瘤破裂入右心室。考虑该患儿主动脉窦瘤为外科手术意外损失所致

三、术后处理

术后 3 日内，常规预防性应用抗生素；阿司匹林抗凝治疗 6 个月。术后次日、1 周、1 个月、3 个月、半年、1 年常规复查，包括 X 线胸片、心电图以及超声心动图。

四、结果与评价

对主动脉窦瘤的介入封堵治疗到目前为止仅有十几年历史，鉴于主动脉窦瘤破裂的发生率相对较低，尤其是在欧美等西方国家，因此到目前为止全世界主动脉窦瘤破裂患者接受介入封堵的样本量较小。尽管如此，但从目前已经报道的结果来看，主动脉窦瘤破裂的封堵效果令人满意。

五、并发症

到目前为止，对主动脉窦瘤破裂介入封堵的研究主要限于少数几个心脏中心，而且病例数少，多数报道都属个案；关于相关并发症方面的报道则更少，主要有以下几方面：

1. 先天性心脏病介入治疗共存并发症　包括心律失常、心脏大血管穿孔、封堵器脱落、造影剂毒性反应及过敏反应等。

2. 股动脉损伤　主要发生在手术开展早期，采用股动脉途径封堵窦瘤破口，造成的股动脉损伤较大，包括股动脉瘤及股动静脉瘘等。

3. 残余分流　部分患者封堵后存在残余分流，如分流量较大，则需根据情况选择更合适的封堵器；若少量残余分流，多可逐渐自行消失。

4. 右心室流出道梗阻　当主动脉窦瘤瘤体较大时，用封堵器封堵破口后，可能影响

右心室流出道，造成流出道狭窄，据我们所知，到目前为止仅有一例报道，患者最终接受外科处理。

5. 溶血　以选择房间隔缺损封堵器常见，目前认为主动脉窦瘤破口封堵造成溶血的原因多为大量残余分流所致。应用ADO介入封堵很少出现溶血现象。

总之，经导管主动脉窦瘤破裂封堵术是安全、有效的治疗方法，目前无专用封堵器，PDA封堵器及ADOⅡ封堵效果满意[8-11]。

（金敬琳　吴文辉）

参考文献

[1] Shu-hsumChu，Chi-Ren Hung，Sou-SienHow，et al. Ruptured aneurysm of the sinus of Valsalva in oriental patients. J Thorac Cardiovasc Surg，1990，99：288－292.

[2] Cullen S，Somerville J，Redington A. Transcatheter closure of a ruptured aneurysm of the sinus of Valsalva. Br Heart J，1994，71：479-480.

[3] Rao PS，Bromberg BI，Jureidini SB，et al. Transcatheter occlusion of ruptured sinus of valsalva aneurysm：innovative use of available technology. Catheter Cardiovasc Interv，2003，58：130-134.

[4] Arora R，Trehan V，Rangasetty UM，et al. Transcatheter closure of ruptured sinus of Valsalva aneurysm. J Interv Cardiol，2004，17：53-58.

[5] Fedson S，Jolly N，Lang RM，et al. Percutaneous closure of a ruptured sinus of Valsalva aneurysm using the Amplatzer Duct Occluder. Catheter Cardiovasc Interv，2003，58：406－411.

[6] Hijazi ZM. Ruptured sinus of valsalva aneurysm：management options. Catheter Cardiovasc Interv，2003，58：135-136.

[7] Abidin N，Clarke B，Khattar RS. Percutaneous closure of ruptured sinus of Valsalva aneurysm using an Amplatzer occluder device. Heart，2005，91：244.

[8] 赵世华，闫朝武. 经导管封堵主动脉窦瘤破口的初步临床研究. 中华心血管病杂志，2006，34：240-242.

[9] 刘玉清. 心血管病影像诊断学. 合肥：安徽科学技术出版社，2002：401-410.

[10] 吴清玉. 心脏外科学. 济南：山东科学技术出版社，2003：357-372.

[11] 张玉顺. 结构性心脏病介入诊疗新进展. 西安：世界图书出版公司，2008：421-426.

第十四章

肺动静脉瘘的诊断和介入治疗

第一节 概 述

肺动静脉瘘又称为肺动静脉畸形（pulmonary arteriovenous malfomations，PAVM），是肺动脉和肺静脉之间的异常沟通。1897 年 Churton 在尸检中发现 PAVM，1939 年 Smith 等首次临床报告 PAVM。60%～90%先天性 PAVM 伴发遗传性出血性毛细血管扩张症（hereditary hemorrhagic telangiectasia，HHT）[1-2]。

PAVM 发生率为（2～3）/10 万，男女比例 1∶（1.5～1.8），可见于任何年龄，约 10%在婴儿期或儿童期确诊，随着年龄的增长，疾病的外显率不断增加，绝大部分 30 岁前确诊。该病自然转归不佳，未经治疗的患者病死率达 11%。治疗方法包括传统外科手术及微创的介入治疗。

外科手术是根治性治疗措施。1940 年 Shenstone 成功进行了第一例 PAVM 手术治疗。1942—1977 年手术是治疗 PAVM 的唯一方法，包括结扎、肺叶切除、肺段切除、局部切除、全肺切除等。手术原则是不论采用何种术式，都要力求完全切除病变而又尽可能保留正常肺组织。由于手术创伤大，并发症多，1977 年之后随着经导管栓塞治疗方法的出现及技术不断成熟，外科治疗逐渐被取而代之。目前手术主要用于对造影剂过敏的 PAVM 患者。对弥漫型患者由于不可能将全部病灶都切除或通过导管闭塞，有人主张进行肺移植术，但最近 Trulock 等研究发现肺移植后 2 年生存率（63%）明显低于未做手术者（91%）。Faughnan 等认为肺移植理论上是可行的，但目前技术尚不成熟，尚需进一步研究探索[3-5]。

PAVM 介入治疗，即经导管血管内栓塞治疗操作简单、安全、有效，可治疗有外科禁忌证的病例，能最大限度保留正常肺组织及其功能，且具有并发症少、创伤小、恢复快等优点。自 1977 年第一例经导管血管内栓塞治疗 PAVM 成功（当时栓塞物是手工制作的钢圈），至今该技术基本上已完全取代了手术治疗，成为治疗 PAVM 的首选方法。目前介入治疗适用于几乎所有需要治疗的 PAVM 患者（即供血动脉直径≥3mm 的患者），包括弥漫型 PAVM。后者行栓塞治疗后虽然不能明显改善缺氧症状，但研究表明它能显著降低卒中、脑脓肿、咯血等并发症的发生率。

第二节 病理解剖和临床表现

一、病因

关于本病的胚胎发生尚不清楚，根据现有研究，有以下几种可能：①肺芽形成时期，动静脉丛之间原始连接的间隔发育障碍，造成毛细血管发育不全，形成 PAVM；②单支肺动、静脉之间缺乏末梢毛细血管袢，易形成腔大壁薄的血管囊；③多支肺动静脉之间的肺终末毛细血管床囊性扩张形成 PAVM；④基因突变，由于大多数先天性 PAVM 伴发 HHT，而 15%～35%的 HHT 伴发 PAVM，HHT 是一种常染色体显性遗传病，因此有人推测 PAVM 也是一种基因突变所致的遗传性疾病。

PAVM 大多数为先天性畸形，但亦可由后天性病变引起，如肝硬化、外伤、手术、二尖瓣狭窄、放线菌病、结核病、血吸虫病、转移性甲状腺癌、范科尼综合征等。

二、病理及血流动力学改变

PAVM 好发于两肺的下叶，42%～74%为单侧病变；8%～20%为多发性。瘘口多接近胸膜。在病理上可分两型，即囊状型和弥漫型。

囊状型：瘘管部形成蜿蜒屈曲的团状血管瘤囊，瘤壁厚薄不均，又分为两个亚型，①单纯型，为 1 支供血肺动脉与 1 支引流肺静脉直接沟通，瘤囊无分隔；②复杂型，为 2 支以上的供血肺动脉与引流肺静脉直接沟通，囊腔常有分隔。

弥漫型：可局限于一个肺叶或遍及两肺，动、静脉之间仅有多数细小瘘管相连，而无瘤囊形成。多为双肺广泛的弥漫性肺小动静脉瘘，有家族性，与遗传因素有关，常发生于 HHT 患者。

研究发现大约 80%～90%的 PAVM 属于单纯型。大约 95%的 PAVM 由肺动脉供血，其余的由体循环动脉供血或两者同时供血。血管腔内压力较低，管壁仅轻度增厚。受累动、静脉常呈弯曲状扩张，静脉往往有变性或钙化。菲薄变性的囊瘘易自发性破裂，继而形成局限性含铁血黄素沉着症。

由于静脉血从肺动脉直接分流入肺静脉，血流动力学上属于“心外”右向左的分流，其分流量可达 18%～89%，造成体循环血氧饱和度下降，引起一系列缺氧改变。

三、临床表现

呼吸困难、发绀和杵状指为该病的临床三联征，但仅在 10%的患者中出现三联征。最常见症状为活动性呼吸困难，占 31%～67%，若出现鼻出血、黑便、呼吸困难、咯血和神经系统症状（如头痛、眩晕、麻痹、晕厥或思维混乱）提示合并 HHT 的可能性。常见的体征有发绀、杵状指和肺血管杂音，合并有 HHT 的 PAVM 患者中 2/3 有皮肤黏膜毛细血管扩张。症状与病变的大小有关。有 13%～55%的患者无症状，一般为<2cm 的单发病变。

PAVM 可产生严重的并发症，最常见的是神经系统的并发症，尤其多见于弥漫型肺小动静脉瘘，包括卒中（18%）、偏头痛（43%）、短暂性脑缺血发作（37%）、脑脓肿（9%）、癫痫发作（8%）。另外还有肺动脉高压、矛盾性栓塞、感染性心内膜炎、贫血、咯血、血胸、红细胞增多症，其中血胸和咯血是可危及生命的并发症。妊娠期间由于受到血容量增加以及激素水平变化的影响，PAVM 生长、进展速度加快，其并发症（如 PAVM 破裂后自发性血胸）的发生率也相对增加。

四、影像诊断

诊断 PAVM 的方法很多，包括：

1. 胸部 X 线片　主要征象为①典型“瘤囊”征象：肺内（中、下肺野多见）单发或多发球状、多囊状团块影，边缘清晰，借两条或多条迂曲扩张的血管纹理与肺门影相连，患侧肺门血管多扩张（图 14-1）。②肺叶内分支、肺段、亚肺段的多发动静脉瘘形成多个小囊状或结节状阴影，相互重叠，边缘欠清晰，类似“实变影”，但密度不均，相应区域多可见引流肺静脉影（图 14-2）。③多发小动静脉瘘或弥漫性肺动静脉畸形表现为一侧或两侧肺野内（多在中、下肺野）弥漫性结节、网状或粗细不均的血管纹理，有时类似肺间

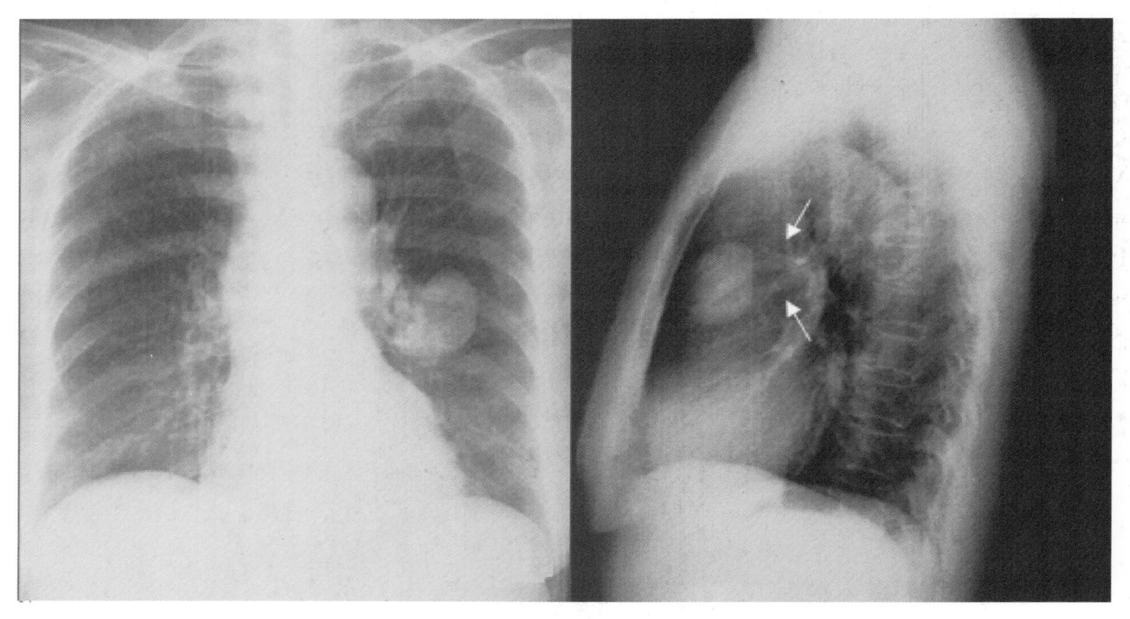

图 14-1　左上肺叶肺动静脉瘘

胸片示左上叶团块，内侧见增粗的血管影与肺门相连（箭头所示）

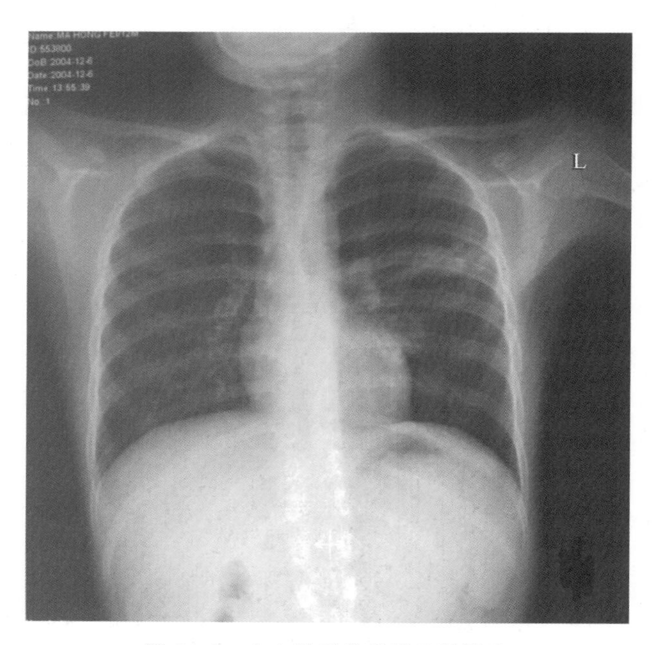

图 14-2　左上肺叶前段肺动静脉瘘

男，12 岁。自幼发绀，杵状指。左上肺可闻及 2 级收缩期杂音。左上肺叶前段可见密度不均匀的片状实变影，其内侧可见两条粗大血管影与肺门相连。造影证实为肺动静脉瘘

质性改变，上述征象结合临床发绀、患区杂音等，可提示或做出诊断。胸部 X 线片简便易行、敏感、无创又经济，目前为 PAVM 的一线筛选检查。据报道约 98%患者的胸片有异常表现。

2. 超声心动图声学造影　从外周静脉注射振荡过的生理盐水（此时可产生小气泡），然后进行超声心动图检查。当有 PAVM 存在时左心房内很快（一般在 3～5 个心动周期之后）出现气泡。该方法简便易行、无创，敏感性 92%～100%。但是不能确定病变的部位和范围，不能测定分流分数。

3. CT 和 MRI　不仅可清晰显示病变的大小、位置，还可多平面、多角度、立体显示迂曲扩张的供血动脉及引流静脉。近年，随着多层螺旋 CT（MSCT）空间分辨率的不断提高，可更清楚显示畸形血管的连接、走行，对多发、弥漫性肺小动静脉瘘的显示更优于 MRI，是目前诊断 PAVM 的首选影像学方法（图 14-3，图 14-4）。

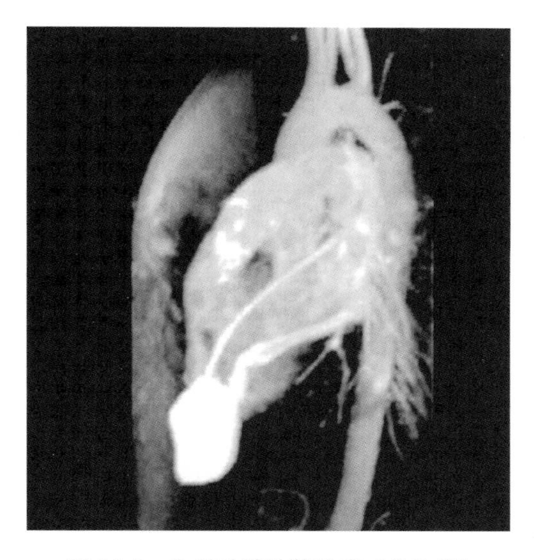

图 14-3　左舌叶肺动静脉瘘（单纯型）

磁共振血管造影（MRA）示左舌叶肺动静脉瘘，可见一供血动脉及引流静脉与之相连

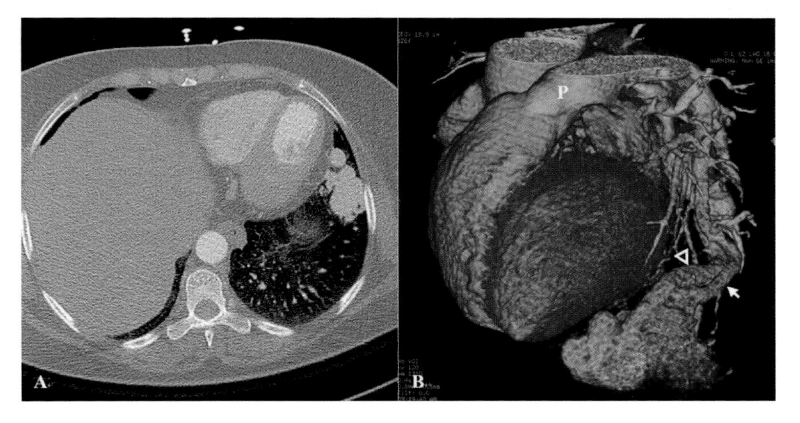

图 14-4　左舌叶肺动静脉瘘（单纯型）

A. CT 示左舌叶不规则团块影；B. CT 三维重建图像显示供血动脉及粗大的引流静脉与团块相连

4. 心血管造影　造影方法分为选择性或非选择性。一般先进行选择性主肺动脉造影，正位投照。投照时相包括两肺整个肺野，以免遗漏病变。其后，视情况行选择性肺动脉造影。造影主要表现为：①单纯型囊状 PAVM，可见瘤囊随肺动脉的充盈显影，引流肺静脉显影早于正常肺静脉，供血动脉及引流静脉均为一支，并见不同程度的迂曲、扩张。较大的瘤囊可见对比剂排空延迟（图 14-5）。②复杂型囊状 PAVM，可见两支或多支供血动脉及引流静脉，瘤囊内可见分隔，对比剂排空明显延迟（图 14-6）。③弥漫型肺小动静脉瘘，表现为多发葡萄串样小血池充盈，有时难以观察到与肺小静脉支的连通，但 DSA 或电影连续摄影观察，显示病变部位肺静脉提前显影，有助于诊断（图 14-7）。血管造影可

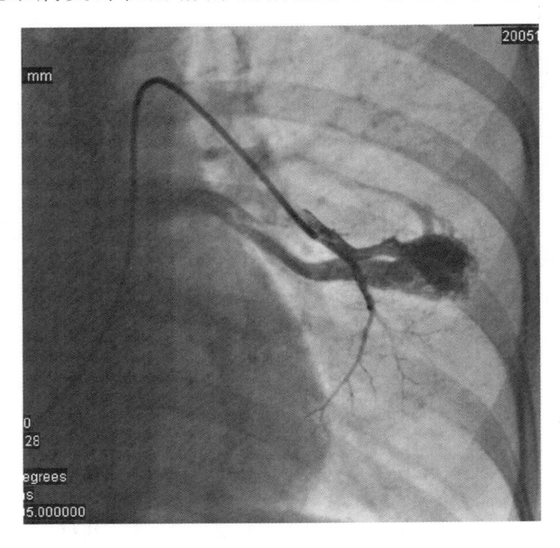

图 14-5　左舌叶肺动静脉瘘

选择性肺动脉造影示左肺动脉舌叶分支发出一粗大异常动脉，与远端瘤囊相连，引流静脉提前显影

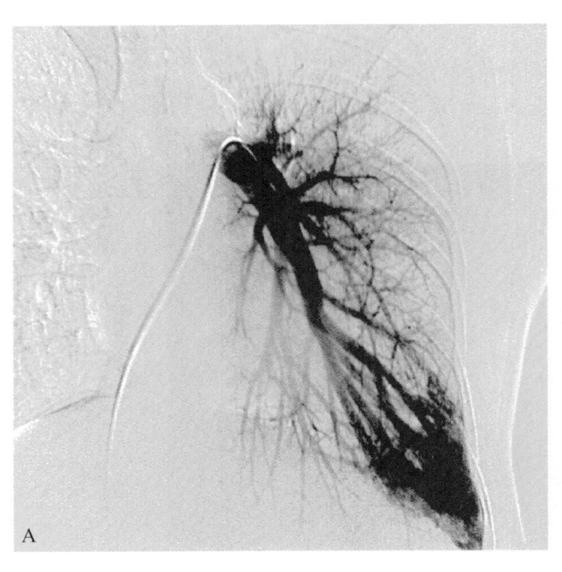

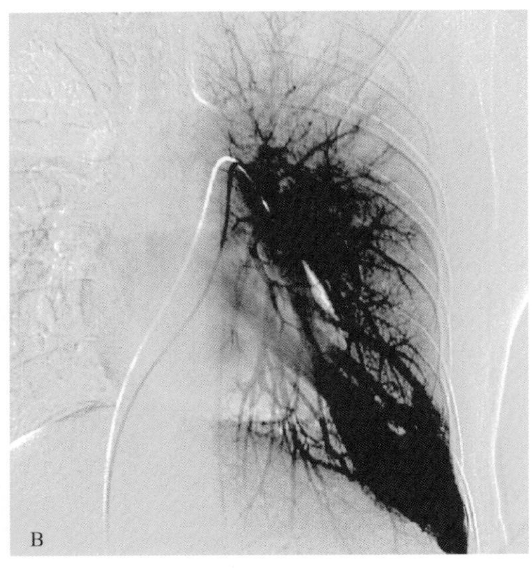

图 14-6　左下肺叶多发肺动静脉瘘

左下肺动脉造影：A. 动脉造影早期示左下肺叶前基底段、亚段多个分支扩张，以远小分支形成多发血管池；B. 动脉造影晚期显示粗大的引流肺静脉及左心房早期显影

明确PAVM的部位、形态、累及的范围及程度，特别是进行超选择动脉造影时敏感性可达100%，目前仍是诊断PAVM的金标准[6-7]。

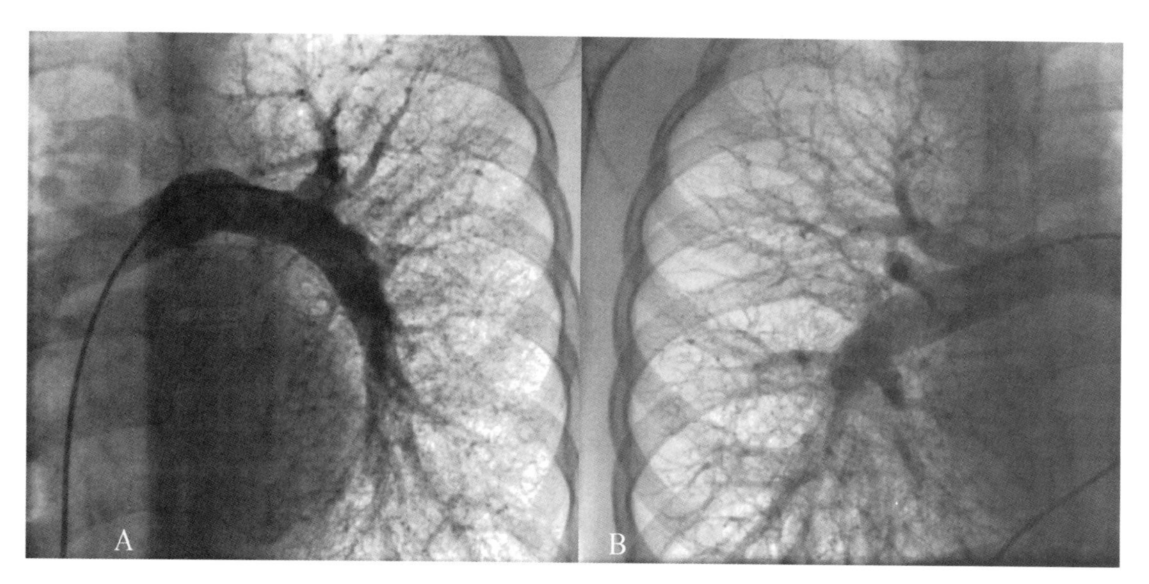

图 14-7　双肺弥漫型肺小动静脉瘘

男，15岁，发现发绀10年，活动后气短、心慌。A、B. 双侧肺动脉造影示：双侧肺动脉干扩张，远段小分支呈小串珠状，其间可见多数小结节状微小血管池充盈。肺静脉提早显影

第三节　介入治疗

与传统外科手术相比，经导管血管内栓塞技术在安全性、操作性、创伤性等方面具有无可比拟的优势，一经产生即被迅速推广应用于临床，成为肺动静脉瘘的首选治疗方法。由于PAVM病变的部位、形态及供血血管等解剖特点千差万别，因此封堵器材及腔内治疗方法的选择必须注重个体化。目前，常用的包括传统的弹簧圈栓塞、先天性心脏病封堵器及Plug血管塞，以及其他一些封堵器材[8-10]。

一、介入治疗的适应证及禁忌证

1. 适应证　传统认为以下情况需手术治疗：①病变进行性增大；②有症状的低氧血症；③发生了矛盾栓塞。随着微创的介入治疗技术的开展及不断完善，PAVM治疗的适应证也逐渐放宽，近来一些研究显示很多无症状或病变很小的患者也可发生严重的神经系统并发症，如卒中、脑脓肿等，因此White等主张凡供血动脉直径≥3mm的患者不论有无症状都应治疗。

经导管血管内栓塞术（TCE）适用于任何有手术指征的PAVM患者，包括各种单发、多发、单纯型、复杂型PAVM；对于双肺弥漫型肺小动静脉瘘，一般认为不适合介入治疗，但也有些研究认为，介入治疗可作为一种姑息治疗方法，选择病变较严重的一个肺叶或肺段进行栓塞，或栓塞较大的供血动脉，以改善缺氧症状，降低卒中、脑脓肿、咯血等

并发症的发生率。

2. 禁忌证 ①右心导管及肺动脉造影检查禁忌者；②严重呼吸道感染或肺炎；③合并有中度以上肺动脉高压及肺功能衰竭；④内科治疗难以纠正的心律失常。

二、介入治疗方法

1. 术前准备

完善必要的术前检查，包括：心导管及血管造影术前常规检查，体循环动脉血氧饱和度、心电图、超声心动图检查；有神经系统并发症的患者行脑 MRI 或 CT；签署知情同意书。

2. 术中操作

（1）麻醉根据实际情况采用局麻或全麻。基本操作步骤为①穿刺股静脉；②右心导管检查：常规做右心房、右心室及肺动脉测压，体动脉血气分析，特别是血氧测定很重要，有利于评估栓堵效果，还能提醒术者是否存在其他需要进行干预的 PAVM；③肺动脉造影：包括主肺动脉及左、右肺动脉造影，以明确病变数目、病变部位；④选择性肺动脉分支造影，以明确供血动脉的位置和数量、供血动脉与主要分支的关系，同时精确测量供血动脉的直径；⑤选择合适的封堵器材，术中用肝素 0.5mg/kg；⑥经输送系统送入封堵器材，精确定位后释放，详见下文；⑦5～10min 后重复进行肺动脉造影、体动脉血气及右心导管检查，造影显示靶血管血流被完全阻断，无其他供血动脉，以远瘤囊无显影，同时体动脉血氧饱和度明显升高，表明栓塞成功；⑧撤出导管，穿刺点局部压迫止血、加压包扎。

（2）弹簧钢圈的置入方法：应用导丝交换技术将栓塞导管超选择性送至 PAVM 供血肺动脉的远端，经正位、斜位/侧位造影证实导管位置正确后，再送入选定的弹簧钢圈至靶血管中。推注造影剂，观察栓塞效果，如有残余分流，另置入一枚弹簧钢圈，直至供血动脉血流完全中断。

（3）Amplatzer 封堵器的置入方法：应用导丝交换技术输送鞘至供血动脉的远段，将选定的封堵器固定于传送钢缆并通过装载管送入输送鞘内，在透视引导下沿输送鞘将封堵器送至供血动脉远段靠近 PAVM 处，固定传送钢缆，回撤鞘管，释放封堵器。通过轻柔的往复抖动传送钢缆，判定封堵器在该处的稳定性。10min 后，重复造影观察封堵效果，效果满意后，逆时针旋转传送钢缆，释放封堵器。如有残余分流，可置入弹簧钢圈，直至供血动脉血流中断，表明栓塞成功。

（4）技术要点：①进行肺动脉造影时，一般先施行选择性主肺动脉造影（正位投照）。投照时要包括两肺整个肺野，以免遗漏病变部位。②供血动脉选择性造影时，应多角度投照，清楚地显示供血动脉，以便准确无误地实施栓塞治疗。③治疗囊状 PAVM 时，栓塞部位应选择在供血动脉的远端，栓塞时将输送导管尖端送至靶血管，并尽可能接近瘤囊，然后在靠近瘤囊部位释放栓塞物。因为，如果栓塞部位离瘤囊过远，则使供血动脉远端残留过长，该供血动脉就可能与支气管动脉形成侧支，引起术后“再通”。④应避免将输送导管尖端送到瘤囊口部或进入瘤囊，以免栓塞物脱入瘤囊，并进入体循环，造成体循环栓塞。⑤对复杂型 PAVM，应逐一栓塞所有供血动脉。⑥无论是单纯型还是复杂型 PAVM，都要力求将供血动脉完全栓塞，使局部右向左分流消失；如果术后供血动脉选择性造影，仍有分流，则可置入多枚或多种栓塞物，直至分流消失。

3. 术后处理　心导管及血管造影检查术后常规处理即可，包括抗生素预防感染2～3天。对于有胸痛、发热、胸腔积液的患者给予适当的对症治疗。一般不需服用阿司匹林，若栓塞的血管较大时，术后可用少量肝素，以防大面积肺栓塞。

4. 术后复查　内容包括体动脉血氧饱和度、胸部X线平片、CT扫描。复查时间：一般为术后3个月、6个月、12个月，以后每年复查一次。

三、常用封堵器材

近年来，各种封堵器材、封堵技术不断改进，PAVM介入治疗临床上应用的栓塞材料有：弹簧圈、先天性心脏病封堵器及Plug血管塞、其他封堵器材（包括可脱落球囊等）。

1. 弹簧圈　弹簧圈是应用最早，也是至今为止应用最广泛的PAVM栓塞材料。

（1）原理：是利用卷曲的弹簧圈产生机械阻塞作用，以及弹簧圈上纤毛诱发血栓形成，从而彻底栓塞供血动脉。

（2）适用范围：适于瘤颈长于3cm、直径介于3～7mm之间、供血动脉直径逐渐变细的PAVM病例，若供血动脉直径大于7mm时往往需多枚弹簧钢圈才能达到完全封堵，且移位脱落与残余分流的发生可能性会明显增加。

（3）弹簧圈的类型：PAVM介入治疗常用的弹簧圈有普通推送式弹簧圈及可控弹簧圈。早期应用的多为不可控弹簧圈，价格便宜，但不可回收，一旦手术中选择的大小和放置的位置不合适，则易引起相应的并发症。目前，可控弹簧钢圈已广泛应用于临床，其最大直径是12mm，主要优点在于手术中可调整钢圈的位置，如钢圈尺寸不合适，还可回收，更换栓塞物，以获得最佳的治疗效果。

（4）弹簧圈的选择：应根据病变情况而定。①对囊状PAVM，一般应选择大于靶血管直径50%的弹簧圈。因为，弹簧圈直径过小会脱入瘤囊，并进入体循环，造成异位栓塞；而弹簧圈直径过大，弹簧圈在靶血管内会拉长，盘曲不良，不但影响栓塞效果，还可能影响附近的正常肺动脉分支。②对多发弥漫型肺小动静脉瘘进行栓塞时，一般应选择大于靶血管直径30%的弹簧圈。③栓塞时，如用一枚弹簧圈进行栓塞不足以使分流消失，可用多枚弹簧圈进行栓塞。采用多枚弹簧圈进行栓塞时，后置入的弹簧圈直径可小于先置入的弹簧圈，并将其送入首枚弹簧圈内。

（5）弹簧圈的优缺点：与封堵器等其他封堵材料相比，弹簧圈价格便宜，尤其适合供血动脉（靶血管）直径较小的PAVM。当靶血管较粗大时，需使用多个弹簧圈，弹簧圈脱位、异位栓塞、残余分流等并发症的发生率也随之增高（图14-8）。

2. Amplatzer先天性心脏病封堵器及血管塞

（1）结构及原理：均为由超弹性的镍钛合金丝密集编织而成的网篮结构。用于PAVM介入治疗的先天性心脏病封堵器主要为房间隔缺损和动脉导管未闭封堵器，前者呈双伞形，中间有短腰相连，后者呈蘑菇形，此两种封堵器内均充填有数层阻流膜，主要为聚酯涤纶或聚四氟乙烯（特氟纶）高分子生物薄膜，可直接阻断血流。Amplatzer Plug血管塞呈圆柱形，内无阻流膜。自膨式封堵器通过本身的机械阻塞作用

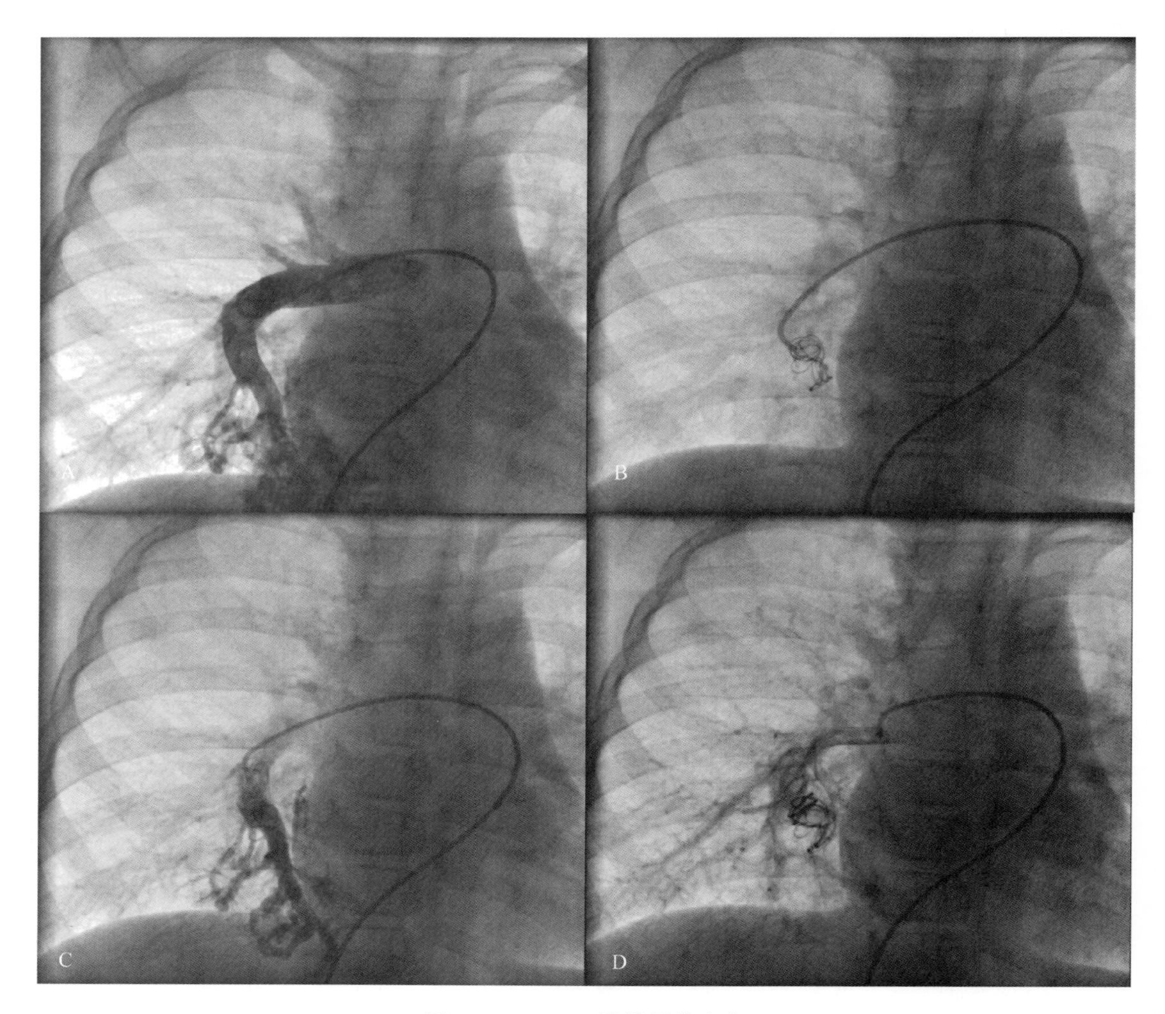

图 14-8　PAVM 弹簧圈栓塞术

A. 右肺动脉造影示右下肺内基底段 PAVM；B. 置入 COOK 公司 8mm×5mm 的弹簧栓子 2 枚；C. 右下肺动脉造影示，右下 PAVM 仍有部分血流灌注；D. 再置入 10mm×8mm 的弹簧圈 2 枚后重复右下肺动脉造影示原 PAVM 供血动脉被完全栓塞，瘤囊未显影

来闭塞供血动脉。

（2）封堵器的选择：常用于供血动脉较粗大的 PAVM（一般大于 7mm）。推荐选用的各种封堵器直径应超过供血动脉直径的 20%～40%（通常大于供血动脉 2～4mm），血管塞直径应比该处供血动脉大 50%。目前常用的 Amplatzer 动脉导管未闭封堵器直径范围从 6/4mm 到 18/16mm；房间隔缺损封堵器直径范围从 9mm 到 40mm；Plug 血管塞的直径范围从 4mm 到 16mm，均以 2mm 递增。动脉导管未闭封堵器最为常用，特殊情况下也可依据病变解剖学特点，选用房间隔缺损封堵器及血管塞。Plug 血管塞所用传送鞘管更细，专门用于栓塞各种动静脉异常通道，其主要优点在于易于输送，但在栓塞高血流动力的靶血管时，分流消失慢，往往需 10min 或更长的时间。

（3）封堵器优缺点：研究表明，以 Amplatzer 封堵器栓堵巨大 PAVM 是一种安全有效的治疗手段。封堵器及血管塞的优点在于①可以回收并重新定位；②脱载移位等并发症的发生率低；③对于供血动脉异常粗大的PAVM，一个封堵器即可达到彻底栓塞的目的；④其型号齐全，操作简便，效果可靠。缺点在于其输送鞘有一定的硬度，对于一些迂曲成角的靶血管，难以到达（图14-9）。

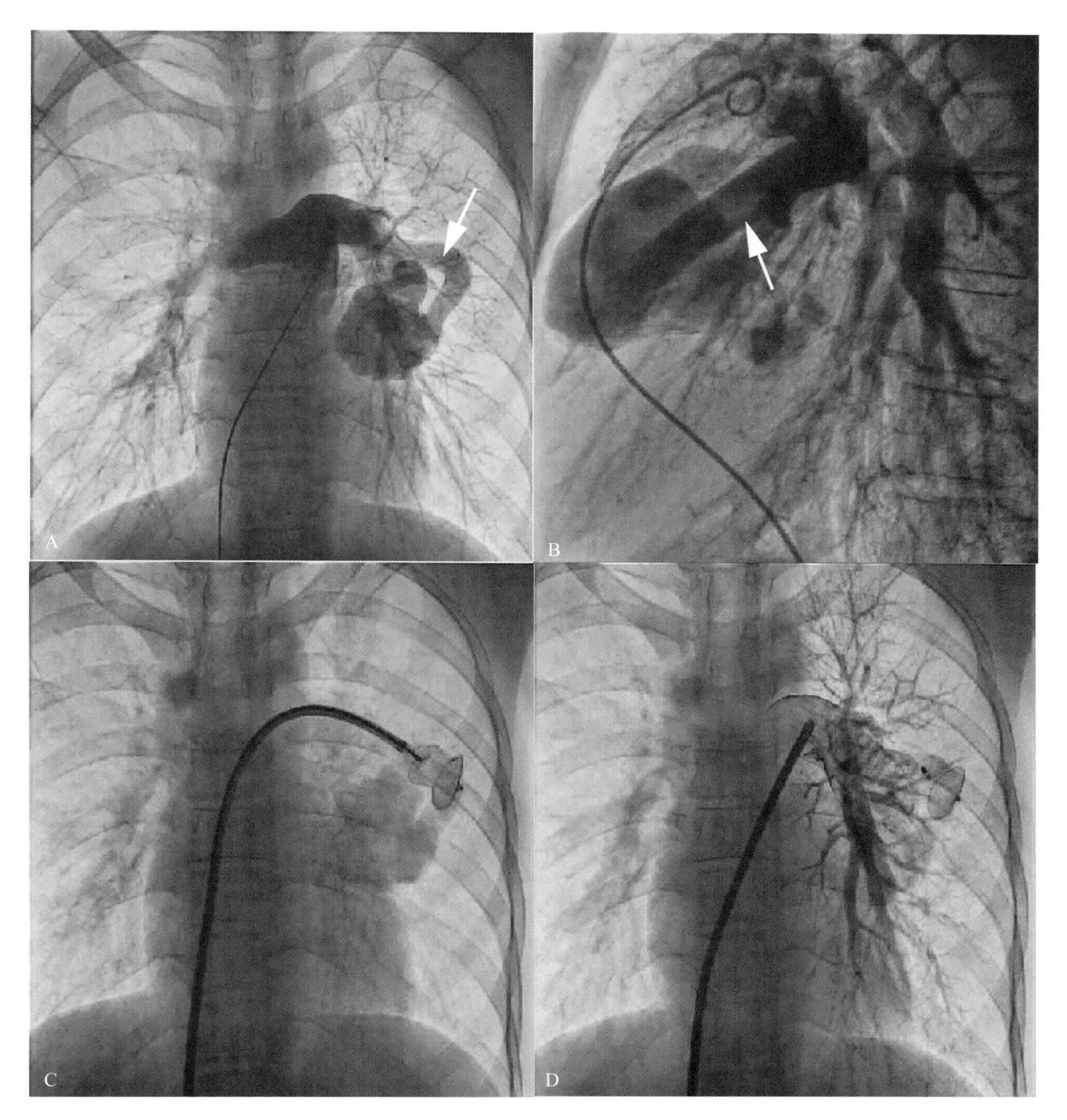

图14-9 Amplatzer动脉导管未闭封堵器封堵PAVM

患者，男性，19岁，术前 SO_2 87%，A、B. 右肺动脉造影示右肺下叶囊状PAVM（单纯型），供血动脉（箭头示）较粗大；C. 选择动脉导管未闭（PDA）封堵器完全封堵供血动脉；D. 封堵后选择性肺动脉造影示：供血动脉被完全闭塞，封堵器以远瘤囊未见显影。封堵后，SO_2 96%

3. 可脱式球囊

可脱式球囊是主要用于神经血管系统疾病栓塞的器材。目前较常见的球囊为可脱性硅树脂球囊（detachable silicone balloon，DSB)，其可供选择的直径为3.0～9.9mm，适用于供血动脉直径在7～9mm的PAVM。选择可脱式球囊时，球囊的直径应等于靶血管的直径。

可脱式球囊的优点在于：①球囊可随血流漂到靶血管，可用于供血动脉选择性插管比较困难的PAVM。②球囊未解脱前可反复充盈，可用于预栓塞性试验，并可重新定位，避免异位栓塞，联合弹簧圈可加强栓塞效果。缺点在于：①高压释放球囊时可能损伤血管。②术后早期或中晚期，存在球囊回缩萎陷的可能性，可导致靶血管再通及异位栓塞等并发症，据报道其发生率可达7%[11-12]。由于近年来各种新型导管与微导管的问世，选择性插管并非难事，因此可脱式球囊在PAVM中的应用逐渐减少。

第四节　特殊病例的处理方法

一、多发及复杂肺动静脉瘘

对于两肺广泛、多发PAVM，可分多次治疗，优先栓塞供血动脉粗大、分流量大的病变，以尽快改善血氧饱和度及临床症状（图14-10)。弥漫型PAVM，如一叶或几叶分流严重，可进行栓塞，以缓解症状。

复杂PAVM常有多支供血动脉，粗细不均，有的来源于同一肺动脉干，有的起自不同动脉干，需根据病变的不同解剖特点，制订个性化治疗方案，常需选择多枚、多种封堵器进行栓塞，以达到完全栓塞的目的。

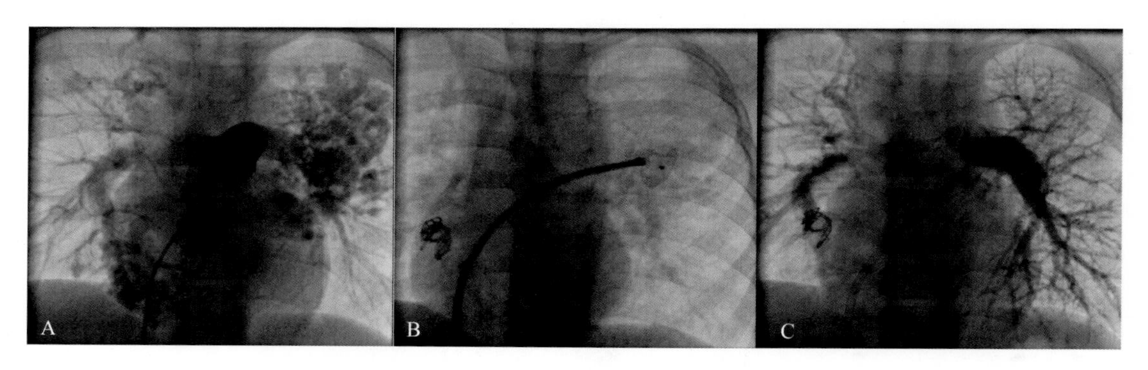

图14-10　多发肺动静脉瘘的介入治疗

A. 肺动脉造影示双肺多发肺动静脉瘘，左肺上叶及右肺下叶病变分流量大，术前股动脉血氧饱和度70%；B. 分别置入4枚弹簧圈及PDA封堵器，栓塞右下叶及左上叶PAVM供血动脉；C. 术后肺动脉造影示左下及右上供血动脉被完全栓塞，瘤囊未见显影，股动脉血氧饱和度上升至92%，右上叶及左舌叶较小病灶暂不处理

二、供血动脉异常粗大的肺动静脉瘘

既往对于供血动脉粗大、血液流速高的 PAVM 的介入治疗，往往需使用多枚弹簧圈才能达到完全栓塞的目的，且弹簧圈脱落、异位栓塞及残余分流、病变再通的发生率较高，部分研究采用球囊暂时阻断供血肺动脉后再释放栓塞材料的方法及填充瘤囊的方法，操作复杂，且效果并不十分理想。随着 Amplatzer 间隔封堵器及血管塞应用于 PAVM 治疗，有效地解决了粗大供血动脉的栓塞问题。封堵器的型号齐全，操作简便，一次操作即可完成异常粗大的靶血管、甚至一侧肺动脉的栓塞（图 14-11，图 14-12）。

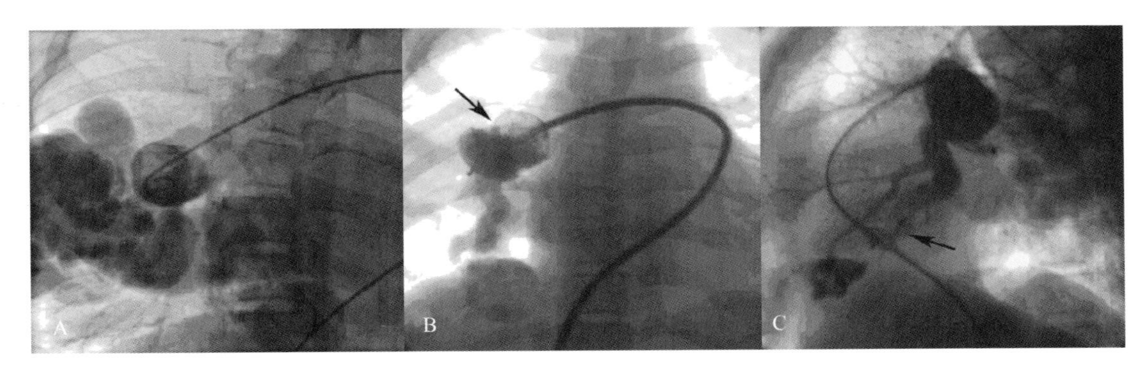

图 14-11　巨大肺动静脉瘘的介入治疗

A. 右肺动脉造影可见右肺中叶及右下肺巨大瘤囊及粗大供血动脉；B. 置入一直径 30mm 房间隔缺损（ASD）封堵器（箭头示）封堵其右肺中叶动静脉瘘后肺动脉造影，可见原右肺中叶巨大瘤囊及粗大供血动脉消失；C. 置入一直径 14/12mm PDA 封堵器（箭头示）进一步封堵右下肺动静脉瘘后造影，原瘤囊及供血动脉未显影，仅右下肺残余一约 5mm 瘤囊未行处理

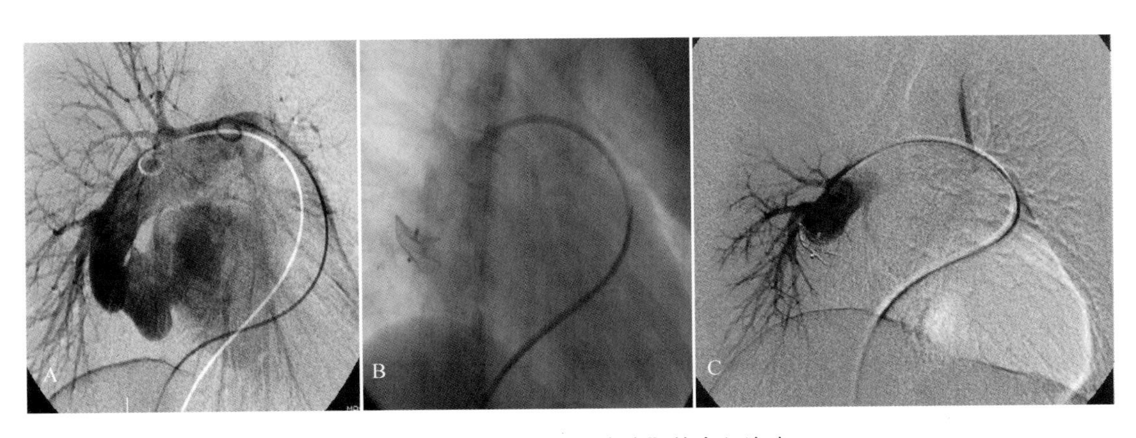

图 14-12　“肺动脉左心房瘘”的介入治疗

A. 右肺动脉造影示右下肺动脉异常增粗，发出基底分支后，远端形成瘤囊，直接引流入左心房；B. 置入 Amplatzer ASD 封堵伞至瘤囊内，打开左心房侧盘，将输送鞘和输送钢缆一起后撤，使封堵器紧贴动脉入口处，固定输送钢缆，并迅速回撤鞘管打开封堵器腰部及右心房侧盘；C. 15min 后重复右肺动脉造影示，供血动脉完全被封闭，瘤囊未见显影，右下肺基底段各分支显影好

第五节 并发症及处理

PAVM 导管介入栓塞治疗是一种微创、安全的治疗方法，术后多无严重并发症及不良事件，死亡率极低。其并发症主要有栓塞后再通、栓子移位脱落、异位栓塞等。

1. 异位栓塞 其发生率约为 2%～4%。发生原因有①封堵器材脱落：如封堵器材选择过小、释放部位选择不当（在 PAVM 瘤囊内释放弹簧圈），则易脱落、移位，造成远端体循环异位栓塞；②PAVM 瘤囊内的附壁血栓及术中血管内操作形成的小血栓脱落而造成意外栓塞。常见的栓塞部位有：冠状动脉、颈动脉、腹腔动脉、肠系膜上动脉、髂动脉等。并发症处理方法：部分脱落的封堵器或弹簧圈可用圈套器将之回收到输送鞘内而取出，少数病例需要血管外科手术处理。异位血栓栓塞应及时溶栓治疗，必要时进行选择性动脉插管溶栓。选择适当的栓塞材料及栓塞位置、血管内操作熟练精细、术中给予适量的低分子肝素，有利于预防异位栓塞的发生[13]。

2. 冠状动脉气栓 发生率约为 1%～5%。发生原因包括术中血管内操作，特别是封堵装置释放过程中带入气体，通过 PAVM 进入左心系统，由于患者卧位，气体易进入冠状动脉，一过性阻断冠状动脉内血流。临床表现：一过性胸闷、心绞痛、心电图 ST 段抬高、血压及心率下降及心律不齐，大量气栓可导致急性心肌梗死和（或）心搏骤停。将输送器送入血管前，一定要排空其中的空气。一旦发生空气栓塞应立即采取以下措施：①吸氧；②给予患者血管扩张剂，扩张冠状动脉；③心率减慢者给予适量的阿托品。

3. 肺栓塞 较少见，主要见于部分个案报道。主要为栓塞了正常的肺动脉所致，可控弹簧圈的应用，可减少该并发症。

4. PAVM 再通及再发 弹簧圈栓塞术后再通的发生率约为 12%～15%，是影响 PAVM 介入治疗中远期疗效的主要因素。PAVM 再通原因包括①已栓塞、封堵的供血动脉再通；②有残余分流：供血动脉栓塞、封堵不彻底，或多支供血动脉的复杂病变有漏栓情况；③栓塞部位远端侧支循环形成，侧支血管可来自支气管动脉等体循环动脉或肺动脉；④原微小供血动脉生长增粗。对于 PAVM 再发原因，目前研究认为是介入治疗术后双肺血流动力学发生一定改变，导致一些微小的潜在病灶生长增大所致。预防措施包括以下几点：①无论使用何种封堵器材，均应将 PAVM 的供血动脉完全栓塞，避免残余分流；②术中进行选择性及超选择性肺动脉造影，仔细观察供血动脉数量，避免漏栓；③尽量栓塞供血动脉远端，以减少侧支循环的发生率。一旦发生“再通”，需再次治疗[14-16]（图 14-13）。

5. 自限性胸膜炎 发生率为 10%～15%，通常发生于术后 2～4 天内，持续 2～18 天。患者可出现胸痛、低热、胸腔积液，绝大多数属自限性，仅需对症处理，非甾体抗炎药及镇痛药治疗有效。

6. 其他 一般心血管介入治疗潜在并发症，如心脏穿孔、损伤三尖瓣腱索致关闭不全、血管穿刺点假性动脉瘤及动静脉瘘、导管导丝打折断裂等，术中操作规范、轻柔，严禁暴力是避免、减少此类并发症的有效措施。

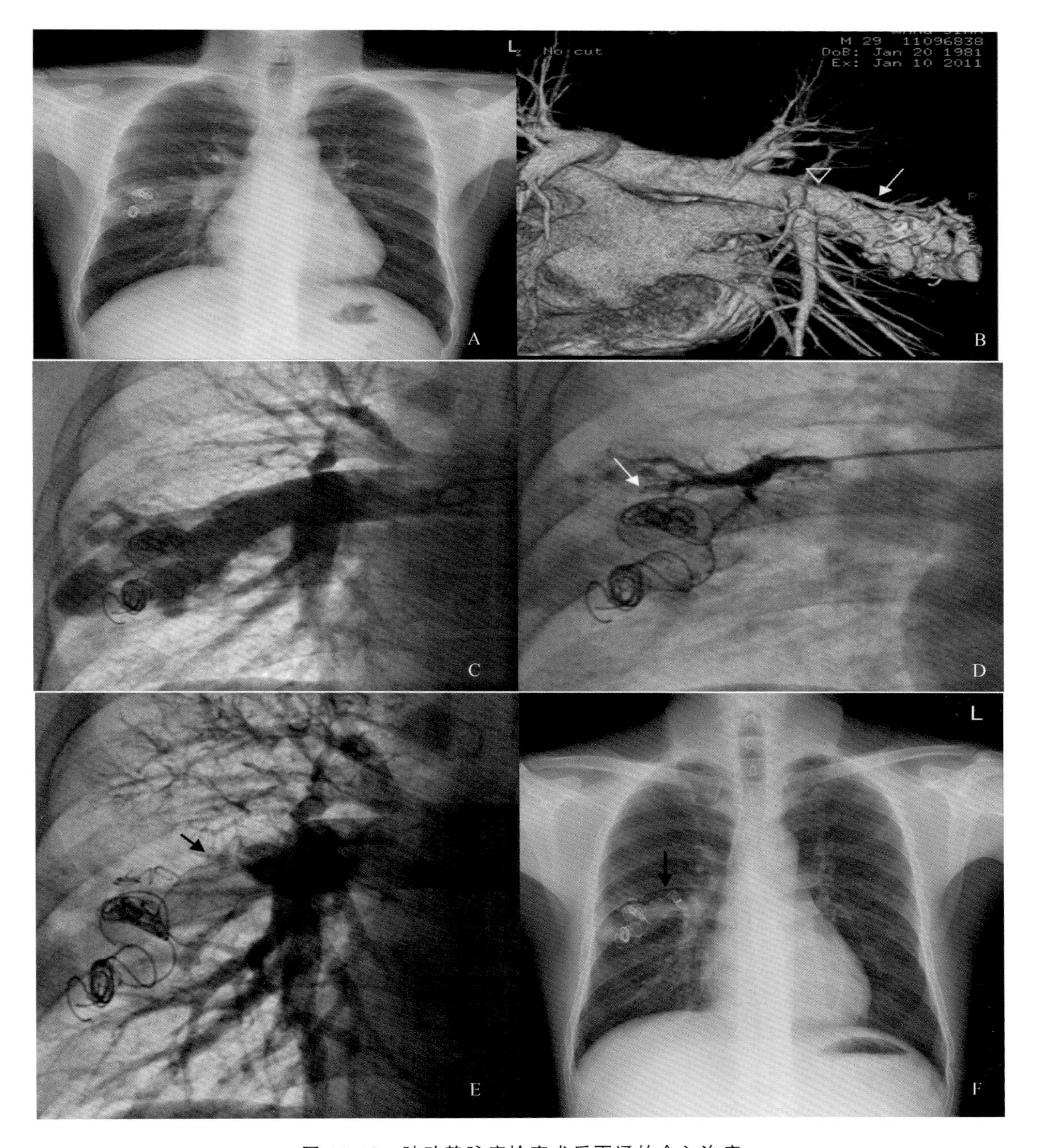

图 14-13　肺动静脉瘘栓塞术后再通的介入治疗

患者，男，49 岁，11 年前行肺动静脉瘘弹簧圈栓塞术，术后半年再度出现口唇发绀。A 至 C. X 线片、CT 及造影检查示右中叶肺动静脉瘘再通（▽示粗大的供血动脉，白箭头示供血动脉近段发出一分支亦供应瘤囊）；D. 于供血动脉近端分支置入 COOK 公司弹簧圈 2 枚（白箭头示）预栓塞；E：于供血动脉远端接近瘤囊处置入 PDA 封堵器（黑箭头示），术后造影示供血动脉及瘤囊均未显影；F. 术后 X 线片示封堵器形态良好，原团块影减小、密度减低，右心房室较术前减小

第六节　疗效评估与随访

目前介入治疗是PAVM的首选治疗方法，与外科手术相比，它具有以下优势。

1. 在完全栓塞、封堵供血动脉的同时，可以最大限度地保留正常肺组织，即使双肺多发病变，亦可逐一、分批栓塞，获得良好的临床疗效。

2. 适用范围广，对大多数PAVM，介入治疗均可获得满意疗效，对于有外科禁忌证、外科治疗风险较高的病例及外科治疗后PAVM再发者，栓塞治疗仍然能取得良好的效果。对于弥漫型PAVM，虽然尚无满意的治疗方法，但可进行姑息性栓塞治疗以减轻症状。

3. PAVM介入治疗技术成功率高达95%～100%。

4. 无须开胸、创伤小、安全性高，严重并发症及死亡的发生率极低，仅见于少数个案报道。

5. 短期疗效显著，术后患者血氧饱和度多明显升高，口唇发绀、胸闷气短等症状基本缓解，中枢神经系统并发症和咯血的发生率明显降低，临床治愈率达85%～95%。

PAVM介入治疗的不足之处在于，存在一定再通和再发的风险。术后再通及再发是影响介入治疗成功率及中远期疗效的主要因素。Pollak等[11]随访栓塞治疗的415个PAVM病变（148名患者），其中393个病变（144名患者）影像学随访1～7年，97%的栓塞病变减小，2.8%的病变再通，18%的患者原有微小病变增大再发。

因此，PAVM术后随访极为重要，随访内容包括询问症状、体格检查、指尖无创血氧饱和度测定及动脉血气分析，以及肺动脉造影、超声心动图及肺动脉CT的动态观察。一般栓塞后1个月、6个月及1年时复查动脉血气分析，每2～3年评估微小动静脉瘘的增长情况。

综上所述，PAVM介入治疗安全、有效、简便易行，严重并发症少，死亡率极低，短期疗效显著，为PAVM首选的治疗方法。术中根据PAVM病变的类型及不同解剖特征，选择适当的封堵器材及靶血管的栓塞部位，充分发挥弹簧圈、封堵器、可脱式球囊等介入器材的不同优点，彻底栓塞、封堵PAVM供血动脉，可有效避免或减少并发症、改善中远期疗效。术后定期随访亦极为重要。

（黄连军　禹纪红）

参考文献

[1] Trerotola SO, Pyeritz RE. PAVM embolization: an update. Am J Roentgenol, 2010, 195: 837-845.

[2] Andersen PE, Kjeldsen AD. Interventional treatment of pulmonary arteriovenous malformations. World J Radiol, 2010, 2: 339-344.

[3] Taylor BG, Cockerill EM, Manfredi F, et al. Therapeutic embolization of the pulmonary artery in pulmonary arteriovenous fistula. Am J Med, 1978, 64: 360-365.

[4] Trulock EP. Lung transplantation. Annu Rev Med, 1992, 43: 1-8.

[5] Faughnan ME, Lui YW, Wirth JA, et al. Diffuse pulmonary arteriovenous malformations: characteristics and prognosis. Chest, 2000, 117: 31-38.

[6] 徐仲英，戴汝平，蒋世良，等. 肺动静脉瘘的栓塞治疗. 中华放射学杂志，1994，28：303-306.
[7] 黄连军，蒋世良，徐仲英，等. 肺动静脉瘘的放射学诊断. 临床放射学杂志，2000，19：487-489.
[8] White RI, Jr. , Pollak JS, Wirth JA. Pulmonary arteriovenous malformations: diagnosis and transcatheter embolotherapy. J Vasc Interv Radiol, 1996, 7: 787-804.
[9] Peirone AR, Spillman A, Pedra C. Successful occlusion of multiple pulmonary arteriovenous fistulas using Amplatzer vascular plugs. J Invasive Cardiol, 2006, 18: E121 - 123.
[10] Andersen PE, Kjeldsen AD. Occlusion of pulmonary arteriovenous malformations by use of vascular plug. Acta Radiol, 2007, 48: 496 - 499.
[11] Pollak JS, Egglin TK, Rosenblatt MM, et al. Clinical results of transvenous systemic embolotherapy with a neuroradiologic detachable balloon. Radiology, 1994, 191: 477-482
[12] White RI, Jr. Pulmonary arteriovenous malformations: how do I embolize? Tech Vasc Interv Radiol, 2007, 10: 283-290.
[13] Liu FY, Wang MQ, Fan QS, et al. Endovascular embolization of pulmonary arteriovenous malformations. Chin Med J (Engl), 2010, 123: 23-28.
[14] Hsu CC, Kwan GN, Thompson SA, et al. Embolization therapy for pulmonary arteriovenous malformations. Cochrane Database Syst Rev, 2010, CD008017.
[15] Haitjema TJ, Overtoom TT, Westermann CJ, et al. Embolization of pulmonary arteriovenous malformations: results and follow up in 32 patients. Thorax, 1995, 50: 719-723.
[16] Pelage JP, Lagrange C, Chinet T, et al. Embolization of localized pulmonary arteriovenous malformations in adults. J Radiol, 2007, 88: 367-376.

第十五章

冠状动脉瘘的介入治疗

第一节　概　　述

先天性冠状动脉瘘（coronary artery fistula，CAF）是一种少见的冠状动脉畸形，冠状动脉血流绕过心肌毛细血管网而直接分流入心腔、大血管或其他结构，其定义为冠状动脉与大血管或心腔的直接异常连接。文献报道，通过冠状动脉造影的诊断率约为0.3%～0.8%[1-2]。尽管75%的冠状动脉瘘较小且患者无症状，只是在冠状动脉造影中无意发现，但其仍为最常见的影响血流动力学的先天性冠状动脉畸形，并占到儿童冠状动脉异常病例的50%[3-4]。随着并发症的增加，CAF的临床意义常在成年期显现，主要包括心功能不全、心肌缺血、感染性心内膜炎、心律失常及冠状动脉瘤破裂[5]。1885年Krause首先报道了该畸形，1947年Bjork[6]首次确诊并经手术进行了治疗。其后外科手术治疗成为该疾患主要治疗手段。1983年Reidy[7]等首次报道了经导管冠状动脉瘘栓塞术（transcatheter closure of coronary fistula，TCC），随着导管技术及介入器械的更新，该技术获得了较大发展。

第二节　病理解剖和病理生理

CAF是较为罕见的先天性心脏畸形，其确切病因尚不确定。多数学者认为在胎儿原始心脏发育过程中，心肌窦状间隙逐渐退化变细形成Thebesion静脉，当某种原因导致心肌间小梁部窦状间隙不退化、不闭合而持续存在时，即可形成CAF。冠状动脉瘘可发生在冠状动脉三个主要分支的任一支，甚至左主干[8]；最常累及右冠状动脉及其分支，占50%～55%；累及左冠状动脉或其分支约占35%；左右冠状动脉均受累者占5%[9-10]。超过90%的CAF均引流入静脉系统，低压结构是CAF引流的最常见部位，包括右侧心腔、肺动脉、上腔静脉及冠状静脉窦[11]。CAF引流入右心室占41%，引流入右心房占26%，引流入肺动脉占17%，引流入左心室占3%，引流入上腔静脉占1%[12]（图15-1）。Mutlu H[13]报道一例罕见的冠状动脉瘘引流入心包导致血肿的病例。

Sakakibara等（1966年）根据瘘口开口部位不同将CAF分为A、B两型。A型（近端型）：瘘口近端冠状动脉扩张，远端血流正常；B型（远端型）：远端冠状动脉分支瘘入右心系统，冠状动脉全程扩张。Sakarupare按CAF引流位置不同将其分为5型，即引流至右心房为Ⅰ型，引流至右心室为Ⅱ型，引流至肺动脉为Ⅲ型，引流至左心房为Ⅳ型，引流至左心室为Ⅴ型。但这些分型方法并不能作为选择治疗方法的依据。美国心脏病学会及美国心脏协会（ACC/ACA）《成年先天性心脏病治疗指南》中建议对于大的冠状动脉瘘，无论患者有无临床症状都应该采用介入或外科手段治疗，指南主张对于小或中等大小的冠状动脉瘘，仅在患者出现症状（包括心肌缺血、心律失常、无法解释的心室收缩或舒张功

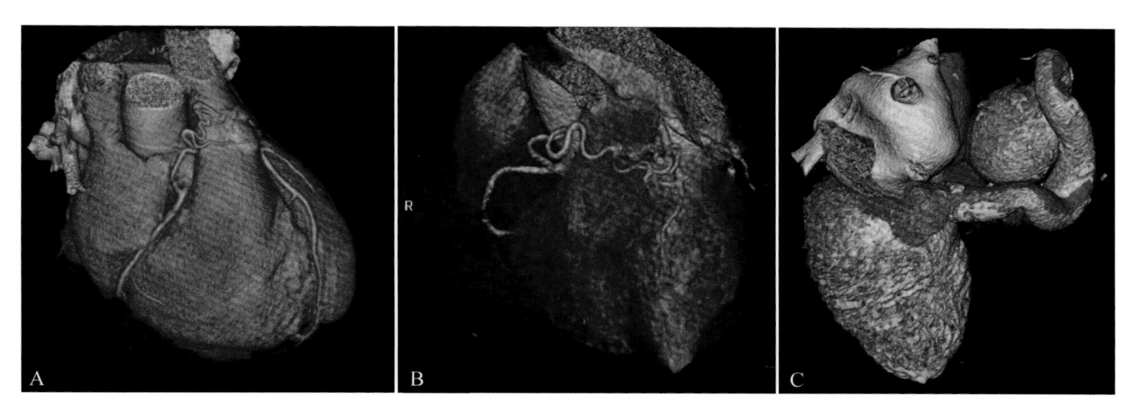

图 15-1 右冠状动脉-肺动脉瘘（A），右冠状动脉、前降支-肺动脉瘘（B），右冠状动脉-左心室瘘（C）

能失调等）才需要处理；对于小的无症状的冠状动脉瘘不建议进行封闭。因此，有学者建议按 CAF 病变血管直径大小将 CAF 分 3 型，即：病变血管直径≤5mm 者为细小型，病变血管直径≥10mm 者为巨大型，介于两者之间者为中间型。

CAF 的病理生理特点及临床表现与瘘管的引流部位相关，引流入左心系统（左心房、左心室），血流动力学类似主动脉瓣反流；引流入右心系统，则会导致左向右分流。此外还与瘘口的大小有关：①巨大型 CAF，靶血管粗大，冠状动脉血流丰富，瘘入左心室（瘘口常位于左心室侧后壁二尖瓣环下方），心前区可闻及舒张期杂音，左心室腔扩大并可导致左心功能不全[14]；瘘入右心系统（右心房、右心室、肺动脉或体静脉），心前区可闻及粗糙的连续性杂音，相当于心底部的分流，可发生在心室的收缩期及舒张期，左心房室首先扩大，右心亦增大，并出现肺血增多及肺动脉高压，晚期亦会出现心力衰竭。CAF 受累血管所粗大，且瘘入心腔阻力低，导致血流增快，常引起供血局部心肌的正常冠状动脉分支血流减少，易出现窃血现象，发生心肌缺血相关的临床症状，如心绞痛、心律失常等，严重者可发生心肌梗死。笔者也在冠状动脉瘘介入治疗的多个病例中，进行选择性冠状动脉造影检查发现 CAF 受累血管供血心肌区域有来自正常冠状动脉的侧支循环形成，证实窃血导致缺血的存在。瘘口近端冠状动脉血流量增加，可发生切应力诱导血管内膜损伤，发生动脉粥样硬化、细菌性心内膜炎，血管迂曲扩张易形成血栓。②细小型 CAF 因靶血管细、血液分流量小，病理生理变化不明显，临床无明显症状及体征，多因胸痛怀疑冠心病行冠状动脉造影时发现[15-16]。CAF 也可伴有其他心脏畸形如肺动脉闭锁、室间隔缺损、动脉导管未闭等，患者会出现伴发疾患的临床表现。

第三节 介入治疗

一、适应证及禁忌证

（一）适应证

（1）有明显外科手术适应证的先天性 CAF，如右心导管检查左向右分流量 Qp/Qs＞1.5，心肌负荷试验提示 CAF 受累血管所供应心肌区域心肌缺血，不合并其他需要手术矫正的心脏畸形。

（2）外伤性或冠状动脉介入治疗所致医源性 CAF。

（3）易于安全到达、能够清晰显影的瘘管。

（4）非多发的 CAF 开口（单发 CAF 进行介入治疗效果较好）。

（5）CAF 瘘管长而迂曲，出口相对狭窄或合并瘘管瘤样扩张。

（6）堵塞的冠状动脉瘘口以下没有正常的冠状动脉分支。

（7）少数情况下，冠状动脉一支或多支（多为间隔支）形成与心腔或肺动脉相连的多发的微小血管网，可用带膜支架进行封堵。

（二）绝对禁忌证

（1）CAF 发生在先天性单一冠状动脉或左主干上；需栓塞的冠状动脉分支远端有正常分支发出，该处心肌组织供血正常。

（2）受累的冠状动脉血管“极度”迂曲，瘤样扩张，出口小，轨道难以建立。

（3）右心导管提示重度肺动脉高压，右向左分流为主。

（4）封堵术前 1 个月内患有严重感染。

（5）合并其他先天性心内畸形或获得性心脏病需外科手术者。

（三）相对禁忌证

对于多个瘘口的 CAF，目前宜作为相对禁忌证。如果瘘口的解剖特征适合栓塞，术者经验丰富，可以尝试介入治疗。对于细小型 CAF 血液分流量小，临床症状不明显，且有自然闭合可能，大多数学者主张无需治疗。但 Niizeki 等[17]曾报道 1 例 62 岁男性，因胸痛怀疑冠心病行冠状动脉造影检查时发现为左冠状动脉前降支-肺动脉瘘，回旋支-肺动脉瘘，并用弹簧圈进行封堵治疗，术后核素心肌显像示栓塞后冠状动脉窃血现象导致的前间壁心肌缺血得到改善，表明细小型 CAF 患者封堵治疗后可以获得益处。故建议将有胸痛症状、无冠状动脉狭窄的细小型 CAF 列为相对适应证。笔者强调术前需行心肌负荷试验证实 CAF 受累冠状动脉供血区域心肌缺血的客观存在。

二、介入治疗途径及封堵器材的选择

1. 封堵器材的选择　在冠状动脉瘘介入治疗的历史上，封堵器材包括可脱式球囊、聚乙烯醇泡沫塞、不可控弹簧栓子、Rashkind 双面伞等，而目前临床上常使用的器材有以下几种：①可控弹簧栓子及输送器：由美国 Cook 公司生产，直径 3mm、5mm、8mm，长度 3cm、5cm、8cm 等型号，推送可控弹簧栓子的导管顶端有与栓子相匹配的螺旋纹，末端附带一旋转柄，经 5F 输送导管或者 5F Judkins 右冠状动脉造影导管送入。②Amplatzer 类动脉导管未闭（PDA）封堵器：由具有自膨胀性的固定盘及与之相连的“腰部”组成，呈蘑菇状，系镍钛记忆合金丝编织而成，内充 3 层高分子聚酯材料，美国 AGA 公司生产的第二代 PDA 封堵器（ADOⅡ），由镍合金多层密网编织，无覆膜，双盘片，中间为圆柱型腰，直径从 3mm 至 6mm，可通过 4F 或 5F 鞘管输送释放。③多聚四氯乙烯（PTEE）带膜支架（Jostent）：瑞典 JOMED 公司产品，为球囊扩张性支架，由两层不锈钢丝编织而成的管状支架，两层不锈钢丝之间是一层多聚酯包膜。在进行 CAF 封堵治疗时，封堵器材的选择主要取决于病变冠状动脉的解剖形态、血管粗细、瘘口大小及引流部位等。可控弹簧圈主要用于细小型 CAF 的封堵治疗，选择弹簧圈的原则是较 CAF 病变血管直径大 10%～20%，并可用多枚弹簧圈进行封堵；带膜支架常用于冠状动脉与心腔相连的多发小血管网的封堵；巨大型 CAF 常用 PDA 封堵器、室间隔缺损（VSD）封堵器进行封堵，原则是较 CAF 瘘口直径大 2～4mm。

2. 介入治疗途径　包括经动脉顺行途径、经静脉逆行途径或经动脉逆行途径。①经动脉顺行途径封堵 CAF：即经动脉侧（股动脉、桡动脉、肱动脉等）送入输送导管，经受累冠状动脉直接到达瘘口或瘘管远端最窄处，再经导管送入封堵器械进行堵闭，一般用于瘘管较短、途径不曲折，瘘口或栓塞部位较狭小的病例，往往使用弹簧圈、血管塞，ADOⅡ，较小的 PDA、VSD 封堵器或带膜支架。其优点是不需建立导丝轨道，操作相对简单，但操作要谨慎，减少对冠状动脉内皮损伤（图 15-2）。②经静脉逆行途径用于治疗瘘入右心系统的冠状动脉瘘，需建立由股动脉-冠状动脉-瘘口-右心房、室-下腔静脉-股静脉的导丝轨道，然后由股静脉沿导丝系统送入输送鞘管，再经鞘管置入封堵器材，主要用于瘘管较长、曲折走行、瘘口大的 CAF。往往使用 PDA、VSD 封堵器进行堵闭，优点是可避免输送鞘管对冠状动脉内膜的损伤，并可同时由动脉侧造影明确封堵器位置及封堵效果（图 15-3）。③经动脉逆行途径封堵法：主要用于冠状动脉左心室瘘，建立动脉-动脉导丝轨道，自动脉沿导丝轨道从左心室侧送入输送鞘管进行 CAF 封堵治疗。

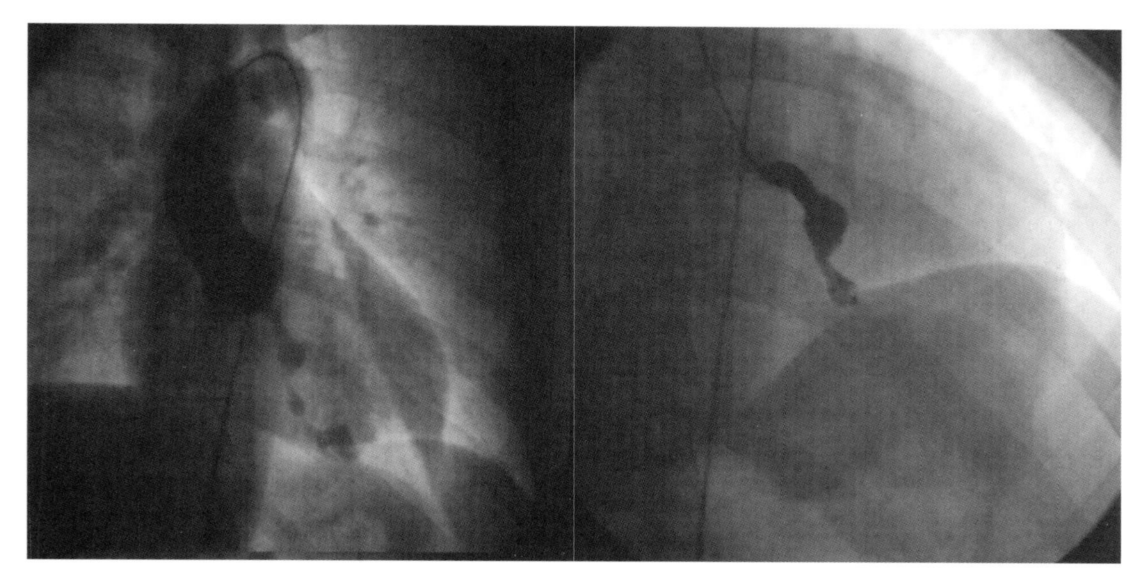

图 15-2　经动脉顺行途径用弹簧圈封堵右冠状动脉-右心室瘘

3. 操作步骤　对于瘘入右心系统的冠状动脉瘘，常规行右心导管检查，分别对左、右心腔，主动脉和肺动脉进行测压及血氧饱和度测定，计算分流量（Qp/Qs）、全肺阻力，必要时行吸氧试验。心血管造影方面，常规进行升主动脉造影，选择性左、右冠状动脉造影，了解冠状动脉分支分布和心脏结构的关系，CAF 的位置，最大和最小冠状动脉直径，瘘口的形态和位置及其累及的冠状动脉分支，有无侧支循环形成。根据 CAF 的影像表现和选择的封堵器的不同，可选择经动脉顺行途径和经静脉逆行途径进行栓塞。应尽可能将

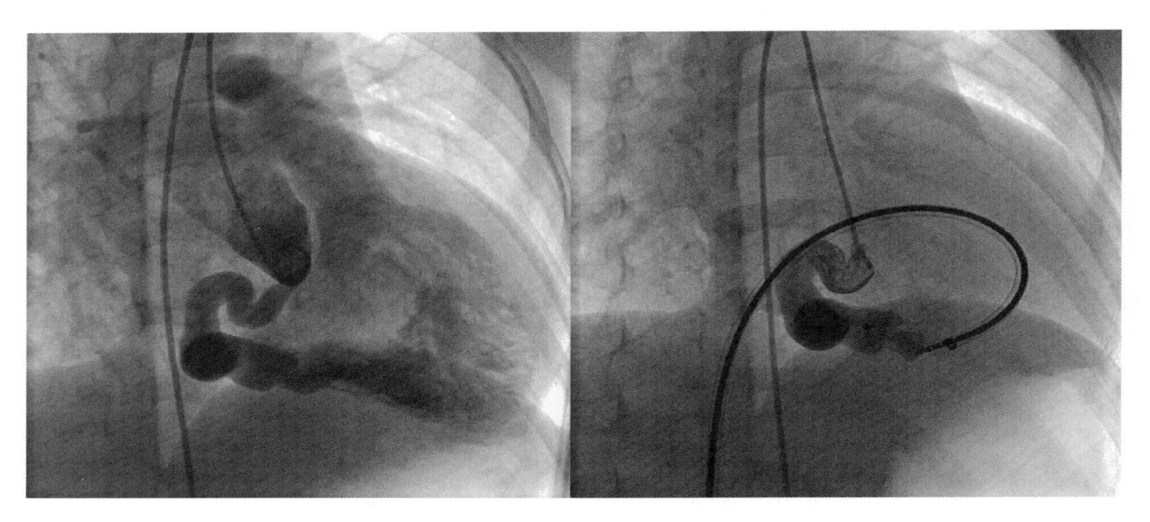

图 15-3 经静脉逆行途径用 PDA 封堵器封堵右冠状动脉-右心室瘘

封堵器材放置在病变血管远端瘘口处，或瘘管远端最狭窄处，避免栓塞冠状动脉远端正常分支，释放封堵装置前可密切观察 10min 以上，若出现心电图 ST 段明显改变、T 波倒置或严重室性心律失常，或患者出现胸痛、胸闷等不适症状，应回收封堵器，放弃介入治疗；否则即可释放封堵器。

第四节 特殊病例的处理

CAF 作为少见先天性心脏病，每个病变都有自己独特的解剖学特点及血流动力学特征。在笔者的临床工作实践中，有个别特殊病例印象深刻。

一、CAF 合并巨大孤立冠状动脉瘤的处理

在部分冠状动脉右心瘘的病例，如果瘘口相对较小，随着病程的异常，常在瘘口的近段，形成巨大冠状动脉瘤，若仅封闭冠状动脉瘘口，姑息的冠状动脉瘘处于冠状动脉的高压侧，仍有进一步扩大，甚至破裂的风险，因此建议冠状动脉瘤上及远端没有重要正常分支发出时，可封闭瘘口及冠状动脉瘤近段血管，在消除分流的同时隔绝冠状动脉瘤。

二、右冠状动脉窦房结支形成冠状动脉瘘

右冠状动脉第一分支扩张，瘘入右心房，瘘口前形成巨大冠状动脉瘤。图 15-4 病例在外院尝试行冠状动脉瘤封堵术，术中出现窦性停搏，放弃治疗。分析图像，不能除外为右冠状动脉窦房结支瘘入右心房，瘤体巨大，且形态欠规则，有治疗指征。为防止栓塞后因窦房结缺血而导致窦性停搏，先行双腔起搏器植入后，以 Cook 公司 5mm×5mm 可控弹簧圈封堵瘤体近段窦房结动脉，再次行右冠状动脉造影，动脉瘤腔未见显影，病变隔绝成功。

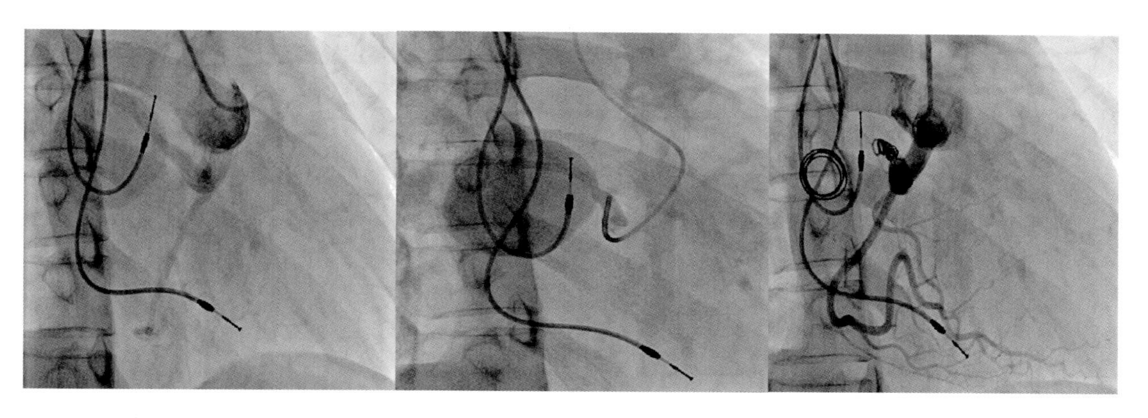

图 15-4　右冠状动脉窦房结支瘘入右心房并巨大冠状动脉瘤形成，植入双腔起搏器后，以弹簧圈栓塞窦房结支

第五节　并发症及处理

自 1983 年 Reidy[7] 等首次报道经导管冠状动脉瘘栓塞术，三十多年来有多个系列的病例组报告，最大组病例数为 33 个。整体上具有同外科手术可比的低并发症发生率及死亡率。尽管绝大多数的病例组报告显示优越的技术成功率，但是短期及长期的 CAF 再通发生率信息有限。Armsby 和同事[18]报道了一组 33 例患者接受 TCC 治疗患者，其中 27 例接受超声心动图随访（中位时间 2.8 年），22 名患者无残余分流，5 名患者微量残余分流，但都没有造影的结果。最近，朱鲜阳和同事[19]报道了 24 例接受 TCC 的病例，临床随访时间从 3 个月至 10 年，1 个患者随访发现心前区仍可闻及杂音，超声心动图提示残余分流，心导管检查提示较大残余分流，故再次行弹簧圈封堵。Armsby 等[18]回顾分析了 1982—2000 年资料，介入治疗组 45 例，即刻技术成功率 83%，1 例术中死于回旋支夹层，其余无严重的术中并发症；45 例中 42 例进行了平均 12 个月的随访，33 例影像学资料显示完全封堵率为 91%。外科手术治疗组 71 例，27%合并需手术矫正的其他畸形；其中 65 例平均随访 7.2 年，21 例（30%）影像学资料示完全封堵率为 80%～100%。表明对于 CAF 患者，介入治疗与外科手术治疗疗效相当，但介入治疗具有创伤小、恢复快的优势。

TCC 治疗虽然安全有效，但仍存在并发症，其常见并发症包括：①心律失常：术中和术后均可发生，主要是导管、导丝刺激或损伤心内膜而影响传导系统所致。术者应操作轻柔，减少不必要的刺激，尽量缩短手术时间。②冠状动脉痉挛：主要是导管、导丝的刺激所致，多见于年轻患者，通过冠状动脉内注射硝酸甘油（200～300μg）对大多数患者有效。术中持续静脉输注硝酸甘油（10～50μg/min）能预防远端血管痉挛。③冠状动脉夹层（包括瘘夹层）及冠状动脉穿孔：此为严重并发症，若处理不当或不及时，可导致患者死亡。常规使用带膜支架来处理。④术后残余分流和溶血：主要由于封堵器大小不合适或者封堵器移位所致。对少量或微量分流，一般可随着封堵器内的血栓形成而消失。残余分流时，高速血流通过残余瘘口导致红细胞机械性损伤溶血。为避免选择封堵器直径不当，应多轴位、多角度精确测量 CAF 的最大和最小直径。⑤封堵器脱落、异位栓塞：多由于选择封堵器大小不合适，测量有偏差导致，特别是应用不可控弹簧栓子栓塞时，国内外均有报道出现不可逆的肺动脉栓塞。⑥瓣膜的损伤：如瘘口靠近瓣膜（常见于三尖瓣），输送、放置不当，造成腱索断裂，引起关闭不全。⑦感染性心内膜炎：多由心内膜损伤引起，一般要求术后常规应用抗生素。⑧外周血管并发症：与血管穿刺有关，包括出血与血肿、假性动脉瘤、动静脉瘘、血栓性闭塞、腹膜后血肿等，通过提高穿刺技术水平加以避免。

（吴文辉）

参考文献

[1] Yamanaka O，Hobbs RE. Coronary artery anomalies in 126，595patients undergoing coronary arteriography. Catheter Cardiovasc Diagn，1990，21：28-40.

[2] Vitarelli A，De Curtis G，Conde Y，et al. Assessment of congenital coronary artery fistulas by transesophageal color Doppler echocardiography. Am J Med，2002，113：127-133.

[3] Yamanaka O，Hobbs RE. Coronary artery anomalies in 126，595 patients undergoing coronary arteriography. Catheter Cardiovasc Diagn，1990，21：28-40.

[4] Roberts WC. Major anomalies of coronary arterial origin seen in adulthood. Am Heart J，1986，111：941-943.

[5] Vitarelli A，De Curtis G，Conde Y，et al. Assessment of congenital coronary artery fistulas by transesophageal color Doppler echocardiography. Am J Med，2002，113：127-133.

[6] Bjork G，Crafoord C. Arteriovenous aneurysm on the pulmonary artery simulating patent ductus arteriosus botalli. Thorax，1947，2：65.

[7] Reidy JF，Sowton E，Ross DN. Transcatheter occlusion of coronary to bronchial anastomosis by detachable balloon combined with coronary angioplasty at same procedure. Br Heart J，1983，49：284-287.

[8] Iadanza A，del Pasqua A，Fineschi M，ed al. Three-vessel leftventricularmicrofistulization syndrome：a rare case of angina. Int J Cardiol，2004，96：109-111.

[9] Garcia-Rinaldi R，Von Koch L，Howell JF. Successful repair of a right coronary artery-coronary sinus fistula with associated left coronary arteriosclerosis. Bol Asoc Med P R，1977，69：156-159.

[10] Umana E，Massey CV，Painter JA. Myocardial ischemia secondary to a large coronary-pulmonary fistula. Angiology，2002，53：353-357.

[11] Fujimoto N，Onishi K，Tanabe M，et al. Two cases of giant aneurysm in coronary pulmonary artery fistula associated with atherosclerotic change. Int J Cardiol，2004，97：577-578.

[12] Levin DC，Fellows KE，Abrams HL. Hemodynamically significant primary anomalies of the coronary arteries：angiographic aspects. Circulation，1978，58：25-34.

[13] Mutlu H，Serdar-Kucukoglu M，Ozhan H，et al. A case of coronary artery fistula draining into the pericardium causing hematoma. Cardiovasc Surg，2001，9：201 - 203.

[14] Werner B，Wroblewska KM，Pleskot M，et al. Anomalies of the coronary arteies in children. MedSci Moni，2001，7：1285-1291.

[15] Liberthson RR，Sagar K，Berkoben JP，et al. Congenital coronary artery fistula. Report of 13 patients，review of the literature and delineation of management. Circulation，1979，59：849-854.

[16] Dorros G，ThotaV，Ram idreddy K，et al. Catheter based techniques for closure of coronary artery fistulae. Cathter Cardiovascu Interv，1999，46：143 - 150.

[17] Niizeki T，D aidoujiH，Ootaki Y，et al. Transcatheter coil embolization of coronary artery fistulas.

J Cardiol Cases，2010，61：e1 - e4.

[18] Armsby LR，Keane JF，Sherwood MC，et al. Management of coronary artery fistulae. Patient selection and results of transcatheter closure. J Am Coll Cardiol，2002，39：1026-1032.

[19] Zhu XY，Zhang DZ，Han XM，et al. Transcatheter closure of congenital coronary artery fistulae：immediate and long-term follow-up results. Clin Cardiol，2009，32：506-512.

第十六章

主动脉缩窄的介入治疗

第一节　概　　述

主动脉缩窄（coarctation of aorta，CoA）是一种较常见的先天性心脏畸形，1760 年由 Morgagni 尸检时首次发现[1]，指自无名动脉至第一对肋间动脉之间的主动脉管腔狭窄，多为局限性，也可为长管状，绝大多数病变（95%以上）发生在主动脉弓远段与胸降主动脉连接处，亦即主动脉峡部，邻近动脉导管或动脉韧带区。临床上，如收缩期上下肢之间动脉压力阶差＞20mmHg（1mmHg＝0.133kPa），结合相应的影像学改变即可诊断为先天性主动脉缩窄。

国外报道主动脉缩窄发生率在各类先天性心脏病中约占 5%～8%，国内发病率较低，约占 1%～3%。多见于男性，男女之比为（3～5）∶1。本病可单独存在，但 50%以上病例伴有其他心血管先天畸形，主要为动脉导管未闭、室间隔缺损、二叶型主动脉瓣[2-6]。

合并其他心血管畸形的复杂型 CoA，在婴幼儿时期即可出现心力衰竭而导致死亡。不合并其他严重心血管畸形的简单型 CoA，随着年龄增长易并发动脉瘤、主动脉破裂、细菌性心脏或血管内膜炎以及持续性长期高血压引致脑血管意外、充血性心力衰竭和冠状动脉硬化性心脏病等严重致死性疾患。故目前认为上、下肢压差超过 20mmHg 为进一步治疗的指征，对于压差小于 20mmHg 的患者如合并难以控制的高血压，特别是出现左心功能不全或左心室进行性肥厚者，亦应积极治疗[7]。

CoA 的治疗方法主要为传统外科手术和介入治疗。自 1944 年，主动脉缩窄部切除、对端吻合术取得成功后，手术成为主动脉缩窄的主要治疗方法，但传统手术并发症相对较多，包括术后再缩窄（3.6%～33.0%）、动脉瘤形成（13.0%）、术后高血压（8.3%～43.0%）、喉返神经损伤、膈神经损伤、乳糜胸、感染、缩窄切除后综合征等，脊髓缺血虽然发生率较低，但可引起截瘫，预后不良。近年随着外科手术技术不断改进，患者的预后不断改善，死亡率由最初的 31%降至 2.7%[8-11]。目前，外科手术仍然是婴幼儿主动脉缩窄，特别是合并主动脉弓发育不全及心内畸形等患者的首选治疗方法。自 20 世纪 80 年代以来，介入治疗作为治疗主动脉缩窄的一种有效、安全、简便的手段开始崭露头角，并得以迅速推广。从最初的球囊扩张术发展到球囊扩张式血管内裸支架置入术至目前的覆膜支架置入术，介入治疗技术不断改善[12-14]。目前覆膜支架置入术已成为成人及青少年 CoA 的首选治疗方法[7-8]。

第二节　病理解剖和临床表现

一、发病机制

CoA 的发病机制尚不明确。有学者曾认为是由于动脉导管组织伸入主动脉壁过多，当动脉导管闭合时，导管壁的平滑肌及纤维组织过度收缩，波及峡部主动脉壁导致主动脉峡部缩窄。但这个学说无法解释 CoA 与动脉导管未闭合并存在的情况，也无法解释非峡部主动脉缩窄的原因。

目前，多数学者认为胎儿期主动脉和肺动脉血流量失衡是形成 CoA 的主要病因。在正常情况下，胎儿期左、右心室的搏出量大致相等，如某些原因（如卵圆孔小、主动脉狭窄、升主动脉发育不良等）导致左心室排出的血流量减少，肺动脉和动脉导管血流量相对增多，则流经主动脉峡部的血流量减少而导致局部管腔狭小、闭塞，从而发生 CoA 或发育不全。

二、病理生理改变

主动脉缩窄最常见于主动脉峡部，病变处主动脉壁中层增厚，突入主动脉管腔，形成隔膜，局部管腔细小，位于隔膜的中心部位或偏向一侧。缩窄段主动脉内径往往比外观更为细小。缩窄段以远主动脉由于血流冲击往往形成狭窄后扩张，部分缩窄段主动脉合并褶曲畸形（图 16-1）。

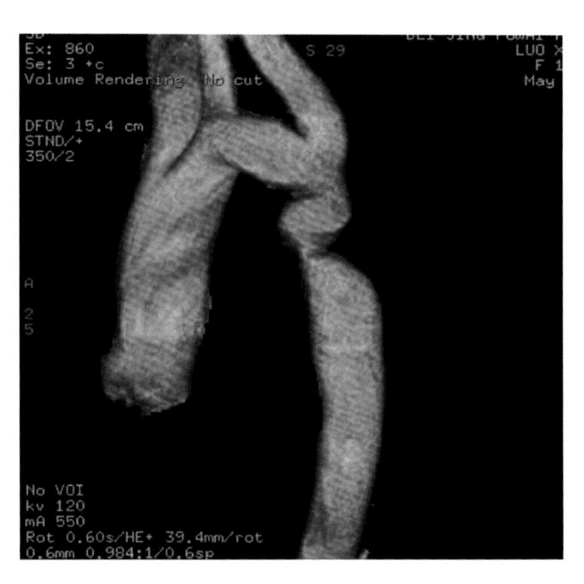

图 16-1　CT 三维重建示降主动脉近端缩窄合并褶曲

主动脉缩窄常引起高血压。高血压形成原因主要包括①机械性狭窄：使主动脉血流阻力显著增大，致狭窄近心端血压升高；②血浆肾素含量升高：主动脉缩窄段远心端血流减少，致肾缺血，肾素分泌增加，引起血压升高。

主动脉缩窄致心脏后负荷增大，左心室往往代偿肥大。冠状动脉中层常增厚，管腔减小，可较早呈现冠状动脉循环血供不足的症状。

肋间动脉、内乳动脉明显增粗，胸壁有丰富的侧支循环建立。由于缩窄段近端血压升高，侧支动脉扩大迂曲，缩窄近端主动脉、颅内动脉以及肋间动脉等血管易发生动脉瘤，它的发生率随年龄增大而升高。动脉瘤破裂可以致死。

主动脉缩窄合并动脉导管未闭时：①如缩窄段位于动脉导管的近端，即导管前型主动脉缩窄，右心室排出的血流经肺动脉和未闭动脉导管进入降主动脉，供应躯体下半部，侧支循环较不发达。此型比较少见。多合并其他心脏血管畸形，在婴幼儿期即可因心力衰竭致死，因此 Bonnet 在早年曾称此型为婴儿型主动脉缩窄。②如缩窄段位于动脉导管的远端，即导管后型主动脉缩窄，经动脉导管血流方向取决于降主动脉和肺动脉压力的差异。

主动脉缩窄引起左心室后负荷增加、高血压、内脏缺血，以及并发的先天性心脏血管畸形，严重影响循环系统的正常功能，威胁患者生命。自然状态下，CoA 患者的平均寿命为 34 岁，常死于心力衰竭（26%）、主动脉破裂（21%）、感染性心内膜炎（18%）、颅内出血（12%）等致命并发症[6]。合并其他心血管畸形的导管前型 CoA 死亡率更高，根据 Gross 的统计资料，导管前型主动脉缩窄病例，90%于 1 岁内死于心力衰竭。导管后型主动脉缩窄病例，根据 Abbott 于 1928 年报道的尸体解剖资料，死亡时平均年龄为 32 岁，61%的病例在 40 岁以前死亡。

三、分型

CoA 的分型方法很多，早年根据 CoA 与 PDA 的位置关系，分为“导管前型”及“导管后型”。目前根据临床实用性，常分为两型，即“单纯型”和“复杂型”。

1. 单纯型（成人型） 缩窄位于主动脉峡部，不合并动脉导管未闭及其他畸形。

2. 复杂型 又分为两个亚型。

（1）婴儿型 CoA：合并 PDA 等其他心血管畸形，导管前型 CoA 常有分界性发绀，导管后型 CoA 常有肺动脉高压。

（2）不典型 CoA：包括合并主动脉弓发育不全，或仅合并头臂动脉开口部狭窄，不典型部位的 CoA，多发 CoA。

四、临床表现

主动脉缩窄的临床表现随缩窄段病变部位、缩窄程度、是否合并其他心脏血管畸形及不同年龄组而异。

1. 婴幼儿期 导管后型主动脉缩窄，虽然存在高血压，但血压升高的程度不严重，一般上肢血压比下肢高 2.7kPa（20mmHg）以上，在婴幼儿期不呈现临床症状。合并其他心脏血管先天性畸形和导管前型主动脉缩窄病例，最常见的临床症状为充血性心力衰竭。约半数病例在出生后 1 个月内动脉导管闭合时开始呈现呼吸急促、心率加速、出汗、喂食困难、肝大、心脏扩大等症状。导管前型主动脉缩窄，由于降主动脉存在右至左分流，足趾可能出现发绀而右手及口唇色泽正常，即交界性发绀。

2. 童年及成年期 不伴有其他先天性心脏血管畸形的主动脉缩窄病例，大多数不呈现临床症状，1 岁以上患者中约 5%呈现头痛、劳累后气急、心悸、易倦、头颈部血管搏动强烈、鼻出血等症状。进入成年期的病例则常有高血压、心力衰竭等症状，并可因并发细菌性心脏或血管内膜炎和主动脉破裂而致死。体格检查一般生长发育正常，桡动脉搏动强，股动脉搏动减弱或消失。上肢血压比下肢显著增高。缩窄段病变累及左锁骨下动脉的病例，则右上肢血压比左上肢高。侧支循环发达的病例，在胸骨切迹上方及肩胛间区，可以见到和触及侧支循环血管搏动。眼底检查可发现视网膜动脉呈现高血压病征。

第三节 介入治疗

根据患者的年龄、缩窄的解剖特点以及是否存在其他合并症，CoA 可以分别采用经皮球囊血管成形术（percutaneous balloon angioplasty，PBA）和球囊扩张式血管内支架置入术两种不同介入方式治疗。

一、经皮球囊血管成形术

1979 年，Sos 等[9]在尸检过程中对主动脉缩窄病变进行 PBA 术获得成功。1982 年，Lock 及其同事[10]对手术切除的主动脉缩窄段血管进行 PBA 术，同时开展了相关的基础研究。此后，PBA 术治疗主动脉缩窄开始应用于临床。其治疗机制为球囊扩张使缩窄段血管内膜及中膜局限性撕裂和过度伸展从而使管腔扩大，适用于主动脉局限或长管状缩窄、外科手术后再缩窄。与外科手术相比，其效果令人鼓舞，虽然再缩窄及夹层、动脉瘤等并发症的发生在一定程度上限制了 PBA 术的应用，但其死亡率明显低于外科手术，且方法简单易行。可作为外科治疗主动脉缩窄的替代手段[7,11-12]。

1. 适应证

包括：①主动脉局限或长管状缩窄；②球囊血管成形术或外科手术后再缩窄；③患者年龄 2 天至 31 岁。但在最佳治疗年龄上尚有争议，大部分研究认为对于婴幼儿，球囊扩张再狭窄率高，效果不佳。

2. 操作要点

①采用股动脉入路，在局麻或基础麻醉下，穿刺右股动脉；②经右股动脉送入 5F 猪尾巴导管，行降主动脉左侧位及左前斜位数字减影血管造影（DSA）检查，测量 CoA 最窄处直径、累及范围和缩窄上下两端主动脉直径；③送入端侧孔导管，于缩窄段前后连续测压；④选用球囊导管进行扩张，球囊直径为缩窄处内径的 2～3.5 倍，以 5～8atm（1atm=101.325kPa）快速扩张球囊 2～4 次；⑤扩张后重复测压与造影（图 16-2）。术后服用阿司匹林 3 个月，每天 50～100mg。

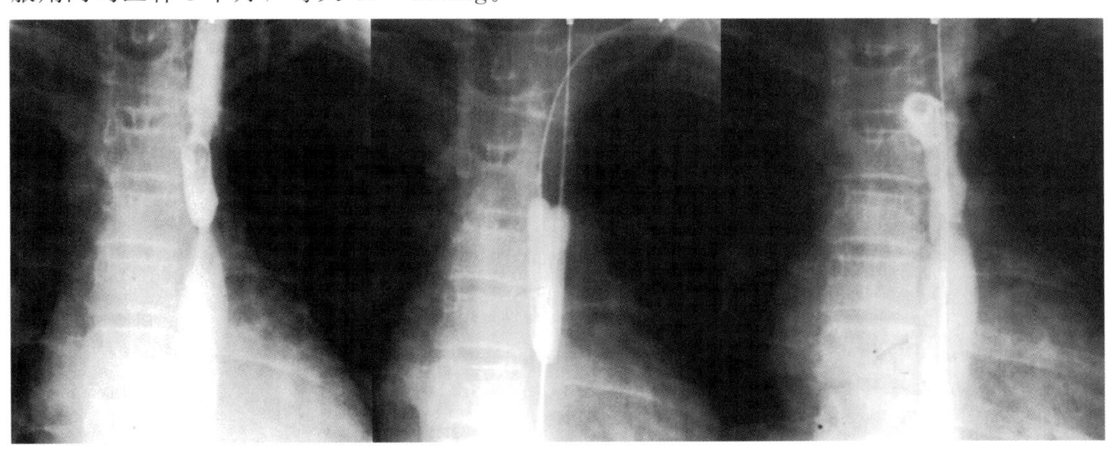

图 16-2 经皮球囊血管成形术

A. 术前造影示主动脉弓降部局限性狭窄；B. 双球囊扩张主动脉缩窄段；C. 术后造影示缩窄明显减轻

二、球囊扩张式血管内支架置入术

由于PBA术后再狭窄发生率偏高，促使人们进一步探索有效的解决办法。20世纪80年代，Mullins等[13]提出血管内支架可用于治疗某些先天性心血管疾病，包括主动脉缩窄。1991年，O'Laughlin等[14]使用球囊扩张式血管内支架成功治疗1例主动脉缩窄。而后，在支架的设计方面进行了一系列的革新，包括降低扩张后支架的短缩率，改善支架的可弯曲性以适应主动脉弓的曲度，增大支架的可扩张直径，设计可反复扩张支架等。覆膜支架治疗主动脉瘤取得成功后，被引入到CoA的介入治疗中，人们将聚四氟乙烯膜与上述支架结合，生产出一种球囊扩张式血管内覆膜支架，有效解决了PBA术及裸支架置入术中损伤主动脉壁而产生夹层、动脉瘤等并发症的问题，明显提高了支架置入术的安全性，使之可以用于重度CoA，扩大了介入治疗的范围[15-16]。目前，球囊扩张式血管内覆膜支架已广泛用于临床，成为单纯型儿童和青壮年CoA的首选治疗方法。

1. 治疗机制　球囊扩张式支架坚硬度高，可以有效抵抗缩窄段血管的弹性回缩力，故治疗主动脉缩窄多选择球囊扩张式支架。自膨式支架也有运用，但报道较少。在球囊支架经导管系统被送到缩窄部位后，扩张球囊可在撕裂血管内膜与部分中膜的同时撑开支架使其紧贴于血管内壁。支架可将撕裂的内膜紧贴中膜，有效防止动脉瘤及夹层的形成。支架置入后其内表面迅速新生内膜化从而抑制急性血栓的形成。

2. 适应证　包括单纯的主动脉峡部缩窄、主动脉弓以及峡部发育不良（狭窄段血管直径与横膈处降主动脉直径之比<0.6）、主动脉缩窄行球囊血管成形术后或外科术后再缩窄。

3. 操作要点　①采用股动脉入路，在局麻或基础麻醉下，穿刺右股动脉；②经右股动脉送入5F猪尾巴导管，行降主动脉左侧位及左前斜位DSA检查，测量CoA最窄处直径、累及范围和缩窄上下两端主动脉直径，并测量缩窄两端收缩压差；③根据缩窄近端主动脉直径，按1∶1选择NuMed BIB球囊直径，再根据受累的长度选择NuMed CP覆膜支架的长度，要求支架要完全覆盖缩窄段；④将0.089cm（0.035英寸）加硬长导丝置入升主动脉，沿导丝送入14F输送鞘通过狭窄段，在体外将支架固定于球囊上，通过14F鞘管将支架送入降主动脉；⑤通过造影准确定位后，先后充盈内外球囊，充分扩张支架，然后撤出球囊导管，重复主动脉造影和测量跨狭窄段压差，术后应用血管闭合器缝合股动脉穿刺点；⑥术中肝素化100U/kg（图16-3）。

4. 常用支架　早期应用的Johnson&JohnsonPalmaz 308支架、P128和P188支架及Palmaz XI10系列支架等，扩张后支架短缩率高达50%，且支架弯曲性差，不能与主动脉弓形态保持一致。此后研制的Palmaz Genesis XD支架针对上述支架的不足，虽然进行了一系列的改进，但支架充分扩张后的最大直径仅为18～20mm，主动脉直径粗大的患者应用受限。2002年ev3 IntraStentl LD Max支架被批准用于临床。这种支架即使充分扩张，也不会明显缩短，因此比Palmaz支架具有明显优势。另外一种新型支架即美国NuMed公司生产的Cheatham Platinum（CP）球囊扩张式支架系统，支架采用铂金制作，与其他支架比较，NuMed CP支架有许多优点：扩张后支架强度高，再狭窄率低，合金材料可塑性强，边缘圆钝对主动脉壁嵌压小，可扩张范围大，短缩率明显减低（表16-1），支架可以反复扩张，可扩张范围为8～24mm（最大30mm）。近年来，人们为防止介入治疗时血管内膜破裂和增生、动脉瘤形成等严重并发症，将上述支架与聚四氟乙烯结合生产出一种覆膜支架，目前有

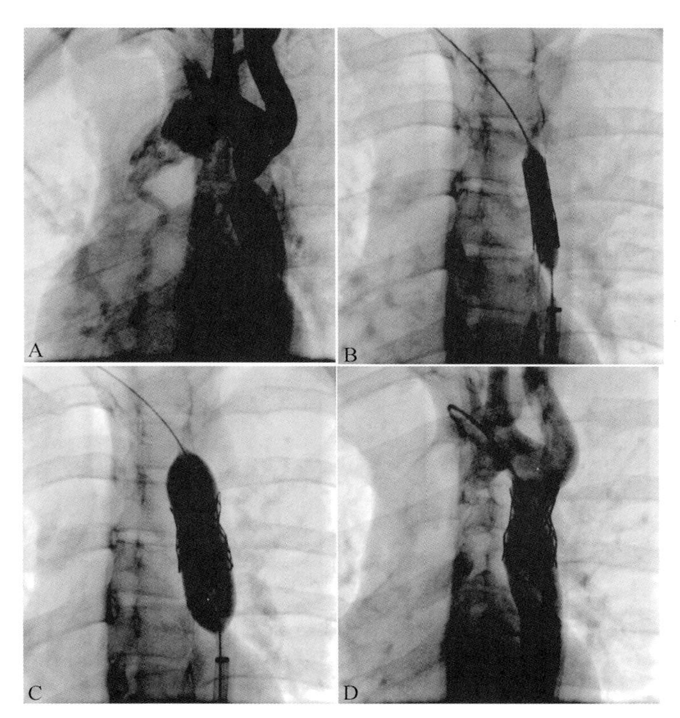

图 16-3 球囊扩张式血管内支架置入术

A. 术前 DSA 示降主动脉上段局限性 CoA，压差 72mmHg；B. 送入覆膜 CP 支架系统，定位后先充盈内球囊；C. 再充盈外球囊，充分扩张支架；D. 术后 DSA 示 CoA 狭窄段管径明显增大，压差消失

Wallgraft 自膨胀支架、Gore 自膨胀支架、Atrium 球囊扩张支架和 CP 球囊扩张支架等。

表 16-1 不同尺寸的 CP 支架短缩率表

膨胀球囊直径	CP8Z16 扩张后长度（短缩率）	CP8Z22 扩张后长度（短缩率）	CP8Z28 扩张后长度（短缩率）	CP8Z34 扩张后长度（短缩率）	CP8Z39 扩张后长度（短缩率）	CP8Z45 扩张后长度（短缩率）
12mm	1.61cm（2.8%）	2.18cm（0.8%）	2.62cm（4.4%）	3.23cm（3.1%）	3.72cm（1.9%）	4.17cm（3.8%）
14mm	1.54cm（6.5%）	2.08cm（5.4%）	2.56cm（6.8%）	3.15cm（5.4%）	3.66cm（3.6%）	3.97cm（8.4%）
15mm	1.51cm（8.5%）	2.02cm（7.9%）	2.51cm（8.6%）	3.10cm（7.0%）	3.54cm（6.6%）	3.94cm（9.2%）
16mm	1.48cm（10.6%）	1.98cm（10.1%）	2.45cm（10.7%）	3.00cm（9.8%）	3.48cm（8.2%）	3.84cm（11.4%）
18mm	1.43cm（13.7%）	1.89cm（14.0%）	2.38cm（13.3%）	2.88cm（13.5%）	3.20cm（15.6%）	3.71cm（14.5%）
20mm	1.32cm（20.0%）	1.80cm（17.9%）	2.30cm（16.3%）	2.63cm（20.9%）	2.96cm（21.9%）	3.27cm（24.7%）
22mm	1.23cm（25.4%）	1.67cm（23.9%）	2.09cm（24.0%）	2.46cm（26.0%）	2.85cm（25.0%）	3.15cm（27.3%）
24mm	1.05cm（36.4%）	1.46cm（33.8%）	1.91cm（30.3%）	2.07cm（37.9%）	2.27cm（40.1%）	2.83cm（34.9%）

球囊扩张式支架系统的另一部分为球囊导管，既往使用的单球囊，由于球囊中部受到的阻力大，扩张受限，而球囊两端扩张良好，致支架两端呈喇叭状张开，易造成主动脉壁损伤及支架移位。目前常使用的双球囊导管（balloon-in-balloon，BIB catheter），由大小两个球囊组成，其外囊有效直径为 8～24mm。支架置入时，先扩张内球囊，固定支架，避免扩张中支架移位，再扩张外球囊，使支架充分均匀扩张，防止因支架呈喇叭状张开而损伤血管壁（图 16-4）。

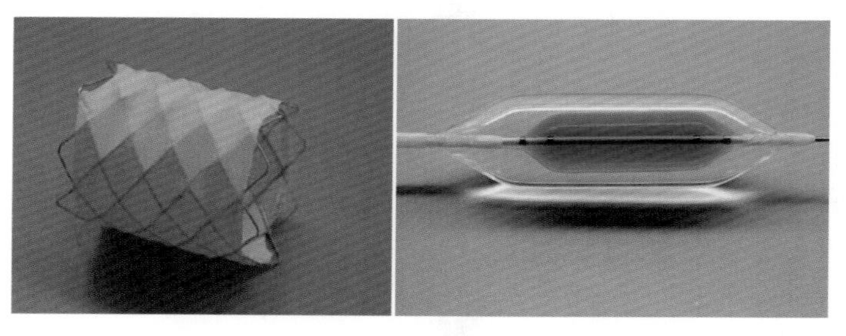

图 16-4　NuMED 公司 CP 覆膜支架和双球囊系统

第四节　特殊病例的处理方法

一、主动脉缩窄合并 PDA 介入治疗

对于合并 PDA 的 CoA，既往需使用不同的介入治疗器材分别处理；覆膜支架被引入 CoA 的治疗后，在处理主动脉缩窄的同时，可一次性闭塞未闭动脉导管，即一种器材同时解决两种畸形。具体操作过程与一般单纯型 CoA 的球囊扩张式支架置入术相同，但覆膜支架近端应超过 PDA 1.5cm 以上，以确保完全隔绝 PDA（图 16-5）。

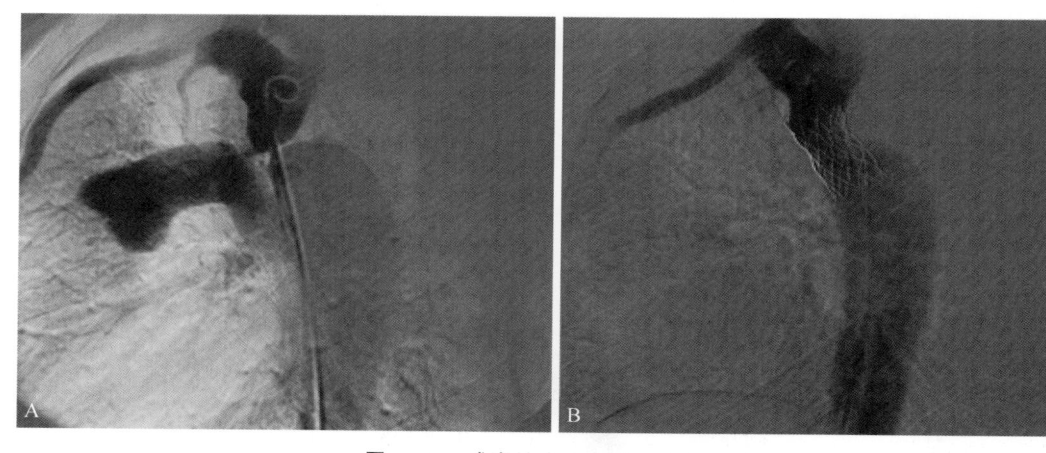

图 16-5　球囊扩张式覆膜支架置入术

A. 术前主动脉造影示 CoA 合并 PDA，压差 65mmHg；B. 支架置入后造影示缩窄段管径明显扩大，PDA 分流消失，压差消失

二、合并弓部发育不良的 CoA

对于合并弓部发育不良的 CoA，可联合使用裸支架和覆膜支架，以裸支架扩张弓部，

不影响头臂动脉的血供；以覆膜支架治疗 CoA，使并发症明显减少（图 16-6）。

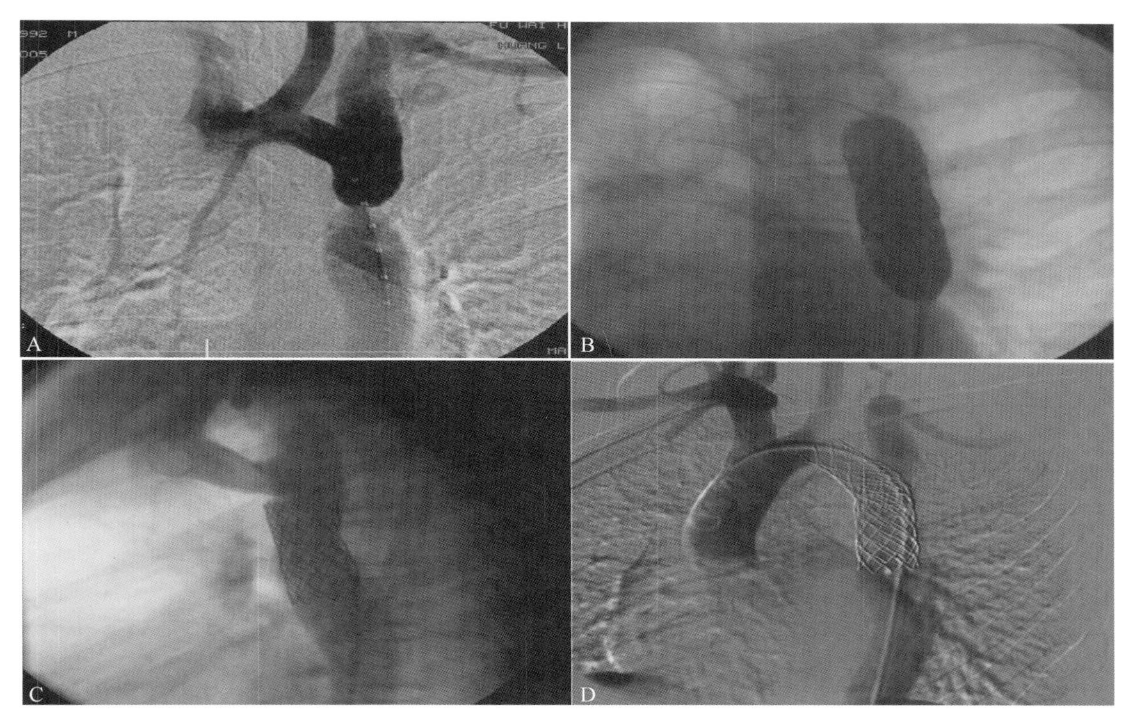

图 16-6　男性，15 岁，A. 术前主动脉造影示 CoA 合并主动脉弓发育不良；B. 第一次覆膜支架置入术后主动脉造影示，支架形态良好，管腔通畅；C. 支架近端主动脉弓管腔偏窄，升主动脉至降主动脉连续测压，有 30mmHg 收缩期压差，术后高血压仍难以控制；D. 术后 10 个月，行弓部裸支架置入术，术后血压恢复正常

三、合并心内畸形的 CoA

对于部分合并心内畸形的患者行杂交手术时，亦可根据实际情况采用股静脉入路（图 16-7）。

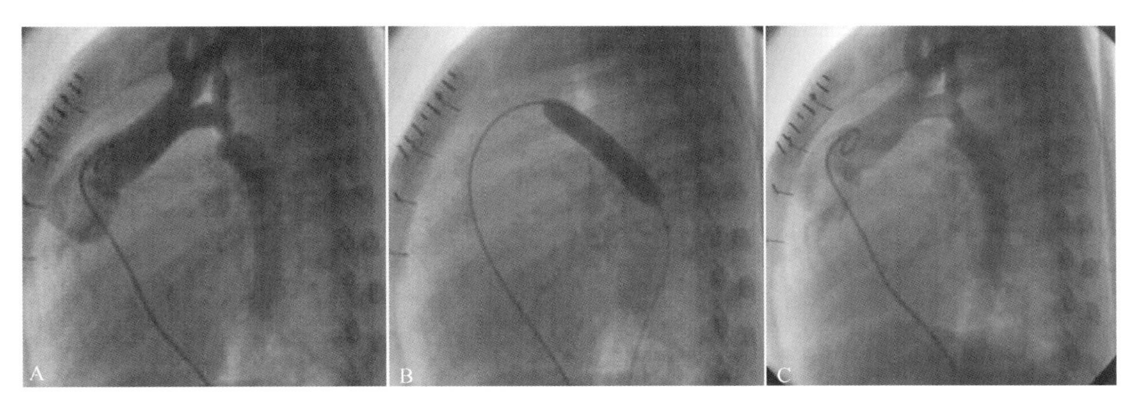

图 16-7　CoA 合并单心室患者经静脉途径 PBA 术

A. 经静脉途径，通过室间隔缺损行升主动脉造影，示主动脉峡部局限性缩窄伴轻度主动脉弓发育不良；B. 经静脉途径行 PBA 治疗；C. PBA 术后行升主动脉造影示局限性狭窄改善

第五节 并发症及处理

介入治疗的并发症明显少于外科手术。主要包括主动脉夹层、动脉瘤、支架移位断裂、球囊破裂、股动脉的损伤或血栓栓塞等，发生率均很低，特别是覆膜支架的应用，进一步减少了夹层、动脉瘤等并发症的发生[17-20]。

一、再缩窄

PBA术后主动脉壁有不同程度的弹性回缩，致术后短期再缩窄率较高，特别是新生儿及婴儿术后再狭窄率达39%～83%，儿童及青少年再狭窄率亦高达5%～25%，该并发症在一定程度上妨碍了其在CoA中的应用。与PBA术相比，球囊扩张式支架硬度高，可以抵抗缩窄段血管的弹性回缩力，有效防止再狭窄的形成，故支架置入术后，再狭窄率明显减低，仅1%～3%，且多是由于支架段管径不能随机体生长发育增宽而导致的相对狭窄，故幼儿及儿童行支架置入术是术后再狭窄发生的主要原因，既往支架主要用于10～13岁以上青少年（主动脉直径接近成人水平）及成人患者，但随着支架性能及输送系统的改进以及支架再扩张技术的开展，年龄限制正被逐步突破。目前常使用的NuMed公司CP支架可再扩张，部分研究显示该支架可用于4岁以上儿童。

二、术后高血压

CoA矫治不彻底有残余压差或术后发生再狭窄患者，术后仍有持续性高血压，部分患者股动脉搏动比肱动脉或桡动脉弱。另外，多数患者即使缩窄完全消失，术后早期仍呈现收缩期或舒张期血压升高，历时长短不一。有文献报道主动脉缩窄病例术后远期随诊，高血压的发病率比普通人群高4～5倍，手术时年龄在20岁以上者，术后远期高血压的发生率更高。术后高血压的原因可能为血管壁压力感受器调节反应失常；肾上腺素、去甲肾上腺素分泌增多；或血浆肾素-血管紧张素含量升高。故术后24h内可静脉滴注硝普钠，使收缩压维持在14.7kPa（110mmHg）左右，24h后改用口服降压药物。

三、主动脉夹层及动脉瘤

PBA术及球囊扩张式血管内支架置入术不可避免地造成缩窄段血管内膜及中膜局限性撕裂和过度伸展，且病变处主动脉壁肌层及弹力层薄弱，更易受损，存在形成夹层及动脉瘤可能。据文献报道，PBA术后动脉瘤的发生率为5%～12%，支架置入术后动脉瘤及夹层的形成率为1%～2%。由于该并发症可引起主动脉破裂，一旦发生，应积极处理，可行覆膜支架置入术，隔绝主动脉内膜破口或瘤腔。

四、支架移位

支架移位多发生于支架置入过程中，球囊扩张时，病变处支架及球囊受到的阻力不同，容易发生移位。双球囊导管的应用，极大地避免了支架移位的发生。术中支架移位有可能造成狭窄段扩张不充分，有残余压差，部分需再置入一枚支架。另外支架移位还可能覆盖头臂动脉开口，主要是左锁骨下动脉开口，导致左锁骨下动脉急性闭塞。一旦发生，需密切观察患者意识、呼吸、循环等生命体征，并注意是否出现脑干及大脑后动脉供血区急性梗死症状，以便及时行血管旁路移植术重建左锁骨下动脉血供；由于多数患者通过侧支循环可以代偿左锁骨下动脉血供，常不出现中枢神经系统症状，仅有左上肢轻度麻木、力弱，可暂不处理。

五、支架断裂

发生率约为1%，随着支架设计制作的不断改进，其发生率进一步减低。支架断裂常造成再狭窄，一旦发生，往往需二次进行覆膜支架置入术。

六、其他并发症

包括股动脉的损伤，包括血栓栓塞、假性动脉瘤、动静脉瘘等。由于使用14F的输送鞘，对下肢动脉造成一定损伤，特别是儿童血管相对较细，容易受损形成血栓。临床上表现为术后足背动脉搏动进一步减弱消失，皮温减低，下肢血管超声可明确诊断。对于下肢动脉血栓形成可进行静脉溶栓治疗，或动脉插管溶栓、动脉切开取栓术等。穿刺时同时穿透了动、静脉及术后局部压迫止血不充分，导致动脉口持续开放，血液流入周围组织或动静脉间形成通道，即假性动脉瘤或动静脉瘘，超声检查可明确诊断。处理常以超声探头持续压迫瘘口或瘤口至闭塞，必要时可行外科修补术。

第六节　疗效评估与随访

一、经皮球囊血管成形术

经皮球囊血管成形术治疗原理在于球囊扩张血管时，通过使缩窄段血管内膜及中膜局限性撕裂和过度伸展，从而使管腔扩大。虽然这种内膜及中膜撕裂，部分可以自愈，但狭窄段主动脉壁肌层及弹力层薄弱；因此，经皮球囊血管成形术存在继发夹层及动脉瘤的可能性。另外，因球囊血管成形术后主动脉壁不可避免会有不同程度的弹性回缩，致术后短期再缩窄率较高，在一定程度上妨碍了其在原发主动脉缩窄中的应用[15]。根据文献报道，对于新生儿及婴儿原发主动脉缩窄，球囊血管成形术后再狭窄率达39%～83%，不作为常规治疗方法。对于儿童，特别是小于10岁的儿童，球囊血管成形术有显著的即刻疗效，86%～94%的患者术后缩窄有效缓解，术后再缩窄和继发主动脉瘤者分别占5%～25%和2%～20%，但这些继发主动脉瘤多为非进展性动脉瘤，需外科手术处理者<1%，因此可作为外科治疗主动脉缩窄的一种替代手段。对于青春期和成年患者，球囊血管成形术后主动脉缩窄处的压力阶差均明显减小，再缩窄率及术后继发主动脉夹层的概率也相对较低[18-23]。但目前的研究表明，血管内支架置入术在预防主动脉再狭窄、术后继发夹层及动脉瘤方面均明显优于球囊血管成形术[24]，故后者不作为青春期和成年CoA的首选治疗方法。

二、球囊扩张式血管内支架置入术

1991年，O'Laughlin等第一次成功使用球囊扩张式血管内支架治疗1例主动脉缩窄[25]，由于球囊扩张式支架硬度高，可以有效抵抗缩窄段血管的弹性回缩力，与球囊扩张术相比，支架可有效防止再狭窄的形成[26]。

支架的类型包括裸支架及覆膜支架。覆膜支架是针对裸支架置入术或球囊扩张术后存在夹层及动脉瘤甚至动脉破裂等并发症设计改进而成的，有效地降低了上述并发症的发生率，在很大程度上提高了青少年及成人 CoA 介入治疗的安全性及适用性，目前覆膜支架已广泛用于 CoA 的临床治疗。与裸支架相比，覆膜支架更适合用于严重、复杂的 CoA 及术后再狭窄，特别是伴有动脉导管未闭时，该支架在解决 CoA 的同时，可一次性封闭动脉导管[27-30]。此外，还可用于伴有动脉瘤的主动脉缩窄及术后继发主动脉瘤及夹层的治疗[31-33]。但对于弓部近中段（左锁骨下动脉开口近侧）的 CoA，裸支架不影响头臂动脉的血供，具有一定优势。对于合并弓部发育不良的 CoA，覆膜支架可与裸支架联合使用[34]。

支架的并发症包括：动脉瘤形成、急性主动脉破裂、广泛的夹层、股动脉的损伤或血栓栓塞、支架移位断裂等，发生率很低，特别是覆膜支架的使用，进一步减少了夹层、动脉瘤等并发症的发生[34-36]。主动脉支架置入术后再缩窄多是由于支架段管径不能随机体生长发育增宽而导致的相对狭窄，由于内膜过度增生导致的再狭窄较少见[37-38]。术后高血压，主要由于残余压差而造成，但部分患者即使缩窄完全消失，术后仍存在高血压，需进一步药物治疗[39-40]。先天性心脏病介入研究联盟（congenital cardiovascular interventional study consortium，CCISC）总结 2002—2007 年 17 个单位 565 例原发 CoA 及术后再缩窄患者（平均年龄 18.1 岁）接受支架置入术的结果显示[41]：97.9%的患者手术成功（术后跨缩窄压差减小至 20mmHg 以下），收缩期压差由 31.6mmHg ± 16.0mmHg 降至 2.7mmHg±4.2mmHg，缩窄处直径由 7.4mm±3.0mm 扩大至 14.3mm±3.2mm。死亡率仅 0.4%（2/565），总并发症发生率为 14.3%（81/565），包括动脉瘤形成（1.1%）、内膜新破口（1.4%）、夹层（1.6%）、支架移位（5.0%）、球囊破裂（2.3%）、外周及脑血管并发症（3.1%）。Forbes[42]对 588 例 CoA 支架置入术患者的中期随访研究显示，术后再缩窄率为 2.7%（16/588）。

支架应用的主要问题在于其年龄限制，对于婴幼儿，支架置入后，由于机体生长发育，会造成主动脉支架段相对狭窄，故目前仍主要用于 10～13 岁以上青少年（主动脉直径接近成人水平）及成人患者。但随着支架性能及输送系统的改进以及支架再扩张技术的开展，年龄限制正被逐步突破，部分研究已将其用于 4 岁以上儿童[43-44]。

三、支架及其推送系统的技术改进

目前支架及其推送系统改进主要集中于以下两方面：

1. 突破年龄限制　生物降解支架及可生长支架的研究，使支架可以应用于更年幼的患者。前者能逐渐自动降解，消除金属支架不随生长发育而增大的不足，还能保护受损内膜，减少并发症。在该支架置入 1 年后的动物实验中[45]，支架已被完全内膜化，无血栓栓塞，仅有轻微的内膜增生，无明显的管腔狭窄。可生长支架，由两个对称的半个不锈钢支架构成，以可吸收线连接成一个完整支架，可反复扩张，但术后常需多次球囊扩张术或再次支架置入术[46]。

2. 减小输送鞘的尺寸　现有的支架及推送器为 8～12F[47]，婴儿及小的儿童多被排除在支架治疗的适应证之外。即使是年龄较大儿童，该尺寸范围的鞘也会导致股动脉损伤。

因此，输送系统的技术改进无疑会扩大支架治疗主动脉缩窄的适用范围。

四、介入治疗中存在争议的问题

1. 支架置入术对重度主动脉缩窄的疗效是否与外科手术的疗效相似，甚至优于外科手术？目前尚无前瞻性对照研究，缺乏强有力的论证。

2. 支架能否再扩张？支架再扩张无疑可以降低 CoA 介入治疗的年龄限制，扩大其适应证范围，但增加了夹层、破裂等并发症的风险[44,48-49]，尚需进一步临床研究论证。

3. 在主动脉内长期存在支架这样一段缺乏顺应性及弹性的刚性结构，是否对心血管系统功能有影响尚未可知。虽然主动脉缩窄及再缩窄的血管内支架置入术，中短期疗效显著，但其远期疗效及并发症尚有待进一步观察论证。

五、总结

外科手术仍是婴幼儿主动脉缩窄及合并其他严重心血管畸形的复杂主动脉缩窄的首选治疗方法。球囊扩张式血管内支架置入术是治疗儿童、青少年及成人主动脉缩窄的首选治疗方法，覆膜血管内支架置入术进一步降低了夹层及动脉瘤等并发症，更为安全，可用于重度 CoA；经皮球囊血管成形术主要用于不适于支架置入术和外科手术的患者，如：早产儿、低体重儿、外科手术后再狭窄的患者。随着支架及推送系统的不断改进，支架在主动脉缩窄治疗中的应用越来越广泛，不仅可用于严重的、复杂的主动脉缩窄，甚至可以用于治疗主动脉弓部发育不全及弓部离断患者。生物可降解支架及可生长支架将有助于突破主动脉缩窄支架置入术的年龄限制，具有广阔的发展前景。

（黄连军　禹纪红）

参考文献

[1] Jenkins NP, Ward C. Coarctation of the aorta: natural history and outcome after surgical treatment. Q J Med, 1999, 92: 365-371.

[2] 刘玉清. 心血管病影像诊断学. 第2版. 合肥：安徽科学技术出版社，2000：577.

[3] Shih MC, Tholpady A, Kramer CM, et al. Surgical and Endovascular Repair of Aortic Coarctation: Normal Findings and Appearance of Complications on CT Angiography and MR Angiography. AJR, 2006, 187: 302-312.

[4] Kaemmerer H. Aortic coarctation and interrupted aortic arch. In: GatzoulisMA, WebbDG, Daubeney PEF, editors. Diagnosis and Management of Adult Congenital Heart Disease. New York: Churchill Livingstone, 2003; 254.

[5] Campbell M. Natural history of coarctation of the aorta. Br Heart J, 1970, 32: 633-640.

[6] Rosenthal E. Coarctation of the aorta from fetus to adult: curable condition or lifelong disease process? Heart, 2005, 91: 1495-1502.

[7] Alex B Golden, William E Hellenbrand. Coarctation of the Aorta: Stenting in Children and Adults. Catheterization and Cardiovascular Interventions, 2007, 69: 289-299.

[8] Hoimyr H, Christensen TD, Emmertsen K, et al. Surgical repair of coarctation of the aorta: up to 40 years of follow-up. Eur J Cardiothorac Surg, 2006, 30: 910-916.

［9］ Carr J. The results of catheter based therapy compared with surgical repair of adult aortic coarctation. J Am Coll Cardiol，2006，47：1101－1107.

［10］ Massey R，Shore DF. Surgery for complex coarctation of the aorta. Int J Cardiol，2004，Suppl 1：67－73.

［11］ Bouchart F，Dubar A，Tabley A，et al. Coarctation of the aorta in adults：surgical results and long-term follow-up. Ann Thorac Surg，2000，70：1483-1488.

［12］ Singer MI，Rowen M，Dorsey TJ. Transluminal aortic balloon angioplasty for coarctation of the aorta in the newborn. Am Heart J，1982，103：131-132.

［13］ Laughlin MP，Perry SB，Lock JE，et al. Use of endovascular stents in congenital heart disease. Circulation，1991，83：1923-1939.

［14］ Tzifa A，Ewert P，Brzezinska-Rajszys G，et al. Covered Cheatham-platinum stents for aortic coarctation：early and intermediate-term results. J Am Coll Cardiol，2006，47：1457-1463.

［15］ Koerselman J，de Vries H，Jaarsma W，et al. Balloon angioplasty of coarctation of the aorta：A safe alternative for surgery in adults：Immediate and mid-term results. Catheter Cardivasc Interv，2000，50：28-33.

［16］ Rao PS，Galal O，Smith PA，et al. Five-year to nine-year follow-up results of balloon angioplasty of native aortic coarctation in infants and children. J Am Coll Cardiol，1996，27：462－470.

［17］ Tynan M，Finley JP，Fontos V，et al. Balloon angioplasty for the treatment of native coarctation：results of valvuloplasty and angioplasty of congenital anomalies registry. Am J Cardiol，1990，65：790-792.

［18］ Fawzy ME，Awad M，Hassan W. et al. Long-term outcome（up to 15 years）of balloon angioplasty of discrete native coarctation of the aorta in adolescents and adults. J Am Coll Cardiol，2004，43：1062－1067.

［19］ Ovaert C，McCrindle BW，Nykanen D，et al. Balloon angioplasty of native coarctation：clinical outcomes and predictors of success. J Am Coll Cardiol，2000，35：988-996.

［20］ Rao PS，Galal O，Smith PA，et al. Five-to nin-year follow-up results of balloon angioplasty of native aortic coarctation in infants and children. J Am Coll Cardiol，1996，27：462-470.

［21］ Fletcher SE，NihillMR，Grifka RG，et al. Balloon angioplasty of native coarctation of the aorta：Midterm follow-up and prognostic factors. J Am Coll Cardiol，1995，25：730-734.

［22］ Ino T，Kishiro M，Okubo M，et，al. Dilatation mechanism of balloon angioplasty in children：Assessment by angiography and intravascular ultrasound. Cardiovasc Intervent Radiol，1998，21：102-108.

［23］ Pedra CA，Fontes VF，Esteves CA，et al. balloon angioplasty for discrete unoperatedcoarctation of the aorta in adolescents and adults. Catheter Cardiovasc Interv，2005，64：495－506.

［24］ Macdonald S，Thomas SM，Cleveland TJ，et al. Angioplasty or stenting in adult coarctation of the aorta? A retrospective single center analysis over a decade. Cardiovasc Intervent Radiol，2003，26：357-64.

［25］ O'Laughlin MP，Perry SB，Lock JE，et al. Use of endovascular stents in congenital heart disease. Circulation，1991，83：1923－1939.

［26］ Duke C，Qureshi SA. Aortic coarctation and recoarctation：to stent or not to stent? J Interv Cardiol，2001，14：283-298.

［27］ Chakrabarti S，Kenny D，Morgan GJ，et al. Balloon Expandable Stent Implantation for Native and Recurrent Coarctation of the Aorta－Prospective Computerised Tomography Assessment of Stent Integrity, Aneurysm Formation and Stenosis Relief. Heart, 2009, Sep 10. [Epub ahead of print]

[28] Bruckheimer E, Dagan T, Amir G, et al. Covered Cheatham-Platinum stents for serial dilation of severe native aortic coarctation. Catheter Cardiovasc Interv, 2009, 74: 117-123.

[29] 黄连军，俞飞成，吴文辉，等. 带膜支架置入治疗主动脉缩窄合并动脉导管未闭一例. 中华心血管病杂志，2006，34：563.

[30] Holzer RJ, Chisolm JL, Hill SL, et al. Stenting complex aortic arch obstructions. Catheter Cardiovasc Interv, 2008, 71: 375-382.

[31] Forbes T, Matisoff D, Dysart J, et al. Treatment of coexistent coarctation and aneurysm of the aorta with covered stent in a pediatric patient. Pediatr Cardiol, 2003, 24: 289-291.

[32] Botta L, Russo V, Oppido G, et al. Role of endovascular repair in the management of late pseudo-aneurysms following open surgery for aortic coarctation. Eur J Cardiothorac Surg, 2009, 36: 670 - 674.

[33] Kenny D, Margey R, Turner MS, et al. Self-expanding and balloon expandable covered stents in the treatment of aortic coarctation with or without aneurysm formation. Catheter Cardiovasc Interv, 2008, 72: 65 - 71.

[34] 黄连军，俞飞成，蒋世良，等. 覆膜 Cheatham-Platinum 支架置入治疗主动脉缩窄的疗效评价. 中华放射学杂志，2006，40：1195-1196.

[35] Haji-ZeinaliAM, Ghazi P, Alidoosti M. Self-expanding nitinol stent implantation for treatment of aortic coarctation. J EndovascTher, 2009, 16: 224-232.

[36] Tzifa A, Ewert P, Brzezinska-Rajszys G, et al. Covered Cheatham-platinum stents for aortic coarctation: early and intermediate-term results. J Am Coll Cardiol, 2006, 47: 1457-1463.

[37] Akowuah E, Wilde P, Bryan AJ. Aortic coarctation secondary to in-stent stenosis of a covered aortic endoprosthesis. Ann Thorac Surg, 2008, 85: 2142.

[38] Duke C, Qureshi SA. Aortic coarctation and recoarctation: to stent or not to stent? J Interv Cardiol, 2001, 14: 283-298.

[39] Duara R, Theodore S, Sarma PS, et al. Correction of coarctation of aorta in adult patients-impact of corrective procedure on long-term recoarctation and systolic hypertension. Thorac Cardiovasc Surg, 2008, 56: 83-86.

[40] Andreas Eickenl, Ulrike Pensl1, Walter Sebening1, et al. The fate of systemic blood pressure in patients after effectively stented coarctation. European Heart Journal, 2006, 27: 1100-1105.

[41] Thomas J. Forbes, Swati Garekar, et al. Procedural Results and Acute Complications in Stenting Native and Recurrent Coarctation of the Aorta in Patients Over 4 Years of Age: A Multi-Institutional Study. Catheterization and Cardiovascular Interventions, 2007, 70: 276-285.

[42] Thomas J. Forbes, Swati Garekar, et al. Follow-up following intravascular stenting for treatment of coarctation of the aorta. Catheter Cardiovasc Interv, 2007, 70: 569-577.

[43] Weber HS, Cyran SE. Endovascular stenting for native coarctation of the aorta is an effective alternative to surgical intervention in older children. Congenit Heart Dis, 2008, 3: 54-59.

[44] Schaeffler R, Kolax T, Hesse C, et al. Implantation of stents for treatment of recurrent and native coarctation in children weighing less than 20 kilograms. Cardiol Young, 2007, 17: 617 - 622.

[45] Peuster M, Wohlsein P, Brugmannn M, et al. Long-term results after implantation of NOR-I biodegradable metal stents into the descending aorta of New Zealand white rabbits (Abstract). Cardiol Young, 2000, 10 (Supple. 2): 3.

[46] Ewert P, Peters B, Nagdyman N, et al. Early and mid-term results with the Growth Stent—a

possible concept for transcatheter treatment of aortic coarctation from infancy to adulthood by stent implantation? Catheter Cardiovasc Interv，2008，71：120-126.

[47] Marshall AC，Perry SB，Keane JF，et al. Early results and medium-term follow-up of stent implantation for mild residual or recurrent aortic coarctation. Am Heart J，2000，139：1054-1060.

[48] Butera G，Gaio G，Carminati M. Redilation of e-PTFE Covered CP Stents. Catheterization and Cardiovascular Interventions，2008，72：273-277.

[49] Zanjani KS，Sabi T，Moysich A，et al. Feasibility and efficacy of stent redilatation in aortic coarctation. Catheter Cardiovasc Interv，2008，72：552-556.

第十七章

肺动脉狭窄的介入治疗

本章节描述的肺动脉狭窄（pulmonary artery stenosis，PAS）指孤立的或伴有其他心脏疾病的周围动脉狭窄，主要分为先天性和后天获得性两种。PAS 多与先天性心脏疾病和遗传综合征并存，也可单独存在。如早期不及时干预，易导致肺血管及肺组织发育障碍、右心室压力增高、肺动脉瓣关闭不全等并发症，甚至危及生命。治疗方法主要包括外科手术和介入治疗。据已发表的文献报道，外科手术效果不佳，其复发率 35%～40%[1-5] 且远端外围分支动脉狭窄及多发狭窄，外科难以处理。自 20 世纪 80 年代，球囊开始应用于临床，后来又出现支架置入术，肺动脉血管成形术和支架置入术已成为肺动脉狭窄的首选治疗方案。不同种类的肺动脉支架在肺动脉狭窄治疗领域应用越来越广泛，显示出了良好的疗效和广阔的前景[1-4,6-12]。

第一节　病理解剖与影像诊断

先天性肺动脉狭窄病因并不明确，除与某些遗传综合征（如 Williams 综合征）并存外，多认为与胎内风疹病毒感染有关。病理分型按累及部位及范围可分为 4 型：①累及肺动脉主干；②累及肺动脉分叉并延伸到左、右肺动脉；③多发性周围肺动脉分支狭窄；④肺动脉主干合并多发肺动脉分支狭窄。狭窄可呈局限性、节段性或长段狭窄，局限性狭窄常伴狭窄后管腔扩张。同单纯肺动脉瓣狭窄类似，外周肺动脉狭窄也可导致右心室排血受阻，根据受累血管床范围、血管狭窄程度不同，可出现右心室压力轻度到中度升高，右心室射血时间延长，随病程延长，逐渐出现右心室壁增厚，右心室腔扩大，直至右心功能不全。

近年来多排螺旋 CT 设备飞速发展，覆盖更大范围的容积扫描，更快的扫描速度及强大后处理功能，使其在婴幼儿复杂先天性心脏病中得到更广泛的应用。通过最大密度投影及容积再现技术可对肺血管床进行成像，评估肺血管发育情况，发现肺动脉狭窄病变，部分可替代心血管造影（图 17-1）。目前肺动脉造影仍为诊断肺动脉狭窄的“金标准”，包括右心室造影、主肺动脉造影、左右肺动脉造影。对于肺动脉闭锁的患儿，可通过体肺侧支造影显示肺动脉，既往也可行肺静脉楔入造影，但目前已基本被肺动脉 CTA 成像替代。为显示肺动脉全貌，常行右心室造影，并以轻度左前斜+轻度足头位投照，以展开主肺动脉及左肺动脉近端（图 17-2）。肺动脉造影同时可行导管检查，以端孔导管测量跨狭窄段压差，评估狭窄程度，并可作为治疗后的疗效判定。

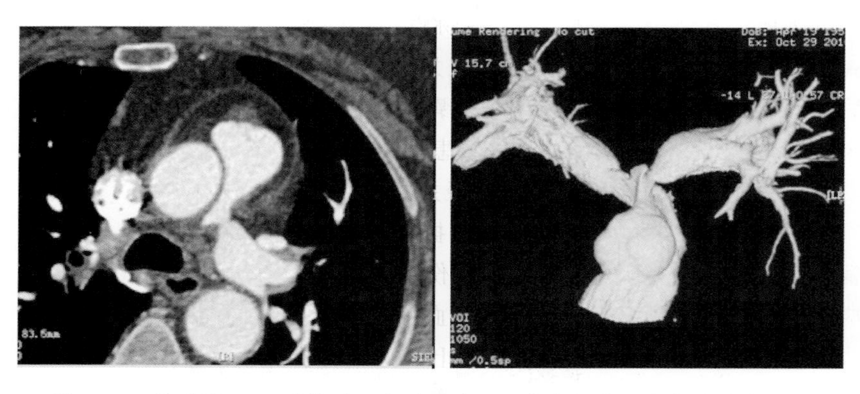

图 17-1 肺动脉 CTA 成像显示主肺动脉远端狭窄延伸至左右肺动脉开口

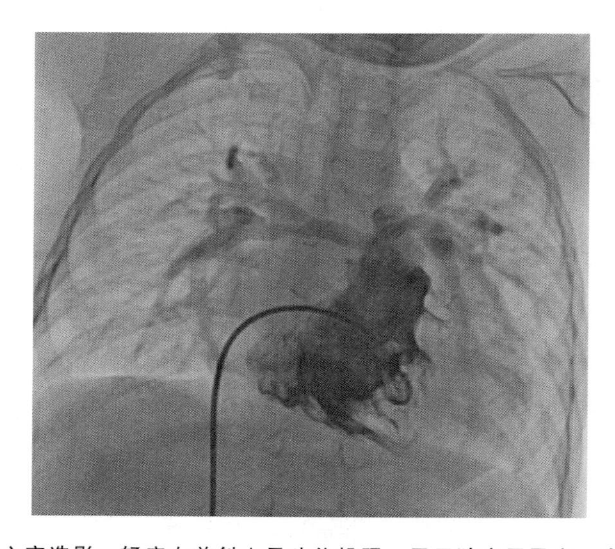

图 17-2 右心室造影，轻度左前斜+足头位投照，显示狭窄累及左、右肺动脉主干

第二节 介入治疗

一、肺动脉血管成形术

上世纪 80 年代后期，血管成形术首次应用于肺动脉狭窄的治疗，短期结果可与外科手术相媲美[13-14]。球囊种类包括标准球囊、切割球囊、高压或超高压球囊。随着球囊规格的不断完善，几乎所有类型的肺动脉狭窄均可以通过血管成形术治疗。单纯血管成形术成功率仅为 50%～60%，再狭窄率为 15%～35%[1,15-18]。肺动脉近端和远端血管狭窄病变治疗效果存在明显差异，球囊扩张对于远端病变效果更好，也更持久[19]。肺动脉狭窄的病理生理学机制多样，肺动脉血管成形术再狭窄的相关危险因素有待进一步确定。下面对两类常用的特殊球囊进行介绍。

1. 高压球囊　20 世纪 70 年代初，非顺应性高压球囊用于临床治疗耐药性血液透析相关的静脉狭窄[20]和冠状动脉病变[21-22]。高压球囊压力可达 17～27 个大气压，而有良好顺应性的低压球囊通常仅产生 3～12 个大气压。高压球囊采用特殊的编织结构，可有效预防其离心性扩张，从而防止支架或病变段血管的不对称性扩张。高压球囊治疗扩张困难性病变，其成功率可提高至72%，而低压球囊的成功率仅为59%[23]。但中期随访结果表明，高压球囊血管成形术后再狭窄率较高，达44%。高压球囊可能更适用于外科术后狭窄病变以及支架内或支架周围再狭窄病变[23-24]。对于置入支架的患者，血管需求超出支架直径时，高压球囊可将之前置入的支架“撑裂”，以进一步扩大管径并置入更大规格的支架[25-26]。

2. 切割球囊　血管成形术主要是扩张、撕裂血管内、中膜，达到扩张血管管径的目的，但易对血管病变段及毗邻分支造成不可控损伤。切割气囊设计有3～4个微手术刀片，并安装在非顺应球囊上[27]。这些微手术刀片可沿血管纵轴对血管壁进行纵向切割，以减少夹层或内膜片形成的风险。但是在球囊大小的选择上需更加谨慎，避免选择型号过大。当长鞘置于邻近狭窄段部位充盈和负压回抽时须缓慢操作，当达1个大气压时，需要正确展开并收回微手术刀片，以免损伤血管。同时应小心撤回球囊至保护长鞘，以免刀片脱落。

随机对照研究显示，对于肺动脉狭窄病变，切割球囊比高压球囊更有效[28]。切割球囊可用来对扩张困难的病变做初步的处理，之后进一步应用较大直径的扩张球囊，以增加管腔内径。切割球囊可用于常规球囊不能达到理想效果的患者，如复杂病变，Williams和Alagille综合征合并肺动脉狭窄者，行支架前的预处理[29-31]。但切割球囊可供选择的型号少，规格仅限于2～8mm。

二、肺动脉支架置入术

虽然高压球囊、切割球囊在肺动脉成形中的应用提高了技术成功率，但并发症（肺动脉破裂所致的血液外渗、咯血、肺水肿）及复发率较高。Palmaz率先引入了经皮支架置入术治疗肺动脉狭窄，因其安全有效，目前已成为大多数中心治疗肺动脉分支狭窄的主要手段。在2011年AHA发布了关于肺动脉支架置入适应证指南，但该指南没有针对支架进行血流动力学、解剖结构的标准化试验，也没有制订公认的随访标准[32]。就现有数据显示，支架置入的成功率高达90%～100%，中、长期随访效果良好，支架置入可以有效地解除狭窄，消除跨狭窄段压差，降低右心负荷及改善心功能，总体安全性和有效性良好[12,33-36]。

1. 支架置入的适应证　一般以下情况可考虑支架置入术：①单纯应用球囊扩张不能对狭窄段血管进行成形；②狭窄段弹性回缩，出现新的复杂内膜损伤以及外部挤压造成的狭窄。前一种情况可以应用高压球囊或切割球囊对病变进行预扩张，然后置入支架。后一种情况可置入支架提供更大支撑，以抵抗弹性回缩或外力压迫。

2. 肺动脉支架的种类

（1）自膨式支架：自膨式支架由镍钛记忆合金制成，能够采用较小的输送鞘输送，支架顺应性好，能够到达扭曲的血管。目前常用的商品支架为Wallstent-Schneider支架。自膨式支架虽然术后即刻效果良好，但随访中发现支架内内膜增殖严重，再狭窄发生率较高。并且支架越大，随访时间越长，内膜增殖越明显。自膨式支架不能进行后续球囊扩张增加直径，不适用于低龄儿童，加上置入后内膜增殖严重，容易移位。因此自膨式支架现在很少用于先天性肺动脉狭窄治疗，仅在部分成人患者术后外管道狭窄中有一定的应用价值。

（2）球囊扩张式支架：球囊扩张式支架通过球囊扩张后置入血管狭窄部位。目前临床应用的球囊扩张式支架种类较多。Palmaz系列支架优点在于径向支撑力良好，定位准确并且可以获得较大的扩张直径，但是过于坚硬、边缘锐利，易于损伤血管和球囊。CP支架由铂铱金属制成，具备以下特点：①支架膨胀性能良好、扩张直径范围广，可后续扩张接近成人血管管径水平；②支架长度选择范围广，可满足大部分病变的需求；③支架充分膨胀时最大轴向缩短率≤20%，可最大限度减少病变处置入支架的数目；④支架边缘设计对递送球囊和血管的损伤小；⑤具有良好的可塑性和 MRI 检查相容性。球囊扩张支架已经成为先天性心脏病以及肺动脉狭窄治疗中应用最为广泛的支架类型。同时，球囊扩张式支架可以根据需要进行再次扩张，因此可用于青少年和成人的肺动脉狭窄的治疗。

3. 肺动脉支架的型号及选择特点　目前可用的肺动脉支架有各种型号，根据最大可扩张直径，可将支架分为 4 类：小型支架（3～6mm）、中型支架（10～14mm）、大支架（可扩张至 18mm）、特大支架（可扩张至 25mm）。在肺动脉近端分支，一般应选择较大直径的支架（可膨胀至 18mm），而中等规格的支架（10～14mm）可在叶一级分支使用。但在婴幼儿，更大的支架往往意味着输送系统直径更大，导致操作无法进行。有报道在婴儿中提倡使用中型甚至小型冠状动脉支架。值得关注的是，大部分支架当扩张到其最大直径后，均存在相当大的纵向扩张潜力（高达 60%）。小支架不是治疗肺动脉分支狭窄的常规方法，但在病情严重、手术危险性大的病例，可以置入支架，解除梗阻，以赢得生长发育的时间，后期手术时，可以切开支架，再用补片扩大狭窄段。最近有报道使用超高压球囊超出其最大直径对所置入支架进行扩张[37]。然而支架进一步扩张到最大尺寸，会发生短缩。根据支架中间的网格结构不同，可分为“闭合型”和“开放型”两种，闭合型支架径向支撑力好，但扩张后短缩率较大，开放型支架相对于闭合型支架软，递送性好，扩张后短缩率较小，但径向支撑力亦较小。有中期随访研究表明，对支架进一步扩张以适应血管生长的效果有限[38-39]。有报道显示对于年轻患者，最近推出的生物可降解支架可能是最好的选择[40]。支架置入术中球囊的选择至关重要，所用直径需足够大以保证支架的固定，通常为狭窄两端正常肺动脉管径的 110%～120%，球囊的长度略长于支架的长度。

4. 肺动脉支架置入术的常见并发症　肺动脉支架置入的常见并发症为支架断裂、移位，支架-球囊分离脱载，球囊破裂，血管再狭窄，血栓及动脉瘤形成，肺动脉破裂，肺水肿，支架置入导致其他毗邻分支血管狭窄。再狭窄是肺动脉支架置入术后较常见的并发症之一，主要是由于生长发育而导致的支架相对性狭窄，其他原因还有手术相关的管壁损伤、血管内皮过度增生、抗凝药物的使用不当等。

第三节　不同类型肺动脉狭窄的介入治疗

肺动脉狭窄通常沿肺动脉树分布，呈多样、多发性。狭窄可累及主干开口，叶和段分支的开口；也可表现为单一孤立性病变、长段病变，以及肺血管床发育不全。

一、肺动脉近段狭窄

肺动脉近段狭窄多见于各种先天性心脏病复杂畸形以及外科矫治术后，如法洛四联症、大动脉转位（D-TGA）、永存动脉干和肺动脉闭锁。一旦发现肺动脉及其分支狭窄，需高度怀疑是否合并其他心脏畸形。治疗此类狭窄病变需要系统评估狭窄段及其分支相邻解剖结构。介入治疗前后需根据影像学资料评价病变及毗邻分支的位置、结构。DSA 对观察狭窄段解剖结构大有帮助。

1. 局限性狭窄　肺动脉分支局限性狭窄相对少见，主要见于中间段，最常见原因为B-T分流术后或修补术后吻合口瘢痕形成。球囊选择一般为相邻正常节段的100%～120%为宜，但不超过最狭窄处直径的3～4倍。如果血管成形术不能充分缓解狭窄程度，则考虑置入支架。肺动脉分叉开口部的局限性狭窄较常见，可能是由于主肺动脉扩张使结合部折叠、扭结，进而导致主肺动脉与分支之间的角度增大所致。由于主肺动脉的扩张、重叠，对于开口部狭窄则需多角度全面评估。此类狭窄不适合单纯球囊血管成形术，需置入支架以提供足够的支撑。

2. 节段性（长段）狭窄　此类型的狭窄常出现在左、右肺动脉主干。长度可从开口部一直延续至叶一级分支，严重者可能累及范围更广。单独成形术效果差，支架置入术是解除梗阻的更好选择。有必要在置入支架之前，首先尝试血管成形术，以评估血管扩张阻力等因素。如果长段狭窄扩张阻力较高，球囊扩张式支架移位风险增高，并存着潜在支架内血栓形成的风险。在置入支架之前，首先对狭窄段进行预扩张成形，使置入支架后更稳定。对于婴幼儿患者，外周血管不能适应较大的支架输送系统，可先行血管成形术，以减轻症状促进血管发育，为下一步支架置入术创造条件。也有学者主张早期积极进行支架治疗，以改善远端肺组织灌注，最大化促进远端小血管的发育。

二、肺动脉分支开口部狭窄

累及左右肺动脉的开口部以及近开口部分支血管的狭窄，常见于永存动脉干或D型完全大动脉转位术后。狭窄可表现为“Y”形，累及主肺动脉远端分支。此类狭窄单纯血管成形术通常无效。但是于一个分支置入支架可能会压迫相邻其他分支。在这种情况下，较好的解决办法是同时置入两枚支架，以确保两个分支的通畅性[41]。在操作过程中，同时充盈和负压回抽球囊至关重要，可以避免支架间的影响。对于较小的患儿，不允许同时使用两套输送系统，镶嵌治疗（hybrid treatment）或联合治疗可能是比较好的解决办法。必要时可以对所置入的两枚支架进行修整，使其在近端结合部形成一新的共同入口。

三、邻近主要分支的狭窄

横跨一个主要分支的狭窄（通常是上叶）的治疗存在其特殊性。此类病变大部分为长段狭窄，需置入支架。主要问题是，置入支架会影响相邻分支血管。针对此类病变的早期经验是，以改善中间段和下叶的血流为主，因为中叶和下叶包含肺的多个区段，即使上叶分支被完全覆盖，治疗仍能改善大部分肺组织灌注，降低右心室压力负荷。一项长期随访研究，共置入55枚支架，其中27例（49%）部分或完全影响分支血流，随访（6.5±3.9）年，右心室压力从（86±14）mmHg降至（60±18）mmHg（$P=0.005$），与无分支狭窄组比较无明显差异[33]。也可以应用新型“开窗式”支架或修剪支架长度，以适应病变的解剖结构。

四、外部压迫所造成的狭窄

外源性压迫主要来自邻近异常扩张的血管或管道，如法洛四联症合并右位主动脉弓，复杂先天性心脏病外科矫治术后，左心发育不全综合征Norwood术后。此类病变血管成形术效果有限，需置入支架以提供结构支撑。但是有支架侵蚀扩张的主动脉或导致主动脉-肺动脉交通的报道，此几例报道均应用覆膜支架进行处理[42-43]。

五、折叠、褶曲或扭曲造成的肺动脉狭窄

部分复杂先天性心脏病外科矫治术后患者，如法洛四联症，肺动脉迂曲扩张、成角，分支开口折叠进一步发展可能会导致动脉阻塞。此类病变在外科术中常见，当遇到肺动脉分支狭窄开口处折叠时，很容易通过扩张器暂时理顺弯曲折叠的开口部，一旦扩张器移除，病变则弹性回缩。血管成形术时球囊无任何明显“腰征”，一旦球囊及导丝回撤，则病变恢复。缓解此类病变的最佳方式是置入支架提供结构支撑，以理顺和矫正开口部褶曲。

第四节　婴幼儿肺动脉狭窄的介入治疗

婴幼儿的肺动脉狭窄治疗更加特殊、困难。当前技术存在很多不足，如较大的输送系统会损伤外周血管，引起右心室流出道痉挛，可利用的支架型号也较少。小-中型的冠状动脉支架可在某些情况下用于姑息性治疗。但这些小支架并不能扩张至成人血管的直径，将来必须通过外科手术的方法移除，以适应患儿肺动脉发育。少数病例报道可应用高压球囊有意将支架扩张，并超越固有支架直径，进一步扩张使其断裂，但尚无此类方法的安全性、有效性的长期随访研究。一般处理方法为血管成形术，必要时进行重复扩张，直到发育至达到手术修复或支架置入的条件。对一些管径较小的血管，切割球囊治疗的短、中期随访结果满意[44]。在不足 1 个月的新生儿中，血管成形术的相关并发症发生率相应增加 2.5 倍[37]。镶嵌技术的应用可以避免使用输送长鞘，使得置入大型号支架成为可能[45-46]，并且可在良好的术野下操作，更加精确置入支架。但术前影像医师、介入医师和外科医师的多学科合作至关重要。

第五节　特殊类型肺动脉狭窄的处理

一、先天性心脏病外科术后肺动脉狭窄

一些先天性心脏病外科矫治术后可能残留肺动脉狭窄、室间隔缺损、肺动脉反流、右心室流出道的再次梗阻等，比如法洛四联症（TOF）术后 5% 患者需要再次进行手术治疗。术后残留肺动脉狭窄的部位多为分叉区域以及左、右肺动脉开口处[47]。介入治疗（球囊血管成形术和支架置入术）为目前主要的治疗方法，一般球囊的直径须足够大以保证支架的固定，通常为狭窄两端正常肺血管内径的 110%～120%。一旦置入支架后，还可换用更大的球囊来扩张支架以达到理想的效果。通常选择的球囊长度略长于支架的长度。支架置入术主要应用于中央或肺动脉分支近端狭窄及球囊血管成形术后再狭窄。置入支架前需充分考虑置入支架后的结果是否比其他的治疗方法更安全、更有效。即使选择置入支架，置入的位置也应该是外科医生手术能取出的地方或为具有再扩张能力的支架（图 17-3）[48]。

一些复杂型先天性心脏病中，外科外管道的重塑和建立通常采用血管或管道与固有血管端-侧吻合方式，存在再狭窄风险。此类吻合口多成锐角，导管操作困难；而且有些患者往往存在多处狭窄。一些血管的进行性狭窄，继发于红细胞增多症导致的血管内膜增生，血管壁增厚，反应性高，导管操作时易导致血管闭塞或夹层。

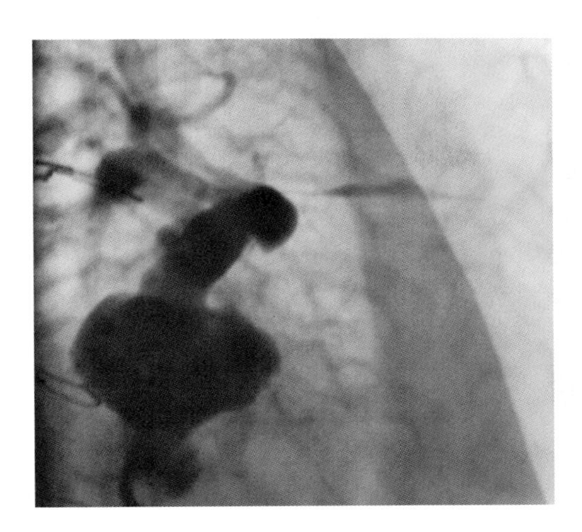
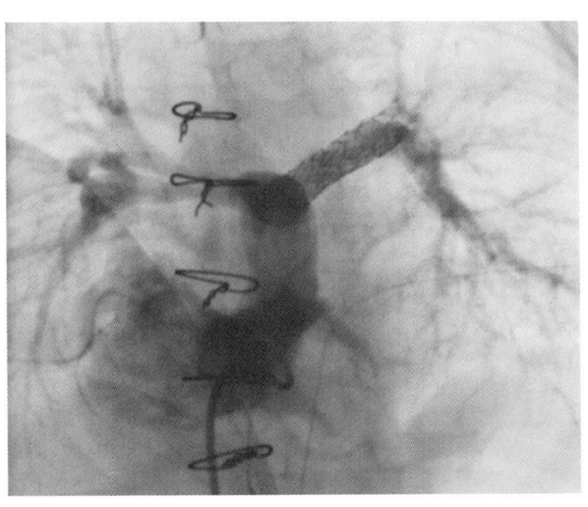

图 17-3　患儿 2 岁，1 年前因肺动脉闭锁合并室间隔缺损行 SANO 手术，术后左肺动脉主干仍有重度节段狭窄，肺内血管充盈差，置入直径 8mm、长度 3cm 支架，狭窄解除，肺内血管充盈较术前明显改善。（病例由北京阜外心血管病医院张戈军教授提供）

二、单心室合并肺动脉狭窄

对于外科单心室循环（Gleen 或 Fontan）术后的肺动脉狭窄，形态学狭窄程度永远较导管测压重要。单心室循环术后肺循环内为低压、低速的径流，通过导管测定压差来判断肺动脉分支狭窄程度不可靠。对于显著的形态学狭窄，造影提示左右肺灌注差异明显，应考虑进一步积极治疗[32]。

三、遗传综合征合并肺动脉狭窄

遗传综合征如 Alagille 综合征、Williams 综合征往往与肺动脉复杂狭窄相关，可以多节段受累甚至整个肺循环发育不全。介入治疗是此类患者的主要治疗方法[49]。此类患者，肺动脉支架置入术后支架内再狭窄率较高[11]，血管成形术是此类狭窄病变的优先选择。当处理弥漫性血管发育不全病变时，靶血管的可扩张性应重点评估。一般应使用高压球囊和切割球囊谨慎多次扩张成形[24]。此类血管存在较高的夹层和动脉瘤形成的风险，切忌盲目过度扩张。

第六节　术后随访

肺动脉狭窄介入治疗术后需常规随访，常用检查手段包括超声心动图、MRI、CT 血管造影（CTA）或肺灌注扫描[11]。超声心动图便捷、无创，主要观察患者心功能情况，而且可以主要通过测量肺动脉病变段的血流峰值速度评估压力阶差，可以对肺动脉支架置入术后患者的临床状态给予定性评估，但很难精确测量支架段血管直径，尤其在年龄较大声窗不理想的患者中作用有限。MRI 可提供右心室大小和功能以及肺灌注情况的信息，但信号易受金属支架干扰，其空间分辨力低，不能对肺动脉直径进行准确测量。肺灌注扫描显然可以评估介入治疗对肺功能的改善程度，但无法提供精确的解剖学数据。CTA 可用于准确评估支架内直径，但不能提供血流动力学指标。肺动脉支架置入术后最完整的后续评估，仍然有赖于心导管检查及血管造影。但是，如果患者一般情况良好（NYHA Ⅰ级或Ⅱ级），并且无右心室压力增高和跨支架段压力阶差增高的证据，则很难使患者接受导管检查。

总之，随着介入器材的持续改进，介入治疗尤其是支架置入术已成为治疗肺动脉狭窄的首选方法。随访数据显示，介入治疗对肺动脉狭窄段血管管径的改善以及降低右心室负荷有明显效果。术前应全面评估病变性质、类型、严重程度以及毗邻结构。介入治疗应在充分掌握病变信息，严格评估治疗适应证，并熟悉介入器材的情况下进行，并要求术者有足够的处理相关不良事件的经验。术后须密切随访，评价血管生长、重塑情况，以及心功能恢复情况。

（吴文辉　杨呈伟　石俊义）

参考文献

［1］ Trant CA，Jr.，O'Laughlin MP，Ungerleider RM，et al. Cost-effectiveness analysis of stents，balloon angioplasty，and surgery for the treatment of branch pulmonary artery stenosis. Pediatr Cardiol，1997，18（5）：339－344.

［2］ Luhmer I，Ziemer G. Coarctation of the pulmonary artery in neonates. Prevalence，diagnosis，and surgical treatment. J Thorac CardiovascSurg，1993，106（5）：889-894.

［3］ Barbero-Marcial M，Atik E，Baucia JA，et al. Reconstruction of stenotic or nonconfluent pulmonary arteries simultaneously with a Blalock－Taussig shunt. J Thorac Cardiovasc Surg，1988，95（1）：82-89.

［4］ Agnoletti G，Boudjemline Y，Bonnet D，et al. Surgical reconstruction of occluded pulmonary arteries in patients with congenital heart disease：effects on pulmonary artery growth. Circulation，2004，109（19）：2314－2418.

［5］ Khan A，Frank F. Catheter Interventions for Pulmonary Artery Stenosis：Matching the Intervention with the Pathology. Interventional Cardiology Clinics，2013，2（1）：131－151.

［6］ Fogelman R，Nykanen D，Smallhorn JF，et al. Endovascular stents in the pulmonary circulation. Clinical impact on management and medium-term follow-up. Circulation，1995，92（4）：881-885.

［7］ Petit CJ，Gillespie MJ，Harris MA，et al. Relief of branch pulmonary artery stenosis reduces pulmonary valve insufficiency in a swine model. J Thorac Cardiovasc Surg，2009，138（2）：382-389.

［8］ Oyen WJ，van OortAM，Tanke RB，et al. Pulmonary perfusion after endovascular stenting of pulmonary artery stenosis. J Nucl Med，1995，36（11）：2006-2008.

［9］ Takao CM，El Said H，Connolly D，et al. Impact of stent implantation on pulmonary artery growth. Catheter Cardiovasc Interv，2013，82（3）：445－452.

［10］ 陈玉成，曾智. 肺动脉支架应用现状和进展. 心血管病学进展，2010，31（5）：645-648.

［11］ Hallbergson A，Lock JE，Marshall AC. Frequency and Risk of In-Stent Stenosis Following Pulmonary Artery Stenting. The American journal of cardiology，2014，113（3）：541-545.

［12］ 刘廷亮，高伟. 先天性心脏病术后肺动脉分支狭窄的介入治疗现状及进展. 中华实用儿科临床杂志，2014，29（10）：725-727.

［13］ Lock JE，Niemi T，Einzig S，et al. Transvenous angioplasty of experimental branch pulmonary artery stenosis in newborn lambs. Circulation，1981，64（5）：886-893.

［14］ Lock JE，Castaneda-Zuniga WR，Fuhrman BP，et al. Balloon dilation angioplasty of hypoplastic and stenotic pulmonary arteries. Circulation，1983，67（5）：962-967.

［15］ Rothman A，Perry SB，Keane JF，et al. Early results and follow-up of balloon angioplasty for branch pulmonary artery stenoses. J Am Coll Cardiol，1990，15 (5)：1109-1117.

[16] Kan JS，Marvin WJ Jr.，Bass JL，et al. Balloon angioplasty—branch pulmonary artery stenosis：results from the Valvuloplasty and Angioplasty of Congenital Anomalies Registry. Am J Cardiol，1990，65 (11)：798-801.

[17] Zeevi B，Berant M，Blieden LC. Midterm clinical impact versus procedural success of balloon angioplasty for pulmonary artery stenosis. Pediatr Cardiol，1997，18 (2)：101-106.

[18] Bush DM，Hoffman TM，Del Rosario J，et al. Frequency of restenosis after balloon pulmonary arterioplasty and its causes. Am J Cardiol，2000，86 (11)：1205-1209.

[19] Bergersen L，Gauvreau K，Lock JE，et al. Recent results of pulmonary arterial angioplasty：the differences between proximal and distal lesions. Cardiol Young，2005，15 (6)：597-604.

[20] Glanz S，Gordon DH，Butt KM，et al. Stenotic lesions in dialysis-access fistulas：treatment by transluminal angioplasty using high-pressure balloons. Radiology，1985，156 (1)：236.

[21] Nakamura S，Hall P，Gaglione A，et al. High pressure assisted coronary stent implantation accomplished without intravascular ultrasound guidance and subsequent anticoagulation. J Am Coll Cardiol，1997，29 (1)：21-27.

[22] Holmes DR Jr.，Hirshfeld J Jr.，Faxon D et al. ACC Expert Consensus document on coronary artery stents. Document of the American College of Cardiology. J Am Coll Cardiol，1998，32 (5)：1471-1482.

[23] Gentles TL，Lock JE，Perry SB. High pressure balloon angioplasty for branch pulmonary artery stenosis：early experience. J Am Coll Cardiol，1993，22 (3)：867-872.

[24] Maglione J，Bergersen L，Lock JE，et al. Ultra-high-pressure balloon angioplasty for treatment of resistant stenoses within or adjacent to previously implanted pulmonary arterial stents. Circ Cardiovasc Interv，2009，2 (1)：52-58.

[25] Bergersen L，Gauvreau K，Marshall A，et al. Procedure-type risk categories for pediatric and congenital cardiac catheterization. Circ Cardiovasc Interv，2011，4 (2)：188-194.

[26] Knirsch W，Haas NA，Lewin MA，et al. Longitudinal stent fracture 11 months after implantation in the left pulmonary artery and successful management by a stent - in - stent maneuver. Catheter Cardiovasc Interv，2003，58 (1)：116-118.

[27] Barath P，Fishbein MC，Vari S，et al. Cutting balloon：a novel approach to percutaneous angioplasty. Am J Cardiol，1991，68 (11)：1249-1252.

[28] Bergersen L，Gauvreau K，Justino H，et al. Randomized trial of cutting balloon compared with high-pressure angioplasty for the treatment of resistant pulmonary artery stenosis. Circulation，2011，124 (22)：2388-2396.

[29] Bergersen LJ，Perry SB，Lock JE. Effect of cutting balloon angioplasty on resistant pulmonary artery stenosis. Am J Cardiol，2003，91 (2)：185-189.

[30] Sugiyama H，Veldtman GR，Norgard G，et al. Bladed balloon angioplasty for peripheral pulmonary artery stenosis. Catheter Cardiovasc Interv，2004，62 (1)：71-77.

[31] Gogola L，Veldtman GR. Endoarterial scoring—a novel treatment for resistant pulmonary arterial lesions associated with Williams-Beuren syndrome. J Invasive Cardiol，2010，22 (4)：E56-58.

[32] Feltes TF，Bacha E，Beekman RH 3rd，et al. Indications for cardiac catheterization and intervention in pediatric cardiac disease：a scientific statement from the American Heart Association. Circulation，2011，123 (22)：2607-2652.

[33] Law MA，Shamszad P，Nugent AW，et al. Pulmonary artery stents：long-term follow-up. Cath-

eter Cardiovasc Interv，2010，75（5）：757-764.

[34] Spadoni I，Giusti S，Bertolaccini P，et al. Long-term follow-up of stents implanted to relieve peripheral pulmonary arterial stenosis：hemodynamic findings and results of lung perfusion scanning. Cardiol Young，1999，9（6）：585-591.

[35] Kenny D，Amin Z，Slyder S，et al. Medium-term outcomes for peripheral pulmonary artery stenting in adults with congenital heart disease. J Interv Cardiol，2011，24（4）：373-377.

[36] Shaffer KM，Mullins CE，Grifka RG，et al. Intravascular stents in congenital heart disease：short-and long-term results from a large single-center experience. J Am Coll Cardiol，1998，31（3）：661-667.

[37] Holzer RJ，Gauvreau K，Kreutzer J，et al. Balloon angioplasty and stenting of branch pulmonary arteries：adverse events and procedural characteristics：results of a multi-institutional registry. Circ Cardiovasc Interv，2011，4（3）：287 - 296.

[38] Stanfill R，Nykanen DG，Osorio S，et al. Stent implantation is effective treatment of vascular stenosis in young infants with congenital heart disease：acute implantation and long-term follow-up results. Catheter Cardiovasc Interv，2008，71（6）：831-841.

[39] Hatai Y，Nykanen DG，Williams WG，et al. Endovascular stents in children under 1 year of age：acute impact and late results. Br Heart J，1995，74（6）：689-695.

[40] Zartner P，Cesnjevar R，Singer H，et al. First successful implantation of a biodegradable metal stent into the left pulmonary artery of a preterm baby. Catheter Cardiovasc Interv，2005，66（4）：590-594.

[41] Stapleton GE，Hamzeh R，Mullins CE，et al. Simultaneous stent implantation to treat bifurcation stenoses in the pulmonary arteries：Initial results and long-term follow up. Catheter Cardiovasc Interv，2009，73（4）：557-563.

[42] Carano N，Agnetti A，Tchana B，et al. Descending thoracic aorta to left pulmonary artery fistula after stent implantation for acquired left pulmonary artery stenosis. J Interv Cardiol，2002，15（5）：411 - 413.

[43] Ailawadi G，Lim DS，Peeler BB，et al. Traumatic ascending aortopulmonary window following pulmonary artery stent dilatation：therapy with aortic endovascular stent graft. Pediatr Cardiol，2007，28（4）：305-308.

[44] Bergersen L，Jenkins KJ，Gauvreau K，et al. Follow-up results of Cutting Balloon angioplasty used to relieve stenoses in small pulmonary arteries. Cardiol Young，2005，15（6）：605-610.

[45] Holzer RJ，Chisolm JL，Hill SL，et al. “Hybrid” stent delivery in the pulmonary circulation. J Invasive Cardiol，2008，20（11）：592-8.

[46] Ing FF. Delivery of stents to target lesions：techniques of intraoperative stent implantation and intraoperative angiograms. Pediatr Cardiol，2005，26（3）：260-266.

[47] Cheung MM，Konstantinov IE，Redington AN. Late complications of repair of tetralogy of Fallot and indications for pulmonary valve replacement. Semin Thorac CardiovascSurg，2005，17（2）：155-159.

[48] 高伟，余志庆，李奋，等. 支架在先天性心脏病外科术后残余肺动脉狭窄中的应用. 中华全科医学，2010，12：1498-1500.

[49] Reesink HJ，Henneman OD，van Delden OM，et al. Pulmonary arterial stent implantation in an adult with Williams syndrome. Cardiovasc Intervent Radiol，2007，30（4）：782-785.

第十八章

复杂先天性心脏病的介入治疗

第一节　概　　述

到目前为止，外科手术一直是复杂先天性心脏病的主要治疗方法，相对于ASD、PDA等简单先天性心脏病来说，复杂先天性心脏病往往不能通过单纯介入治疗达到根治目的。近年，随着外科微创化趋势的日益明显以及先天性心脏病介入治疗的广泛开展，在复杂先天性心脏病的外科矫治过程中，也越来越多地应用多种介入技术。介入技术因其操作简便、创伤小、可重复性强、能到达手术野不易到达的部位等特点，与外科手术互为补充，从而简化手术过程、降低手术风险、使治疗效果最优化。2002年Jortdal等人明确提出了先天性心脏病“镶嵌治疗”（hybrid procedure）的理念，即在实时影像设备引导下，采用各种介入技术联合外科手术治疗先天性心脏病，达到减小创伤、缩短（或避免）体外循环时间、提高整体疗效的目的。这种介入技术和外科手术联合治疗复杂先天性心脏病的模式已成为先天性心脏病治疗中的亮点。

一般来说，在复杂先天性心脏病治疗中介入技术往往能解决一些外科手术处理棘手的问题，如再次手术问题、手术野限制问题等等。根据治疗的不同需要，介入治疗可在外科术前、术中或术后开展。常用的介入技术包括经导管各种缺损封堵术、瓣膜打孔/球囊扩张术、血管成形术（支架置入术）、各种血管栓塞术、房间隔造口术（开窗术）等几大类。现按临床不同的治疗目的，将各种介入技术在复杂先天性心脏病中的应用情况介绍如下。

一、通过介入方法造成缺损和分流，改变局部血流动力学，为外科根治术提供术前姑息治疗

主要包括房间隔造口术（AS）、Fontan术后房间隔开窗术、动脉导管（或体肺侧支）内支架置入术等。

1. 房间隔造口术　以心房水平分流为主要生存循环的一些复杂先天性心脏病，如完全性大动脉错位、室间隔完整的三尖瓣闭锁等，AS术能起到很好的姑息治疗作用，特别是对完全性大动脉错位的患儿，由于主、肺动脉位置互换，静脉血未经氧合直接进入体循环，如无体-肺交通，患儿出生后无法生存。房间隔造口术则可使左、右心房血充分混合，提高血氧饱和度，缓解缺氧状况，使患儿能存活至接受外科矫治术的年龄[1-2]。

2. Fontan术后房间隔开窗术　体静脉压升高是Fontan术后常见的并发症之一，如得不到有效缓解则可造成淋巴回流受阻、发生“蛋白质丢失性肠病”等问题，极大影响预后及根治效果。在这种情况下利用介入方法造成体静脉-右心房通道可暂时缓解体静脉压力的升高，为根治术赢得时间。利用房间隔穿刺术或造口术可以立刻达到外科“开窗术”相同的效果，但却避免了多次手术的危险。

3. 动脉导管（或体肺侧支）内支架置入术　一些依赖动脉导管生存的肺血少性发绀

性复杂先天性心脏病，如主动脉弓离断、室间隔完整的肺动脉闭锁、肺动脉发育不良的重度肺动脉瓣狭窄等，完全依赖动脉导管及其他体肺侧支提供肺循环血供。如果动脉导管及体肺侧支发育不好或闭合则很快会危及患儿生命，使其来不及得到根治就夭折，所以外科矫治的初期手术就是建立体肺分流以促进肺血管发育，为根治术做准备。而动脉导管（或体肺侧支）内支架置入术可以增加体肺分流量，成为一种外科体肺分流术的替代疗法，可避免多次手术的危险，提高手术预后。另外，置入支架后发生支架内再狭窄还可根据需要进行支架内球囊扩张，以调节肺血流量，有外科分流术不具备的可操纵性[3-4]。

二、栓塞外科手术前后不需要的血管或缺损，简化手术过程，提高手术成功率，改善预后

主要介入技术包括体肺侧支栓塞术、人工血管闭合术、其他异常血管栓塞术等，应用的栓塞器材包括可控（或不可控）弹簧圈、各种心内缺损封堵器、可脱式球囊等。

1. 体肺侧支栓塞术　对于多种发绀性复杂先天性心脏病，包括肺动脉闭锁、法洛四联症等，因肺动脉发育欠佳常有许多体肺侧支参与肺部供血，既往外科矫治过程中必须对这些侧支加以结扎，如不处理或结扎不充分，将导致术中回血过多，手术野暴露差，体外循环灌注压难以保持稳定，术后容易出现“灌注肺”等现象，影响手术效果。而往往这些体肺侧支大多走行异常，受手术野的限制术中难以达到或辨认，外科结扎有困难。造影直接指导下的血管栓塞术则可解决这些困难，在外科矫治术前对其进行栓塞则可以达到简化手术过程、提高手术成功率的目的[5]。

2. 人工血管或缺损后期闭合术　对于一些肺动脉发育欠佳的复杂先天性心脏病（如单心室、三尖瓣闭锁、肺动脉闭锁等），常常需要多次分期手术才能达到根治，而 Blalock-Taussig 分流术、中心性分流术、改良开窗式 Fontan 分流术等均为常见的初期手术，其目的是通过增加肺血流量，促进肺血管床发育，为以后的根治术做准备。这些人造的分流血管或通道完成其使命后均需闭合，否则会影响根治术的效果，以往常常需要外科结扎，而采取介入方法闭合则可减少手术次数，提高预后效果。

3. 其他异常血管栓塞术　包括多种可介入治疗的肺动-静脉畸形、血管畸形、先天异常连接的血管等，常与多种复杂先天性心脏病伴发，均可在外科矫治前酌情予以栓塞，以提高手术效果。另外对于手术后出现的异常侧支（由于手术造成的血流动力学改变形成）也可对其进行栓塞，以改善手术预后。

三、利用介入方法处理血管和（或）瓣膜狭窄/闭锁，改善手术预后效果

主要包括各种瓣膜打孔/球囊扩张术、血管成形术及支架置入术等。

1. 肺动脉瓣打孔术及球囊扩张术　绝大多数室间隔完整的肺动脉瓣闭锁（PA/IVS）为纤维隔膜性闭锁，可应用导引钢丝、射频消融或激光等方法进行瓣膜打孔，连通肺动脉与右心室后进而应用球囊扩张肺动脉瓣，从而部分起到代替外科瓣膜切开术的目的。对于右心室发育不良者，可以缓解新生儿时期的严重症状，推迟外科治疗的时间，减少外科开胸手术的次数，明显改善患儿的生活质量及预后[6-8]。

对于合并重度肺动脉瓣狭窄的复杂先天性心脏病患儿在外科矫治术前进行肺动脉瓣球囊扩张术能迅速增加肺动脉血流量、缓解患儿缺氧的危重状况，目前已广泛应用于多种复杂先

天性心脏病的治疗中，包括法洛三联症、四联症，右心室双出口，校正型大动脉错位等。

2. 肺动脉分支狭窄球囊扩张（支架置入）术　是目前复杂先天性心脏病中应用较多的一种介入技术，主要包括先天性肺动脉狭窄、外科手术后肺动脉吻合口狭窄（包括单向或双向 Glenn 分流术、Blalock-Taussig 分流术、Fontan 手术、大动脉调转术等，由于吻合口处瘢痕形成造成狭窄）等。适应证为对外科手术不易达到的中、远端肺动脉分支狭窄进行扩张，一般要求狭窄两端压差大于 40mmHg，以管径增加 50%和（或）右心室压力下降 20%以上为成功的标准。球囊扩张的主要并发症是肺动脉破裂及夹层形成，再狭窄率在 15%左右。由于单纯球囊扩张往往效果不佳，目前大多采用支架置入术，主要优点是能防止内膜撕裂，减少并发症，包括球囊扩张式支架（如 Palmaz 支架）和自膨式支架（如 Wallstent 支架）两种[9-10]。

3. 外科术后血管狭窄球囊扩张（支架置入）术　包括动脉狭窄、静脉狭窄、人工血管（外通道）狭窄，大多与手术吻合口的瘢痕形成以及人工血管材料有关。Mustard 及 Senning 术（治疗大动脉错位的房内转流术）后常常容易造成肺静脉口狭窄、腔静脉口狭窄，外科处理起来显得颇为麻烦，而球囊扩张及支架置入则可较为简单地解决这些问题，从而避免二次手术的风险；另外，右心室-肺动脉外通道的术后狭窄也可通过球囊扩张来推迟外科更换人工血管的时间。如果 Blalock-Taussig 分流在肺动脉尚未锻炼到足以接受根治术前就发生狭窄则必须加以处理，此时球囊扩张及支架置入无疑又成为较为理想的选择。

4. 主动脉缩窄球囊扩张（支架置入）术　目前认为单纯球囊扩张术对主动脉缩窄外科矫治术后再狭窄的治疗效果较好[11]，支架置入术对成人主动脉缩窄的治疗效果较明确，对于年龄较小的儿童，一般不主张置入支架，因为随着生长发育，支架内狭窄不可避免[12]。但对于一些合并主动脉缩窄的复杂先天性心脏病在外科矫治前预先对缩窄部位进行扩张，则无疑对改善左心室功能、降低手术难度有积极的意义。

四、对复杂先天性心脏病外科手术后的残余病变或再发病变进行补救性治疗，避免二次手术，改善预后

这些外科术后的并发症主要包括各种缺损修补术后残余漏、外科瓣膜成形术（或生物瓣置换术）后残余狭窄、血管结扎不全或缝线脱落等。采用的介入技术包括各种缺损堵闭术、瓣膜扩张术、血管成形术、栓塞术，经导管带瓣支架置入术等。由于介入技术的微创性、可重复性，更容易使患者及家属从心理上接受，达到二次手术所不能达到的社会心理效果，所以临床意义重大[13-15]。

第二节　房间隔造口术

一、概述

房间隔造口术（atrial septostomy，AS）主要是指通过球囊导管或其他器械扩张与撕裂房间隔，造成房间交通达到治疗目的一种介入方法，以球囊房间隔造口术（balloon atrial septostomy，BAS）应用最多，该技术于 1966 年 Rashkind 和 Miller 首先在临床报道应用，以替代外科开胸房间隔切开术治疗完全性大动脉转位（TGA）的患儿，达到缓解

缺氧状况，使这类患儿存活至外科根治年龄，明显改善了这类疾病的预后。1975 年 Park 等利用头端带有微型刀的切割球囊进行房间隔造口术（blade balloon atrial septostomy，BBAS）成功。随着超声心动图技术的发展，甚至可以在无 X 线透视，二维超声心动图的引导下行 AS，使得该技术的应用更为简单、便捷。目前，AS 广泛应用于多种发绀性复杂先天性心脏病的姑息治疗中，成为婴幼儿先天性心脏病重要的介入治疗技术之一[16]。

二、治疗机制

婴儿期尤其新生儿期，大部分卵圆孔瓣比较薄，容易撕裂；且大部分婴儿患者卵圆孔开放，导管很容易由右心房经卵圆孔达左心房。利用静脉途径插入造口球囊导管经卵圆孔入左心房后，充盈导管头端球囊并迅速拽拉球囊使其由左心房至右心房，扩大的球囊经过卵圆孔处时造成卵圆孔瓣膜的撕裂，形成房间隔缺损，达到改变血流动力学的目的。

三、适应证

AS 术的适应证与房间隔造口后的血流动力学意义密切相关。AS 的主要临床意义及适应证包括：

1. 增加左右心房血液混合，提高动脉血氧饱和度　完全性大动脉转位（TGA），伴或不伴室间隔缺损、肺动脉瓣狭窄及其他心内畸形。BAS 最常用于 TGA 的外科矫治前姑息治疗。TGA 的患儿由于主动脉、肺动脉位置互换，腔静脉血未经氧合直接进入体循环，而已氧合的肺静脉血回到左心房后再回到肺动脉，不能完全进入体循环，患儿存在明显低氧血症，如无足够的体-肺交通，出生后将无法生存。未经任何治疗的 TGA 患儿 50%于 1 个月内死亡，1 年内生存率仅 10%。而 BAS 则可使左、右心房血充分混合，提高血氧饱和度，缓解缺氧状况，使患儿生存至能接受外科矫治术的年龄。国外有报道表明，自从开展 BAS 后，TGA 的 1 年生存率已提高到 60%以上[17-18]。

2. 缓解右心房高压，改善右心功能不全　右心梗阻型先天性心脏，病包括三尖瓣闭锁、室间隔完整的肺动脉瓣闭锁、右心室发育不良综合征、完全性肺静脉畸形引流伴限制性房间交通等。这些疾病由于右心房排血受阻，右心房压力增高，右心房扩大，最终引起右心功能不全。AS 能使高压腔内右心房血液分流入左心房，使右心房减压，改善右心功能。

3. 缓解左心房高压，改善肺循环淤血　左心梗阻型心脏病包括先天性二尖瓣重度狭窄、闭锁，左室发育不良综合征伴限制性房间交通等。由于左心房排血受阻引起左心房压力增高及肺静脉淤血、肺循环高压，AS 后能促进心房水平左向右分流，降低左心房压，从而减轻肺循环淤血[19-20]。

4. 原发性肺动脉高压伴右心功能不全　AS 能降低右心房压，以缓解右心功能不全，目前是对药物治疗无效的原发性肺动脉高压的重要减症治疗方法。

四、治疗时机

越早治疗越好，通常出生后 2 周内行 AS 效果最佳，超过 1 个月后，则卵圆孔瓣增厚，房间隔撕裂困难。成人的 AS 多采用切割球囊或先行房间隔穿刺后再行球囊造口术。

五、术前准备

1. 器材准备　包括造口球囊导管、5～7F 血管鞘、常规左右心导管、血气分析仪等。

Rashkind 球囊导管是目前主要采用的造口球囊导管，有 4F、5F、6F、7F 等几个规格，常用 6F 球囊导管。

2. 患儿准备　患儿均经术前常规心电图、胸片、超声心动图检查确诊，对心内畸形有充分了解；建立静脉通道、吸氧，必要时气管插管；维持正常体温及水、电解质稳定；对完全性大动脉转位、右心室流出道梗阻型新生儿先天性心脏病等需静脉滴注前列腺素 E，改善低氧血症及纠正酸中毒。

3. 药物准备　因行 AS 的患儿病情一般较重，应严密加强呼吸循环监护，准备好急救药物，包括麻醉药、心血管用药等。

六、操作步骤

1. 导管插入途径　经皮股静脉穿刺途径最常用。

2. 全麻下穿刺右股静脉，先常规行左右心导管检查，测定心腔内各部分血氧饱和度及压力。新生儿患者右心导管可经卵圆孔达左心房、左心室。

3. 送入球囊导管入左心房　正位透视下，球囊导管经下腔静脉到达右心房中部后，轻柔操作导管头端指向左侧的房间隔，尝试经卵圆孔进入左心房；也可先将球囊导管送入上腔静脉，然后下滑导管头至房间隔中部，结合侧位透视（导管头向后）。如经努力未能将导管送入左心房，则应考虑卵圆孔已闭，必要时要先行房间隔穿刺。球囊导管插入左心房的标志包括：导管插入肺静脉；正位时导管头指向左上方，侧位时指向心脏后方；手推造影剂行左心房选择性造影证实。另外，也可利用超声心动图引导进行 BAS[21]。

4. 充盈球囊，撕裂房间隔　调整导管头端，确定球囊导管头端游离在左心房后，以适量稀释的对比剂（1.5～3.5ml）充盈球囊，然后迅速由左心房抽拉球囊至右心房及右心房与下腔静脉交界处，然后再推送球囊至右心房，抽吸对比剂使球囊塌瘪后再次将球囊导管插入左心房，如此反复 2～4 次，直至扩张的球囊经过房间隔无阻力为止。

5. 术后重复左右心导管检查　测定左、右心房血氧饱和度、压力，血气分析等，并由左心房至右心房描记连续压力曲线，复查超声心动图，确定房间隔缺损大小等，以观察疗效。

七、注意事项

1. 要选择合适的球囊直径进行扩张　球囊直径太小，不能达到撕裂房间隔的目的，球囊直径过大，并发症危险相应增加。我们主张首次造口球囊直径为 5～8mm，每次可递增 2～3mm，球囊最大直径不应超过 18mm（充盈造影剂不超过 4ml）。

2. 为了达到满意的效果，应快速将充盈的球囊由左心房拉至右心房以撕裂房间隔，缓慢抽拉仅起到扩张作用。

3. AS 中导管插至左心房的定位尤为重要，需要正侧位透视观察，务必保证球囊导管游离于左心房腔内，必要时可行左心房选择性造影。

八、术后处理

由于患儿年龄小，畸形复杂，全身重要脏器发育未完善，因此 BAS 后要严密观察血压、呼吸、心率及穿刺部位的情况。术后低氧血症改善不明显者，可试用前列腺素 E 以扩张动脉导管及肺小动脉使回流至左心房的血液增多，促使心房水平左向右分流增多，从而改善低氧血症。效果不佳者需及时行外科手术治疗。

九、疗效评价指标

1. 动脉血氧饱和度　完全性大动脉转位 BAS 后血氧饱和度增加 10% 以上，示效果良好；而左心室或右心室梗阻型先天性心脏病 BAS 后血氧饱和度改变不一。

2. 左右心房平均压差　BAS 术后残留左-右心房压差<2mmHg 为效果良好，>4mmHg 为效果不良。

3. 房间隔缺损大小　术后可通过二维超声心动图观察房间隔缺损的大小，通常 BAS 后房间隔缺损直径可达 10mm 以上。

4. 症状及体征　发绀改善，呼吸及心率减慢，肝缩小，心功能不全改善。

十、并发症

随着经验积累，术中并发症较少，文献报道 BAS 的并发症发生率为 0～5.5%左右，主要包括一过性心律失常，左心房、肺静脉、右心房及下腔静脉撕裂引起的心脏压塞，房室瓣损伤、关闭不全，球囊破裂、回收困难、栓塞等。但由于患儿往往较小，又处于缺氧状态，心功能往往也不好，术中容易出现呼吸窘迫或麻醉意外以及循环不良，所以术前准备要充分，要尽可能改善全身状况，纠正酸中毒，改善心功能，术中要加强麻醉及呼吸监护，以减少呼吸循环方面的并发症[22]。

第三节　体肺侧支栓塞术

一、治疗机制

体-肺动脉侧支血管多见于重症法洛四联症、肺动脉闭锁伴室间隔缺损等复杂性发绀性先天性心脏病中，这些复杂先天性心脏病患者为代偿肺血流灌注不足常形成大量的体-肺动脉侧支分流血管，从而增加氧合血含量（图 18-1）。

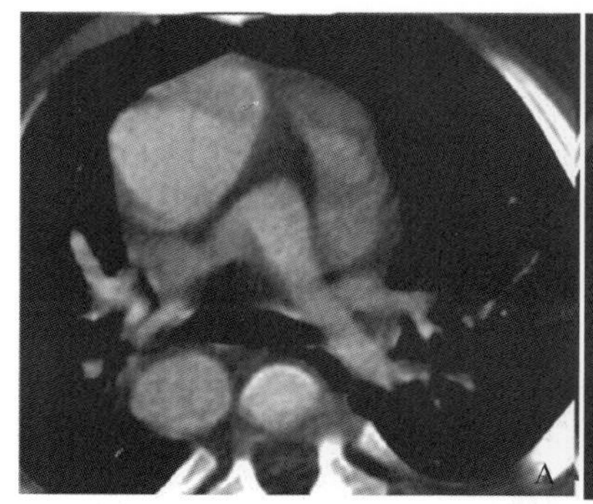

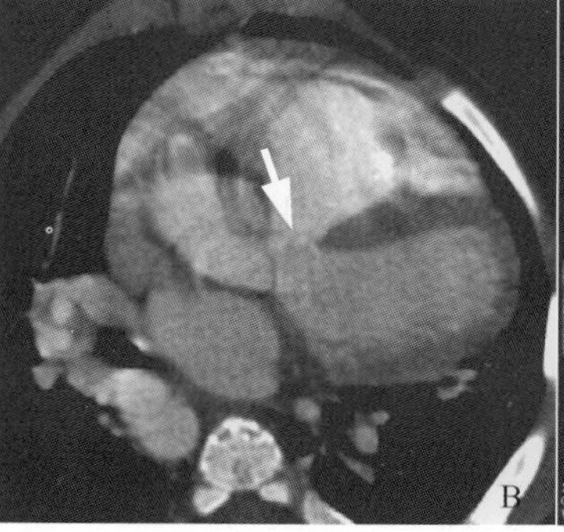

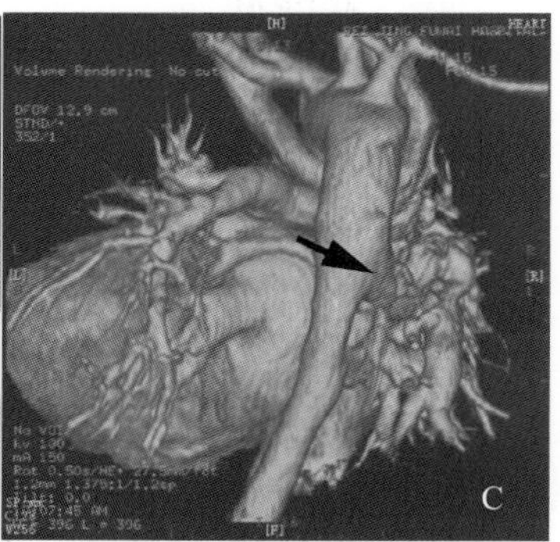

图 18-1　肺动脉闭锁＋室间隔缺损，体肺侧支形成

男，15 个月，发现心脏杂音及口唇发绀 1 年，胸骨左缘 2、3 肋间 2 级收缩期杂音。心脏 CT 增强扫描：A. 主肺动脉于中段完全闭塞，左、右肺动脉发育尚好，有融合，可见"海鸥征"；B. 膜周部较大室间隔缺损（白色箭头示）；C. 三维容积重建示：降主动脉近段发出粗大的体肺侧支（黑色箭头示）供应部分右下肺

但在外科根治术中及术后这些侧支血管若不处理会带来许多不良影响：①导致回心血量多，手术视野暴露差，灌注压不稳；②术中大量血流经侧支进入肺动脉可能导致脑、肾等重要器官灌注不足而造成缺氧损害；③术中导致循环血液温度升高而不利于心肌保护；④术后容易导致肺血管过度灌注而出现“灌注肺”及左心容量负荷增加。而这些体肺侧支往往来源广泛、变异较大、解剖位置不固定，且受手术野的限制，术中难以辨认，外科达到全部彻底结扎有较大困难。而在造影指导下的经导管体肺侧支栓塞术（transcatheter embolization of aortopulmonary collateral vessels，TEACV）则可弥补外科手术的不足，能迅速、完全地实现侧支血管栓塞，同时也能为外科结扎提供影像指导，从而简化手术过程，提高手术成功率[23-24]。

二、适应证

可栓塞的侧支血管主要是指分布区域具有双重血供（主动脉及肺动脉）、较为粗大（或范围广泛）、外科手术需要处理但不易处理的体肺侧支血管，具体目标血管造影后由心外科医师和介入医师共同讨论决定。与脊髓供血有关的体肺侧支不宜进行栓塞。

三、治疗时机

体肺侧支栓塞术可在外科手术前、后进行。由于外科术后需要体肺侧支栓塞的患者一般是不能脱离呼吸机或出现“灌注肺”等危重情况，属补救性治疗；而术前在导管室进行侧支栓塞，容易出现血氧饱和度下降，急性缺氧发作，由导管室再转送手术室的过程相当艰险，这使得早期体肺侧支栓塞术的作用并不突出。随着心外科微创化的发展，近年来外科手术与介入技术联合治疗以达到最佳效果的嵌合（hybrid）治疗模式已被广泛认同，特别是“手术室＋导管室＋超声诊断中心”一体化的“一站式杂交手术室”的出现，给复杂先天性心脏病的 hybrid 治疗提供了一个良好平台，可在外科开胸后进行体肺侧支栓塞，治疗的安全性和有效性大大提高，“体肺栓塞术＋外科根治术”的 hybrid 治疗有望成为这类复杂先天性心脏病标准的治疗模式进行推广[25]。

四、术前准备

1. 导管器械准备　主要包括 5F 猪尾巴导管、4～5F Cobra 导管、JR 冠状动脉造影导管、微导管、血管鞘，导丝一般采用 150cm 泥鳅导丝。

2. 栓塞材料　包括不同直径、规格的非可控弹簧圈（Cook 公司）、Amplatzer 血管塞（针对较粗的血管）、PDA 封堵器以及外科明胶海绵颗粒（主要针对细小但广泛的侧支），根据选择性侧支血管造影来决定采用哪种栓塞材料。

3. 麻醉　患者常规在全麻气管插管下进行，术中进行全程麻醉及心电、血氧监护。

五、操作步骤

1. 穿刺右股动脉，先常规行降主动脉造影明确侧支血管的数目、大小、走行路径及供血范围。

2. 进行选择性侧支血管造影，进一步明确其大小、走行路径及供血范围。

3. 确定拟栓塞的靶血管，选择合适的导管、导丝、栓塞材料进行栓塞。选择弹簧圈直径一般比侧支血管的直径大10%～20%，将输送导管头端放置于侧支血管内合适位置，将弹簧圈或其他栓塞材料通过导丝（或操纵杆）从导管尾端推出头端，然后进行选择性血管造影检验栓塞效果，如果栓塞不完全，根据需要可采用多个弹簧圈（或其他器械）进行重复栓塞。

4. 栓塞完成后可立刻拔鞘管止血，或按外科要求保留鞘管，术后回恢复室拔管。

5. 栓塞后应尽快进行外科手术治疗，以免缺氧发作。

六、注意事项

1. 尽可能处理所有可栓塞的侧支血管，以最大程度地减少体肺分流。降主动脉造影后要仔细研究侧支血管的开口、走行、直径、与固有肺动脉有无连接、有无肺静脉回流等，以确定拟栓塞的目标血管，必要时加做双侧头臂动脉造影，以发现一些间接体肺侧支。

2. 对于单独供血局部肺段的侧支栓塞要慎重（一般要求与固有肺动脉有交通），否则有发生肺梗死的危险。

3. 栓塞中应密切关注心电图、血压、血氧饱和度的变化，虽然手术室中各项抢救措施齐备，但一旦发生血氧饱和度急剧降低、血压下降也应紧急抢救，必要时停止栓塞，立刻建立体外循环。

4. 对于管径细小（直径<1.5mm）但分布广泛的侧支血管（导管常常难以进入），或开口部狭窄，导管不易深入时可尝试采用明胶海绵颗粒用注射器推入血管达到栓塞广泛侧支的目的。

5. 对于开口狭窄、走行迂曲、经导管栓塞不成功的侧支血管可保留导丝于侧支血管内，后续的外科手术中可用作外科结扎的标记。

七、疗效评价

北京阜外心血管病医院报道[26-27]了接受体肺侧支栓塞的20例法洛四联症患者（栓塞组），共采用Cook不可控弹簧圈50枚栓塞了38支侧支血管，另有两例采用明胶海绵团块栓塞侧支血管，所有患者均获栓塞成功，无异位栓塞发生，法洛四联症根治术后恢复良好，无死亡病例。单纯外科组（20例）有两例患者于外科术后发生“灌注肺”现象，术后2～5天接受了补救性体肺侧支栓塞术，1例死于术后心功能不全。在总住院天数、术后ICU监护时间、术后呼吸机辅助时间、术中体外循环时间方面，栓塞组均明显较单纯外科组缩短（$P<0.05$）。

八、并发症

主要包括异位栓塞、栓塞材料移位、栓塞不完全、侧支血管破裂等。另外，栓塞后血氧饱和度下降，低氧血症比较常见。随着hybrid手术室的建立，这些并发症处理起来将更为方便。

第四节　肺动脉闭锁的介入治疗

一、概况

合并室间隔缺损的肺动脉闭锁介入治疗主要是指体肺侧支栓塞术（见第三节），本节主要讨论一下近年来应用逐渐增多的室间隔完整的肺动脉闭锁介入治疗问题。

室间隔完整的肺动脉闭锁（pulmonary atresia with intact ventricular septum，PA/IVS）是指右心室流出道与肺动脉间完全闭锁但室间隔完整的先天性畸形。该畸形约占先天性心脏病的0.7%～3%，未经治疗多于婴幼儿期夭折。该类畸形外科手术风险很大，对于右心室发育不良者多数需经多次外科手术才可达到根治。近年来，以“肺动脉瓣打孔联合球囊扩张”为代表的介入治疗技术由于其微创、无需开胸及体外循环、可多次重复、风险小等特点，在PA/IVS的治疗中正在起到越来越重要的作用，对于右心室及肺动脉发育良好者，可部分起到替代外科瓣膜切开术的目的，对于右心室发育不良者，可以缓解新生儿时期的严重症状，推迟外科治疗的时间，明显改善患儿的生活质量及预后。该技术于20世纪90年代初开始应用于临床，目前国外开展较多，由于费用较高，我国开展相对较少。由于该治疗技术要求高，风险也大，目前已完成的病例尚缺乏长期随访结果。

二、治疗机制

PA/IVS患者肺动脉分支多数发育良好，右心室发育不良程度不一，部分患儿可合并有右心室心肌窦状隙开放（右心室依赖性冠状动脉循环），冠状动脉的供血依赖于右心室高压维持，可导致受累冠状动脉扩张。常伴有卵圆孔未闭或房间隔缺损，多数存在动脉导管未闭以维持肺内循环，其开放程度对患儿的存活起着关键作用。由于90%以上的PA/IVS为纤维隔膜性闭锁，因此理论上可采用导引钢丝、射频消融或激光打孔等方法进行瓣膜打孔，以连通肺动脉与右心室，再采用球囊扩张肺动脉瓣，达到部分替代外科瓣膜切开术的目的。对PA/IVS患儿实施肺动脉瓣打孔并球囊扩张术的目的是增加肺血流灌注，改善低氧血症和纠正代谢性酸中毒，同时减低右心室压促进右心室发育，实现双室循环，或者为以后二期根治术创造条件[28-29]。

三、适应证

目前认为肺动脉瓣打孔及球囊扩张术的适应证为有可能行双心室修补者：

1. 右心室发育大致正常，心腔三部分结构较清楚。
2. 右心室漏斗部呈长管形开放且盲端清楚可见。
3. 肺动脉干及其分支发育良好。
4. 超声测量三尖瓣Z值≥－3.5，肺动脉Z值≥－5。
5. 无右心室依赖性冠状动脉循环。
6. 无明显三尖瓣下移。

四、术前准备

1. 射频打孔设备　包括BMC射频打孔发生器、射频打孔导管、同轴导管、脚踏开关、电极片等（加拿大 Baylis 医学公司）。

2. 扩张球囊　直径 2.5～3.5mm，长度 20mm 冠状动脉球囊；直径 6～14mm 肺动脉瓣单球囊（加拿大 Numud 公司生产）。

3. 麻醉　患者常规在全麻、气管插管下进行，术中进行全程麻醉及心电、血氧监护。

4. 药物准备　操作过程中持续静脉滴注前列腺素 E，并用肝素抗凝（100U/kg）。造影前常规应用地塞米松和碳酸氢钠，预防过敏和减少代谢性酸中毒。

五、操作步骤

1. 穿刺右股静脉，先常规进行右心室正侧位造影以明确右心室发育、右心室流出道等情况；穿刺股动脉，进行未闭动脉导管选择性造影，显示闭锁的膜状结构及肺动脉总干情况，测量肺动脉瓣环直径。将导管置于肺动脉盲端做标记。

2. 将导引钢丝、射频消融导管或激光打孔导管放置于肺动脉瓣下，进行打孔。

3. 打孔成功后置入交换导丝入肺动脉并经 PDA 入降主动脉，经导丝送入小球囊（冠状动脉球囊）进行扩张，然后采用较硬的导丝和较大球囊（肺动脉单球囊）进行扩张，直至肺动脉瓣开放良好，右心室压力下降。使用的最大球囊直径可为肺动脉瓣环直径的 1.2～1.3 倍。

4. 扩张后测量跨肺动脉瓣压差和右心室、左心室或主动脉收缩压及动脉血氧饱和度。

5. 重复右心室造影可见右心室-肺动脉连通情况。

6. 局部包扎止血后返回小儿恢复室。患儿动脉血氧饱和度上升至 90％以上，生命体征平稳后可拔除气管插管。

六、疗效评价

右心室、三尖瓣的发育情况与肺动脉瓣环大小是影响介入治疗效果和预后的关键。Alwi[30] 等报道对 33 例接受导管射频打孔联合球囊扩张术与 14 例接受外科瓣膜切开术的 PA/IVS 患者进行比较。介入治疗组中 19 例成功，其中死亡 3 例，存活的 16 例中，12 例达到双心室循环，其中 7 例不需要进一步干预治疗。而 14 例外科手术组中，死亡 4 例，存活的 10 例均需二次右心室减压术。因此，介入治疗不仅可避免或延迟患儿接受多次外科手术，而且能显著降低死亡率，对 PA/IVS 的合适病例，介入治疗比外科手术更安全和有效，对于部分病例可取代外科治疗。

七、并发症

主要包括：心脏穿孔、心律失常、肺动脉瓣残余狭窄、肺动脉瓣反流、心包积液等。有些患儿在接受介入治疗后仍然存在低氧血症需进行外科体肺分流术来纠正。

第五节　复杂先天性心脏病外科术后的介入治疗

一、概述

许多复杂先天性心脏病的外科治疗往往需要多次分期手术才能完成，另外复杂先天性心脏病外科术后常常存在一些残余病变或手术并发症，也需要进一步处理。由于术后组织粘连、解剖层次不清等因素使得手术的次数越多，再次手术的风险和难度也越高，这些情况对于心胸外科医生来说往往非常棘手[31]。介入技术由于其微创、可重复性高、技术风险较低等优点，可以部分替代外科手术处理这些病变，达到减少外科开胸手术风险，或代替外科再次手术的作用。可用介入技术处理的这些病变包括：

1. 前次手术未处理的残余病变　包括各种心内缺损、PDA、瓣膜狭窄、血管狭窄（肺动静脉、体动静脉）、血管畸形（瘘或异常侧支血管等）。

2. 与前次手术相关的并发症　包括各种修补术残余漏、吻合口狭窄、手术瘢痕所致狭窄、术后因血流动力学改变出现的异常侧支血管、术后同种异体或人工管道狭窄、Mustard 或 Senning 手术后板障阻塞，以及上、下腔静脉阻塞等。

3. 需要后期闭合的暂时性人工通道或血管　包括 Blalock-Taussig 分流术、中心性分流术、改良开窗式 Fontan 分流术后需要闭合人工分流通道；介入处理这些病变的指征与外科手术指征相同。本节介绍常用的复杂先天性心脏病外科术后的介入治疗方法。

二、Fontan 术后相关介入治疗

Fontan 术将体静脉的血流直接引流入肺动脉，肺血管保持低压、低阻是保证手术疗效的关键，任何原因导致的肺血管压力和阻力升高都将导致体静脉回流障碍，出现青紫加重和体静脉高压，其术后早期及远期均可出现并发症，其中部分问题可以通过介入治疗加以解决。

1. Fontan 术后是否开窗　对于存在手术危险因素的患者，在下腔静脉-肺动脉连接的外通道与右心房间进行开窗手术可以减轻右心房压力，减少手术死亡率，但是否开窗、开窗大小都因人而异，开窗大小的调节也是关系到预后的重要步骤，是否开窗、大小调节均可通过介入技术实现。

（1）Fantan 窗的开放：术后由于板障内血栓形成、板障扭折或狭窄、血凝块形成、心房游离壁覆盖等原因会造成窗的早期关闭（或开窗直径减小），这样会导致肺动脉压力及肺血管阻力增高，患者出现血压降低、肾灌注不足、代谢性酸中毒等危险。对于心房较小者，可借助球囊房间隔造口技术重新开窗。首先在下腔静脉与右心房连接处造影，以观察窗是否仍开放，如果开窗处有少量至心房分流则可送入导丝、球囊导管以开窗或扩大开窗；如果完全闭合，则可采用房间隔穿刺针进行穿刺后再扩张开窗。也可在球囊扩张后置入支架以维持开窗直径。窗开放后应使动脉血氧饱和度达到 75%～85%[32]。

（2）Fantan 窗的关闭：Fontan 术后如果无体静脉回流梗阻表现，而血氧饱和度也低于 90%，血红蛋白上升，晚期可以考虑闭合 Fantan 窗以增加肺循环血量。介入方法可采用房间隔缺损封堵器或其他器械经导管闭合窗。介入治疗前应常规进行测压及血氧饱和度测定，测定板障内、上下腔静脉、主动脉、肺动脉的压力及血氧饱和度，并行肺动脉造影以除外肺动静脉瘘，因为肺动静脉瘘是 Fontan 术后血氧饱和度降低的常见原因。采用 ASD 封堵器封堵后需重新测定板障内、上下腔静脉、降主动脉、肺动脉的压力和血氧饱和度，如果上下腔静脉的压力明显上升（超过 20mmHg），血压下降，则不能释放，否则易造成腔静脉回流梗阻，如果上下腔静脉的压力无明显上升，而降主动脉的血氧饱和度上升 5%以上，可以考虑完全封堵窗口[33-35]。

2. Fontan术后腔静脉狭窄　Fontan术后腔静脉狭窄的发生机制主要是由于腔内血栓形成或血管扭曲牵拉，或手术瘢痕压迫。最严重的情况可导致上腔静脉综合征的表现。可采用球囊扩张及支架置入的介入方法来处理腔静脉狭窄。由于体静脉血管的顺应性较强，因此选用的球囊直径应较大，球囊扩张的即刻效果良好，但是再狭窄发生率非常高，对婴幼儿以球囊扩张为主，对年长儿及成人主张置入支架治疗。

3. Fontan术后体肺侧支血管　Fontan术后如果发现有明显体肺侧支血管参与肺部供血应予以栓塞，否则容易增加肺动脉阻力，远期可导致体静脉回流障碍，体静脉高压（具体方法见第三节体肺侧支栓塞术）。

4. 肺动脉吻合口狭窄可应用球囊扩张或支架置入的方法介入治疗。

三、Glenn术后相关介入治疗

Glenn术是肺血少型复杂先天性心脏病常见的手术方式，主要通过将上腔静脉与肺动脉端侧吻合，将上腔静脉血直接引入肺动脉以增加肺血流量、促进肺血管发育。术后吻合口狭窄及异常静脉扩张/开放均会影响术后疗效，可采用介入方法治疗：

1. 术后吻合口狭窄　可应用球囊扩张或支架置入的方法介入治疗。

2. 术后异常静脉扩张/开放　Glenn术后部分患者可有奇静脉、半奇静脉等静脉异常扩张，或者造成其他静脉侧支开放，形成窃血，造成血氧饱和度下降，需要栓塞这些异常血管。栓塞扩张的奇静脉可采用ASD封堵器或PDA封堵器等。

四、法洛四联症根治术后相关介入治疗

法洛四联症根治术后常见的并发症包括：右心室流出道残余狭窄或梗阻、肺动脉残余狭窄、室间隔残余漏等，会严重影响疗效，部分病例可采用介入治疗，以减少外科手术次数和风险。

1. 术后右心室流出道残余狭窄或梗阻　一般认为，术后右心室-肺动脉峰值压差超过40mmHg即存在明显的右心室流出道狭窄或梗阻[36]（right ventricular outflow tract obstruction，RVOTO）。主肺动脉发育不良、补片过小、肺动脉瓣/瓣环切开不充分、术后吻合口狭窄是导致发生RVOTO的主要原因，特别是术中保留肺动脉瓣会增加术后残余RVOTO的发生，而采取跨肺动脉瓣补片（transannular patch，TAP）则术后发生RVOTO较少。残余狭窄的部位主要发生在漏斗部（肺动脉瓣下）、肺动脉瓣/瓣环水平。采用经皮肺动脉瓣球囊扩张成形术（PBPV）能对部分术后RVOTO病例起到较好的疗效，有几个问题需要注意：①病例选择。一般选择主肺动脉管径正常，狭窄梗阻局限于瓣或瓣下水平的病例，且术后时间应大于6个月。对于TOF术后造影发现主肺动脉细小、流出道膨出瘤或肺动脉瓣瓣周有钙化的病例我们不主张尝试PBPV，否则心脏穿孔、骤停的风险会大大增加。②球囊选择。一般的瓣/瓣环狭窄我们选择聚乙烯单球囊，而瓣下狭窄选择扩张力较大的Inoue球囊。由于术后局部组织会有纤维增生、粘连，弹性较差，球囊不宜选择过大，一般球囊与瓣环直径之比1.2∶1即可，不要盲目增加球囊直径，适可而止，每次扩张后都要测压，右心室-肺动脉峰值压差小于20mmHg就可终止操作。③扩张前要进行右心室正侧位造影，充分了解右心室流出道术后形态、梗阻部位、主肺动脉及左右肺动脉发育情况，以确定扩张指征及部位。

2. 术后室间隔残余漏　法洛四联症术后 VSD 残余漏形态多样，由于手术粘连，以膜部瘤状、裂隙状及漏斗状多见，一般认为位于补片下缘的残余漏适合介入封堵，位于补片上缘的残余漏，由于距离主动脉瓣较近，往往封堵成功率不高。由于残余漏的位置多位于三尖瓣隔瓣根部而远离传导束，并且封堵器挤压补片较直接挤压心内膜对传导束周围组织的影响较小等，一般残余漏封堵术后发生传导阻滞的概率比一般 VSD 封堵要小[37]。

3. 术后肺动脉分支狭窄　肺动脉分支狭窄有一部分是术前就存在，术中残留未处理完全的，也有部分是术后吻合口及瘢痕造成的。由于外科手术野难以到达，介入治疗是残余肺动脉分支狭窄的首选治疗，传统的球囊扩张术以及血管内支架置入术均可用于肺动脉分支狭窄的治疗。治疗的指征：右心室压力超过体循环压力的一半，单侧肺动脉分支狭窄导致该侧肺血流少于肺总血流的 20%并导致对侧肺动脉高压时。一般来说单纯球囊扩张效果不佳，采用支架置入效果较好，目前可采用的支架包括 Numed 公司的 CP 裸支架等[38]。

五、Blalock-Taussig 分流及其他体肺分流术后相关介入治疗

改良 Blalock-Taussig（B-T）分流手术和其他一些体肺分流术（如升主动脉和肺动脉之间的中央分流术等）可以起到增加肺血流，提高患者动脉血氧饱和度，促进肺动脉发育的作用，被广泛应用于肺血减少型先天性心脏病。

1. 术后人工血管狭窄　B-T 分流术采用人工血管连接锁骨下动脉与肺动脉，术后早期或中晚期均可发生管道狭窄，主要原因是管道内血流速度过慢导致血栓形成以及吻合口处瘢痕形成或挛缩，可通过球囊扩张或置入支架以达到增加肺血流的目的[39]。

2. 术后人工血管的介入闭合术　对于需进行根治手术或肺血较多等需拆除分流人工血管，或外科手术不易拆除者，可采用血管栓塞术进行闭合，常用栓塞材料包括不可控弹簧圈、Amplatzer 栓等。应先用球囊进行封堵试验，封堵后观察青紫有无加重，如无加重，则可栓塞。由于分流人工血管无扩张性，一般选择短的弹簧圈且直径略大于管道即可。

六、Mustard 及 Senning 术后相关介入治疗

Mustard 和 Senning 术是治疗完全性大动脉转位（TGA）的传统手术方式，即心房内板障血流改道术，术后板障梗阻发生率 Mustard 术为 13%，Senning 术为 16%，发生机制为沿缝线周围瘢痕形成、患儿生长发育。梗阻部位多位于板障的上部，下端少见，可造成腔静脉或肺静脉的回流受阻。

可应用球囊扩张或支架置入的方法解除梗阻，支架置入效果更好。一般选择颈内静脉途径插管比较容易通过狭窄段，通常选用的球囊直径为梗阻部位直径的 5 倍，但不超过正常上腔静脉直径的 2.5 倍。由于该畸形复杂，路径曲折，操作难度大，因此有可能发生严重并发症如心脏破裂等，介入难度较大，国内开展较少。

七、同种异体或人工外管道术后介入治疗

永存动脉干、法洛四联症、肺动脉闭锁伴室间隔缺损、右心室双出口合并肺动脉狭窄、大动脉转位合并肺动脉狭窄等多种复杂先天性心脏病的外科治疗中常应用同种异体或人工带瓣管道连接右心室与肺动脉，术后管道的再狭窄及严重瓣膜反流的发生率较高，其发生机制包括：胸骨压迫、管道扭折、生物瓣钙化、管道钙化、管道皱缩、吻合口处瘢痕

形成、患儿生长发育导致的相对性狭窄等。由于瘢痕形成或机械扭曲所导致的狭窄多发生于右心室与肺动脉的吻合口处，由于瓣膜或管道钙化等因素导致的梗阻多发生于瓣膜水平。

发生上述情况常规需外科二次手术置换管道，由于多次手术造成粘连等，外科手术风险较大，因此，采用球囊扩张和支架置入等介入治疗处理是较好选择。球囊扩张的适应证为狭窄部位位于瓣膜水平或吻合口处，吻合部位的狭窄原因为瘢痕形成，狭窄程度中度，肺动脉反流轻微，右心室功能正常者。支架置入的适应证为球囊扩张无效，右心室压力≥80%体循环压力和（或）右心室功能不全者。一般来讲单纯球囊扩张效果较差，而支架置入效果较好。

对于重度肺动脉反流者，球囊扩张及支架置入并不能解决问题，最近应用于临床的经皮肺动脉瓣置入术（percutaneous pulmonary valve implantation，PPVI）则适合于此类外科术后右心室-肺动脉外管道失去功能的患者，但要求外管道直径小于 22mm，有良好的右心室流出道形态，目前应用的主要是 Melody 肺动脉瓣支架（Medtronic 公司），由一段带静脉瓣的牛颈静脉覆在金属支架上组成，该技术在临床的初步应用中取得了良好的效果。

八、复杂先天性心脏病术后漏的介入治疗

多种进行心内外缺损修补的复杂先天性心脏病术后可发生残余漏，多见的是室间隔缺损、房间隔缺损、动脉导管未闭、其他血管结扎缝闭不完全等。这部分病例再次开胸由于术后粘连，手术难度大，容易损伤心脏及大血管，术后创面渗血也较多。通过介入封堵治疗残余漏可减少二次手术的创伤和风险，方法简便，疗效确切。其操作方法与封堵治疗单纯缺损基本相同。

综上所述，介入治疗目前已成为先天性心脏病重要的治疗方法，它不仅能替代外科手术根治部分单纯性先天性心脏病，同时也可解决复杂先天性心脏病外科术后的一些残余病变、并发症，或作为分期治疗的一部分，极大提高了外科手术疗效，减少其手术风险。

（徐仲英　胡海波）

参考文献

[1] Rashkind WJ，Myller WW. Creation of an atrial septal defect without thoracotomy：palliative approach to complete transposition of the great arteries. JAMA，1966，196：991.

[2] Ozkutlu S，Ozbarlas N. Successful treatment of a nondeflatable balloon atrial septostomy catheter. Int J Cardiol，1992，34：348.

[3] Schneider M，Zartner P，Sidiropoulos A，et al. Stent implantation of the arterial duct in newborns with duct-dependent circulation. Euro Heart J，1998，19：1401-1409.

[4] Rosenthal E，Qurshi S，Tynan M，et al. Percutaneous pulmonary pulmonary valvotomy and arterial duct stenting in neonates with right ventricular hypoplasia. Am J Cardiol，1994，74：304 - 306.

[5] Perry SB，Radtke W，Fellows KE，et al. Coil embolization to occlude aortopulmonary collateral vessels and shunts in patients with congenital heart disease. J Am Coll Cardiol，1989，13：100-108.

[6] Zeevi B，Berant M，Blieden LC，et al. Midterm clinical impact versus procedural success of balloon

angioplasty for pulmonary artery stenosis. Pediatr Cardiol，1997，18：101-106.

[7] Formigari R，Santoro G，Guccione P，et al. Treatment of pulmonary artery stenosis after arterial switch operation：stent implantation vs balloon angioplasty. Cathet Cardiovasc Interv，2000，50：207-211.

[8] Trant CA Jr，O'Laughlin MP，Ungerleider RM，et al. Cost-effectiveness analysis of stents，balloon angioplasty，and surgery for the treatment of branch pulmonary artery stenosis. Pediatr Cardiol，1997，18：339－344.

[9] Rao PS，Wilson AD，Thapar MK，et al. Balloon pulmonary valvuloplasty in the management of cyanotic congenital heart defects. Cathet Cardiovasc Diagn，1992，25：16-24.

[10] Boucek MM，Webster HE，Orsmond GS，et al. Balloon pulmonary valvotomy：palliation for cyanotic heart disease. Am Heart J，1988，115：318-322.

[11] McCrindle BW，Jones TK，Morrow WR，et al. Acute results of balloon angioplasty of native coartation versus recurrent aortic obstruction are equivalent. J Am Coll Cardiol，1996，28：1810-1817.

[12] Friedll B，Oberhansli I，Faidutti B. Interventional catheterization in surgically treated patients with congenital heart disease. Thorac Cardiov Surg，2000，48：319－322.

[13] Moore JW，Frank F，Danielle D，et al. Transcatheter closure of surgical shunts in patients with congenital heart disease. Am J Cardiol，2000，85：636-640.

[14] Hjortdal VE，Redington AN，Tsang VT，et al. Hybrid approaches to complex congenital cardiac surgery. Euro J Cardiothorac Surg，2002，22：885-890.

[15] Renate K，Gerhard Z，Thomas P，et al. Fontan-type procedures：residual lesions and late interventions. Ann Thorac Surg，2002，74：778-785.

[16] John P. Intervention in the critically ill neonate and infant with hypoplastic left heart syndrome and intact atrial septum. J Interven Cardiol，2001，14：357-366.

[17] 徐仲英，胡海波，蒋世良，等．介入技术与外科手术联合治疗复杂先天性心脏病的临床研究．中华心血管病杂志，2004，32（2）：144-147.

[18] 胡海波，蒋世良．介入技术在复杂先天性心脏病外科治疗中的联合应用现状及前景．中国介入心脏病学杂志，2004，12（6）：363-366.

[19] 胡海波，徐仲英，蒋世良，等．球囊房间隔造口术在复杂先心病 Hybrid 治疗中的临床价值研究．中华医学杂志，2009，89（19）：1337-1339.

[20] 周爱卿，蒋世良．先天性心脏病经导管介入治疗指南．中华儿科杂志，2004，42：234-235.

[21] 于明华，李维光，黄荷清，等．两维超声心动图引导新生儿球囊房间隔造口术．中华超声影像学杂志，1995，4：237.

[22] 周爱卿，刘薇廷，张欢如，等．球囊房间隔造口术治疗婴儿重症先天性心脏病．中华儿科杂志，1991，29：31-33.

[23] Szarnicki R，Krebber HJ，Wack J. Wire coil embolization of systemic-pulmonary artery collaterals following surgical correction of pulmonary atresia. J Thorac Cardiovasc Surg，1981，81：124-126.

[24] Grinnell VS，Mehringer CM，Hieshima GB，et al. Transaortic occlusion of collateral arteries to the lung by detachable valved balloons in a patient with tetralogy of Fallot. Circulation，1982，65：1276－1278.

[25] 曾筝，张戈军，蒋世良，等．体肺侧支血管栓塞术在复杂先天性心脏病治疗中的应用．中华放射学杂志，1998，32：519-521.

[26] 陈良生，杨厚林，韩涛，等．重症法洛四联症矫正术前应用体肺侧支血管栓塞术的价值．中华胸心外科杂志，2002，18：17-19.

[27] 胡海波，徐仲英，蒋世良，等. 体-肺侧支栓塞术在重症法洛四联症“一站式”杂交治疗中的临床价值. 中国介入心脏病学杂志，2008，16（3）：121-123.

[28] Redington AN，Somerville J. Stenting of aortopulmonary collaterals in complex pulmonary atresia. Circulation，1996，94：2479-2484.

[29] Zahn EM，Lima VC，Benson LN，et al. Use of endovascular stents to increase pulmonary blood flow in pulmonary atresia with ventricular septal defect. Am J Cardiol，1992，7：411.

[30] Humpl T，Sòderberg B，McCrimdle BW，et al. Percutaneous balloon valvotomy in pulmonary atresia with intact ventricular septum impact on patient care. Circulation，2003，108：826.

[31] Mavroudis C，Backer CL，Deal BJ，et al. Fontan conversion to cavopulmonary connection and arrhythmia circuit cryoablation. J Thorac Cardiovasc Surg，1998，115：547-556.

[32] Hijazi ZM，Fahey JT，Kleinman CS，et al. Hemodynamic evaluation before and after closure of fenestrated Fontan：an acute study of changes in oxygen delivery. Circulation，1992，86：196-202.

[33] Bridges ND，Mayer JE，Lock JE，et al. Effect of baffle fenestration on outcome of the modified Fontan operation. Circulation，1992，86：1762-1769.

[34] Kreutzer J，Lock JE，Jonas RA，et al. Transcatheter fenestration dilatation and/or creation in postoperative Fontan patients. Am J Cardiol，1997，79：228-232.

[35] Chatrath R，Cabalka AK，Driscoll DJ，et al. Fenestrated Amplatzer device for percutaneous creation of interatrial communication in patients after Fontan operation. Catheter Cardiovasc Interv，2003，60：88-93.

[36] 胡海波，凌坚，张戈军，等. 法乐四联症外科根治术后残余右室流出道梗阻的介入治疗. 中国分子心脏病学杂志，2008，8（4）：231-232.

[37] Chaturvedi RR，Shore DF，Yacoub M，et al. Intraoperative apical ventricular septal defect closure using a modified Rashkind double umbrella. Heart，1996，76：367-369.

[38] Qureshi SA，Kirk CR，Lamb RK，et al. Balloon dilation of the pulmonary valve in the first year of life in patients with tetralogy of Fallot：A preliminary study. Br Heart J，1988，60：232 - 235.

[39] Marx GR，Allen HD，Ovitt TW，et al. Balloon dilation angioplasty of Blalock-Taussing shunts. Am J Cardiol，1988，62：824-827.

第十九章

肺动脉瓣置入治疗

第一节　概　　述

1982年Kan[1]首先采用经皮肺动脉瓣球囊成形术治疗肺动脉瓣狭窄，1985年广东省人民医院完成了国内首例经皮肺动脉瓣球囊成形术。目前经皮肺动脉瓣球囊成形术已逐渐取代外科手术，成为瓣膜型肺动脉狭窄的首选治疗方法。但肺动脉瓣关闭不全，包括先天性心脏病外科手术后残余肺动脉瓣关闭不全，特别是伴有肺动脉瓣狭窄等疾病仍需要通过外科手术进行矫治，再次手术风险明显增高。而1992年Anderson等率先报道在动物模型上进行经皮置入人工主动脉瓣膜实验研究以来，经皮（导管）肺动脉瓣置入术（percutaneous/transcatheter pulmonary valve implantation，PPVI/TPVI）逐渐由梦想变为现实。2000年Bonhoeffer等[2]将含有完整静脉瓣的一段牛颈静脉缝合在一个球囊膨胀的铂铱合金支架上，从而研制出一种新型的可经导管置入的生物瓣支架，该装置设计的初衷是治疗复杂先天性心脏病术后带瓣外管道出现的瓣膜狭窄和（或）关闭不全，其操作技术类似于目前已广泛开展的血管支架置入术，在羊体内完成的动物实验证实，术后即刻和两个月后，瓣膜均具有良好的血流动力学特性。同年，Bonhoeffer等[3]又将此种人工瓣膜经导管成功置入一个肺动脉瓣闭锁术后右心室-肺动脉带瓣通道狭窄并关闭不全的12岁男性患儿体内，并取得了良好疗效，初步显示出经导管人工瓣膜置入术的临床应用价值。此后，这种革命性的治疗方法在国外逐渐开展，并正在引起人们的广泛关注，前景乐观。

第二节　经皮（导管）肺动脉瓣置入术的临床应用

一、适应证

PPVI/TPVI的主要适应证是先天性、有症状的肺动脉瓣狭窄或严重反流，特别是以前经历过右心室流出道重建手术，再次行外科手术治疗风险较高的患者，最常见的是法洛四联症患者[4]。与接受主动脉瓣置入术的患者不同，大多数都是年轻人或儿童，但是多数都经历过一次或多次外科手术，以至于再次手术治疗将显著增加并发症风险。

除了先天性肺动脉瓣狭窄患者，对其他疾患导致的肺动脉瓣狭窄也有进行经导管瓣膜置入者，但事实上，因为该技术开展时间较短，对其中、远期预后有待进一步观察，对适应证的选择还是比较慎重的，比较公认的是以下几类患者比较适合进行：①严重肺动脉瓣反流以及充分的右心功能不全证据，没有症状但运动耐量下降的患者；②严重肺动脉瓣反流伴有右心功能不全和（或）右心室扩张的有症状的患者；③中度或重度肺动脉瓣反流患者合并室间隔缺损术后残余漏、肺动脉分支狭窄、三尖瓣反流需要介入治疗，无论有无症状的患者。

也有人将介入指征进一步量化，认为患者同种瓣膜内径在 16～22mm，且狭窄段长度小于 5mm 最适宜接受介入治疗[5]。

二、介入操作

PPVI/TPVI 的原则是通过微创介入手段缓解自身肺动脉瓣的狭窄，并且置入功能性瓣膜支架。可经导管置入的人工肺动脉瓣支架设计思想与主动脉瓣支架相似，由于肺动脉瓣附近无其他类似于冠状动脉的重要血管发出，且肺循环为低压力循环系统，经导管置入人工肺动脉瓣支架在技术上较置入人工主动脉瓣支架容易施行。目前，在临床上应用的有两种，包括球囊扩张带瓣膜支架和镍钛合金自膨胀的带瓣膜支架。瓣膜由含有三叶或者两叶瓣的新鲜牛颈内静脉，经过鞣化处理后制成，固定在支架上。异种心包紧紧包裹瓣膜周围，以防止瓣周漏等并发症出现。

目前使用最多的是 Medtronic Melody 人工瓣膜，主要有 16mm、18mm、20mm 和 22mm 四种规格。2006 年通过欧洲 CE 认证，到 2010 年 1 月，在全球已有 95 个国家开展此项技术，治疗患者超过了 1300 例。技术成功率达到 99%，6 个月存活率达 99%，获美国 FDA 正式批准[6]。另一种临床使用的 Edwards-Saopen THV 人工瓣膜，置入过程与主动脉瓣置入时的操作方法相似，目前的临床研究证实有非常理想的血流动力学效果，且操作安全，但目前应用病例数较少（图 19-1）。

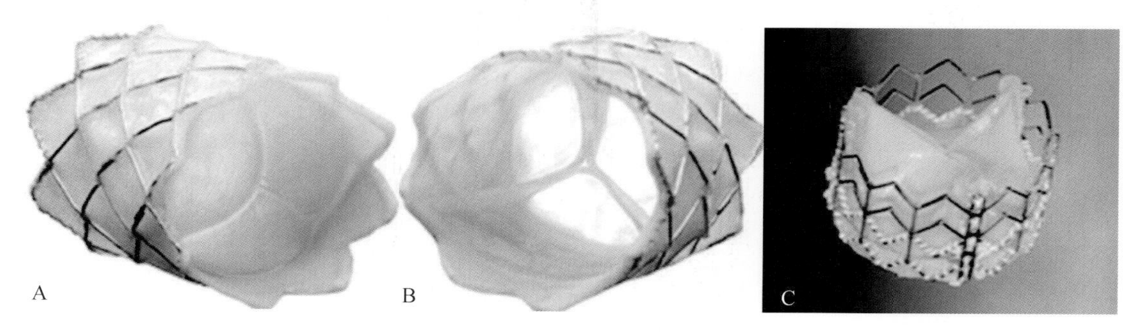

图 19-1　A,B. 经 FDA 批准的 Medtronic Melody 人工肺动脉瓣膜支架；C. 为 Edwards-Saopen THV 人工瓣膜支架

带瓣膜支架由人工瓣膜、管状支架两部分组成。人工瓣膜由瓣叶和瓣膜环组成，瓣膜环由超弹性镍钛合金丝等长折成三个半月状弧形结构，接头处用镍钛合金片捏合固定。瓣叶采用新鲜的异种心包为材料，经处理后缝合成人工瓣膜。管状支架由超弹性镍钛合金丝编织而成，体部为直管状结构，人工瓣膜置于管状结构内，弧形顶部以及两侧缝合于支架颈部。

具体操作过程一般为：穿刺右侧股静脉，经股静脉鞘管送入 6F 猪尾巴导管，通过猪尾巴导管送入加硬钢丝到达左或者右肺动脉远段，建立输送轨道，如图 19-2。根据造影结果，测量肺动脉瓣环直径，选择合适带瓣膜支架，并先将其收入 14F 的短鞘中。交换鞘管，经加硬钢丝送入 14F 输送鞘管到达主肺动脉，退出扩张管以及加硬钢丝，将短鞘与输送鞘管连接，推送杆推送支架，根据造影情况，将支架的颈部（即人工瓣膜水平）与肺动脉瓣膜平齐，确认支架位置理想后，固定推送杆，后撤输送鞘管，释放支架，退出输送鞘管，缝合右侧股静脉。术后即刻复查肺动脉造影观察支架位置，以及肺动脉瓣狭窄缓解情况（图 19-3）。

在介入操作过程中，通常需要置入临时起搏器，以预防可能出现的恶性心律失常，另外，需要对术前、术后的肺动脉压力和跨瓣压差进行测量，以评估术后即刻治疗效果。超声心动图检查也可以作为判断即刻疗效和随访的有效手段。Khambadkone 等[7] 通过无创的 MRI 检查评估 28 例接受经导管肺动脉瓣置入术患者的疗效，通过测量右心功能的改善及定量肺动脉反流的减少以证实该术式的近期（平均术后 6 天）疗效。

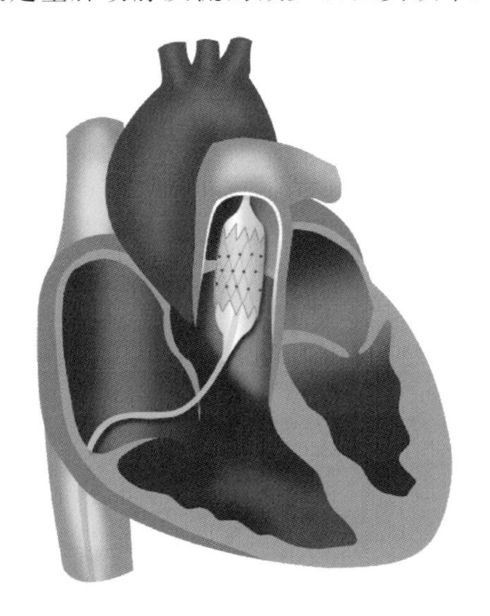

图 19-2 经导管肺动脉瓣置入术

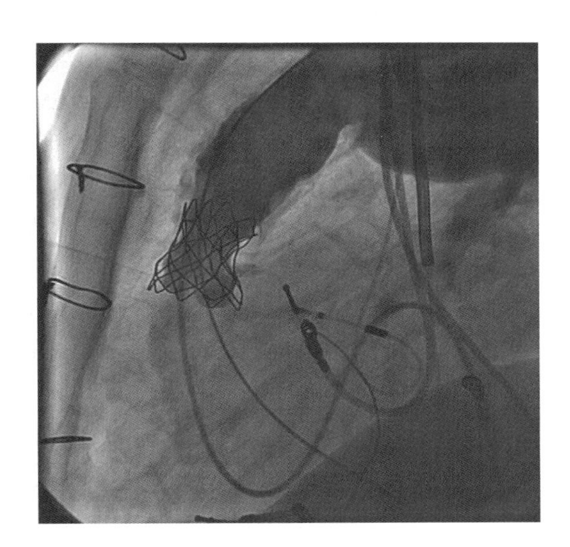

图 19-3 术后即刻肺动脉造影显示瓣膜支架位置良好，肺动脉瓣狭窄缓解，无肺动脉瓣反流出现

三、术前准备和术后恢复

在接受 PPVI/TPVI 之前，需要详细了解病史及完善各项常规检查，包括常规的血液生化检查、心电图和胸片等，以此来了解患者对接受介入治疗的耐受性。此外，需要术前超声心动图检查以明确肺动脉瓣狭窄或关闭不全的严重程度。必要时可以利用 MRI 或 CT 等无创性检查对肺动脉瓣狭窄或反流情况进行定量评估。

一般而言，完成介入操作需要 1～2h，对成年人仅需局麻即可，但对儿童患者可能需要全身麻醉，因此，术后需要严密检测患儿的生命体征，防止出现并发症。如无严重并发症发生，24h 内可以撤离包括临时起搏器在内的所有管道，只需坚持抗感染治疗即可。另外，接受 PPVI/TPVI 的患者通常需要抗凝治疗，包括抗血小板药阿司匹林和（或）氯吡格雷等。

四、疗效评估及并发症

成功置入瓣膜支架的患者，临床症状明显改善，术后复查肺动脉造影、超声心动图，以及CT、MRI等显示肺动脉狭窄缓解或消失，心功能明显改善。而PPVI/TPVI的并发症可以发生在术后早期和晚期[8]，早期常见并发症包括支架移位（发生率小于10%），主要原因是操作者经验不足；而少量的瓣周漏是较为常见的并发症，在超过50%的患者中会出现，但通常这些不会引起临床症状，不需要进一步治疗；溶血较少见，可能是由于瓣膜支架大小选取不当所致。晚期并发症因随访时间较短，获得资料有限，但一般认为，术后仍需对患者的心、肺及肾功能定期复查。在Lurz等[9]报道的155例患者中，有5例发生了感染性心内膜炎，但该5例患者均有其他器官感染史或心内膜炎的病史；另有1例患者出现了溶血，考虑与瓣膜支架的大小选择不当有关；1例曾经接受过Rastelli大动脉转位矫正术的患者在PPVI术后3.5年发生了致命性室性心律失常。Khambadkone等[7]对56例成功接受经皮人工肺动脉瓣支架置入术患者的临床研究结果显示，全组年龄9～41岁(平均16岁)，瓣膜支架置入均获得成功，无死亡病例，3例因术后支架移位或支架损毁而接受急诊外科手术，平均住院时间2天，随访2周至3.5年，98%患者远期无肺动脉瓣反流。在2008年美国经导管心血管治疗（TCT）会议上Bonhoeffer报道了全球656例置入Medtronic MELODY肺动脉瓣支架患者的手术及术后随访结果，仅有1例死亡，38例接受了二次支架置入，随访血流动力学理想。主要的并发症包括瓣膜支架移位、装置破裂、左主干压迫、右肺动脉堵塞、三尖瓣损伤、中度三尖瓣反流等，但均得到较好的处理。

第三节　前景展望

尽管国际上对PPVI的研究近几年取得明显的进展，各国学者也想出了多种创造性的方法，并进行了多中心的循证医学调查和大规模的随访研究，但在早期研究中仍存在各种困难和问题，主要表现在：

1. 适应证的选择　尽管多数学者认为PPVI/TPVI适用于先天性或获得性肺动脉瓣严重狭窄，特别是不适宜接受二次手术的先天性心脏病患者，但目前为止仍缺少明确的专家共识，特别是对肺动脉瓣狭窄程度缺少适合的量化标准，这容易导致该项技术的不易普及或滥用，更多的学者已经注意到该问题，相信随着更多临床资料的积累，在不久的将来就会对该技术的适应证和禁忌证提出详细的指南。

2. 技术上仍存在难点　主要包括如何实现瓣膜材料和支架的最佳结合，延长置入物的使用寿命；在输送鞘管或球囊导管上装载瓣膜支架以及支架重新膨胀的过程中如何更大限度地保护瓣膜的功能，减少瓣周漏的发生；如何实现瓣膜支架更加准确的定位，避免支架移位、脱落等严重并发症的发生；如何实现器械的小型化以适应儿童患者。这些问题，需要临床医生和相关的器械研发人员共同努力，使标准进一步规范[10]。

最后，尽管PPVI/TPVI在国外已经有超过10年的应用，但我国还仅限于动物实验阶段。国内学者已经开始在瓣膜支架材料、输送系统和置入技术等方面进行深入的探索[11-13]。如宗刚军等[11]利用自行设计的一种类似于酒杯状的自膨胀带瓣膜支架，经开胸手术置入正常羊的肺动脉瓣水平，有7只动物获得了成功，病理及随访研究证实该种国产瓣膜支架有良好的顺应性。

总之，PPVI/TPVI的出现和逐渐普及，为先天性心脏病、瓣膜病患者提供了更多的选择，并且有理由相信微创介入治疗会逐渐成为该类患者首选的治疗方式。但是，我们也必须清醒地认识到介入治疗仍有许多问题，如适应证的选择、远期疗效评价、介入器械和材料等尚待总结和进一步研究。

（马晓海）

参考文献

[1] Kan JS, White RI Jr, Mitchell SE, et al. Percutaneous balloon valvuloplasty: a new method for treating congenital pulmonary-valve stenosis. N Engl J Med, 1982, 307 (9): 540-542.

[2] Bonhoeffer P, Boudjemline Y, Saliba Z, et al. Transcatheter implantation of a bovine valve in pulmonary position: a lamb study. Circulation, 2000, 102 (7): 813-816.

[3] Bonhoeffer P, Boudjemline Y, Saliba Z, et al. Percutaneous replacement of pulmonary valve in a right-ventricle to pulmonary-artery prosthetic conduit with valve dysfunction. Lancet, 2000, 356 (9239): 1403-1435.

[4] Chu MWA, Borger MA, Mohr FW, et al. Transcatheter heart - valve replacement: update. CMAJ, 2010, 182 (8): 791-795.

[5] Lutter G, Ardehali R, Cremer J, et al. Percutaneous valve replacement: current state and future prospects. Ann Thorac Surg, 2004, 78: 2199-2206.

[6] http://www.fda.gov/newsevents/newsroom/pressannouncements/ucm198597.htm.

[7] Khambadkone S, Coats L, Taylor A, et al. Percutaneous pulmonary valve implantation in humans results in 59 consecutive patients. Circulation, 2005, 112: 1189-1197.

[8] Mulder BJM, Winter RJ, Wilde AAM. Percutaneous pulmonary valve replacement: a new development in the lifetime strategy for patients with congenital heart disease. Netherlands Heart Journal, 2007, 15 (1): 3-4.

[9] Lurz P, Coats L, Khambadkone S, et al. Percutaneous pulmonary valve implantation impact of evolving technology and learning curve on clinical outcome. Circulation, 2008, 117: 1964-1972.

[10] 戴汝平，高伟. 先天性心脏病与瓣膜病介入治疗. 沈阳：辽宁科学技术出版社，2007，207-211.

[11] 宗刚军，白元，吴弘，等. 经导管肺动脉瓣膜植入的实验研究. 介入放射学杂志，2007，16 (9): 623-626.

[12] Zong GJ, Bai Y, Jiang HB, et al. Use of a novel valve stent for transcatheter pulmonary valve replacement: an animal study. J Thorac Cardiovasc Surg, 2009, 137: 1363-1369.

[13] Bai Y, Zong GJ, Jiang HB, et al. Percutaneous re-implantation of the pulmonary valved stent in sheep: A potential treatment for bioprosthetic valve degeneration. J Thorac Cardiovasc Surg, 2009, 138 (3): 733 - 737.

第二十章

先天性心脏病介入治疗准入制度及医师培训

第一节　先天性心脏病介入治疗准入制度

自20世纪80年代初期我国引进心血管疾病介入治疗技术以来，随着介入治疗器材的不断改进创新、新型器材在临床的应用、介入医师经验的积累及介入技术的不断提高，该方法已成为许多医疗中心的常规治疗方法之一。我国地域辽阔，各地医疗条件及诊疗水平不同，心血管病介入治疗的发展也不均衡。存在介入诊疗手段应用不合理、介入医师未经正规培训就上岗、介入治疗的适应证掌握不当及操作不规范等现象，这些问题所带来的潜在风险已引起国家卫生部门的高度重视。为了减少以上问题的发生，规范心血管疾病介入诊疗的行为，保证医疗质量和医疗安全，有效整合各种医疗资源，卫生部（现国家卫生和计划生育委员会）医政司组织制定了《心血管疾病介入诊疗技术管理规范》（卫医发[2007] 222号），并于2007年7月13日颁布实施。此后在全国范围内开展了心血管疾病介入诊疗技术准入和规范化管理工作。十二五期间，为贯彻落实深化医药卫生体制改革要求，满足农村地区心血管疾病诊疗需求，提高心血管疾病诊疗服务可及性，卫生部医政司组织有关专家对《心血管疾病介入诊疗技术管理规范》进行了修订，形成了《心血管疾病介入诊疗技术管理规范（2011年版）》（卫办医政发[2011] 107号）（以下简称《管理规范》），并于2011年8月12日颁布实施。目前的《管理规范》仍然针对冠心病、心律失常、先天性心脏病介入治疗及永久起搏器植入术提出了准入的具体要求，但对瓣膜病及外周血管疾病的介入治疗尚未出台相关的管理规范。

《管理规范》是一部政府对本行业技术规范的法规，是医疗机构及医师开展心血管疾病介入诊疗技术的最低要求。因此，所有开展心血管疾病介入诊疗技术的医疗机构及从业人员都应严格遵照执行。

《管理规范》对医疗机构提出的最基本要求为：医疗机构开展心血管疾病介入诊疗技术应当与其功能、任务相适应。有卫生行政部门核准登记的心血管内科、心脏大血管外科或者胸外科的诊疗科目，有心血管造影室和重症监护室。上述条件极大地保证了开展介入诊疗技术的安全性，降低了发生严重并发症所带来的潜在风险。

《管理规范》对相关科室提出的具体要求为：开展心血管内科临床诊疗工作5年以上，床位不少于40张；开展心脏大血管外科或胸外科临床诊疗工作5年以上，床位不少于30张。心血管造影室需配备有800mA、120kV以上的心血管造影机，具备心、肺、脑复苏的必要急救设备和药品等。有充足的病源、较丰富的临床经验及优良的设备。

《管理规范》对相关从业人员的要求为：至少有2名具备心血管疾病介入诊疗技术资质的本院在职医师；其基本要求是：①取得《医师资格证书》《医师执业证书》，执业范围为内科或外科专业。②有5年以上心血管疾病临床诊疗工作经验，具有主治医师以上专业技术职务任职资格。③经过卫生部（现国家卫生和计划生育委员会）认定的心血管疾病介入诊疗培训基地系统培训并经考试合格。④经2名以上具有心血管疾病介入诊疗技术资质且具有主任医师专业技术职务任职资格的医师推荐，其中至少1名为外院医师。另外，需有经过心血管疾病介入诊疗相关专业系统培训并考核合格的专业护士及其他技术人员。

《管理规范》对技术管理的基本要求为：心血管疾病介入诊疗技术原则上只能在符合条件的三级医院中开展，县级以下二级医院暂不允许开展。拟开展心血管疾病介入诊疗技术的县级以上二级医院除满足上述条件外，还应当符合下列条件：①符合设区的市级以上卫生行政部门对心血管疾病介入诊疗技术的规划。②有心血管疾病介入诊疗需求。城市以区为单位，区域范围内设有获得心血管疾病介入诊疗技术资质的医疗机构；农村地区在心血管疾病介入诊疗急救时间内无法到达取得心血管疾病介入诊疗技术资质的医疗机构。(3) 通过省级卫生行政部门组织的临床应用能力评估后，由取得心血管疾病介入诊疗技术资质的三级甲等医院派驻取得资质的人员进行长期技术帮扶和指导，时间至少1年。

要求还包括严格遵守心血管疾病介入诊疗技术操作规范和诊疗指南，根据病情、可选择的治疗方案、患者经济承受能力等因素综合判断治疗措施，因病施治，合理治疗，严格掌握心血管疾病介入诊疗技术的适应证；心血管疾病介入诊疗要由2名以上具有心血管疾病介入诊疗技术准入资格的、具有副主任医师以上专业技术任职资格的医师决定，术者由具有心血管疾病介入诊疗准入资格的医师担任，制订合理的治疗方案与术前和术后管理方案。术前向患者及其家属谈话、签署知情同意书。建立健全心血管疾病介入诊疗后随访制度，并按规定进行随访、记录。

医疗机构每年完成的介入诊疗例数不少于200例，其中治疗性病例不少于100例，没有与心血管疾病介入诊疗手术相关的医疗事故，择期心血管造影检查并发症及介入诊疗技术相关死亡率均低于0.5%。有资质的医师作为术者每年完成心血管疾病介入诊疗病例不少于50例，其中从事先天性心脏病介入治疗的医师作为术者每年完成先天性心脏病介入治疗不少于20例。各省级卫生行政部门应将准予开展相关心血管疾病介入诊疗的机构和医师名单进行公示。以上规定对合理应用介入诊疗技术、提高成功率、降低并发症和死亡率、保护患者利益将发挥重要作用。

《管理规范》还提出了其他管理要求，包括应该使用经药品监督管理部门审批的心血管疾病介入诊疗器材；不得通过器材谋取不正当利益；建立心血管疾病诊疗器材登记制度以保证器材来源可追溯。在患者住院病历的手术记录部分中要存留介入诊疗器材条形码或者其他合格证明文件。不得违规重复使用一次性心血管疾病介入诊疗器材。严格按照国家物价、财务政策及相关规定收费。

第二节　先天性心脏病介入治疗登记

《管理规范》中的技术管理基本要求之一，是在完成每例次心血管疾病介入治疗病例后10个工作日内，使用卫生部规定的软件，按照要求将有关信息填写报送卫生部及省级卫生行政部门。先天性心脏病介入治疗信息网络直报系统的一般信息包括病案号、性别、出生日期、民族及介入日期。介入信息包括介入医生、第一助手、外请专家；术前诊断及诊断方法；术后诊断、查体、心脏杂音、心电图、X线胸片、超声心动图、心导管及造影检查；入路途径；封堵器类型、厂家、直径及数量；介入治疗项目；介入治疗的结果，术中并发症、是否死亡及术后并发症。

为保证先天性心脏病介入治疗病例信息的完整性、准确性，在进行介入治疗后应及时登记填写相关资料，以免遗漏。填报时应按照填表说明逐项登记，仅上报先天性心脏病介入治疗病例，不包括风湿性心脏病二尖瓣狭窄球囊扩张术及外周血管介入治疗病例，也不包括经造影或心导管检查后不适合行介入治疗者。而对于那些经尝试介入治疗未成功者仍需上报，包括建立轨道失败、封堵后仍有大量残余分流或介入术中发生并发症等终止介入的病例均属于失败范畴。对于介入术中或术后（住院期间）各种原因发生死亡的病例都应如实上报。

对于具备先天性心脏病介入治疗资质的单位及医师均应按照管理规范的要求及时通过系统填写上报介入治疗病例，若上报率过低或信息不完整则不能真实地反映该单位及介入医师的介入治疗情况，从而影响所在单位或介入医师相关介入治疗资质的复审等。

第三节　先天性心脏病介入治疗医师培训

《管理规范》对心血管疾病介入诊疗培训人员及基地提出了更高的要求：

1. 三级甲等医院，并经省级卫生行政部门准予开展相关心血管疾病介入诊疗技术。

2. 先天性心脏病介入诊疗培训基地每年完成各类心血管疾病介入诊疗不少于1000例，其中先天性心脏病介入治疗病例不少于100例。

3. 心血管内科和心脏大血管外科或胸外科床位总数不少于100张。

4. 有至少4名具有心血管疾病介入诊疗技术资质的指导医师，其中至少2名为主任医师。

5. 有与开展心血管疾病介入诊疗技术培训工作相适应的人员、技术、设备和设施等条件。

6. 相关专业学术水平居国内前列，且在当地有较强的影响力。拟从事心血管疾病介入诊疗的医师应当接受至少1年的系统培训。该规定有利于培养和造就合格的高素质的心血管疾病介入诊疗人才。

2010年6月出台了《卫生部心血管疾病介入诊疗培训基地工作指南》。先天性心脏病培训方式为脱产式培训，学员在培训期间，不得承担原单位的工作、会议、出国访问等任务。培训形式目前为1年期培训。教学内容：基础培训教程＋高级培训教程。培训地点为卫生部心血管疾病介入诊疗培训基地。学员资质要求：①取得《医师执业证书》，执业范围为内科或者外科专业。②有3年以上心血管内科、心脏大血管外科或者外科临床诊疗工作经验，具有主治医师以上专业技术职务任职资格。

报名方式：登录“心血管疾病介入诊疗管理信息网”（www.mta.org.cn）中“全国心血管介入诊训报名”栏目（首次报名须先注册）。按规定程序如实填写、提交学员信息。完成网上报名后自行下载打印《全国心血管疾病介入诊疗培训基地招生报名表》。该表先后经所执业医疗机构和所在省级卫生行政部门医政处（部队医院学员经各军区联勤部卫生部医疗管理处）审核盖章后，连同本人执业医师资格证书、执业医师注册证书复印件各1

份，以及本人近期1寸免冠正面彩色照片1张，一并邮寄至卫生部医政司项目办公室。卫生部医政司将根据学员的资质及申请培训意向对报名材料进行审核，并决定是否录取。对审核通过拟录取的学员，经培训基地确认后，由培训基地直接通知学员。报名时间由卫生部医政司项目办公室提前通知。

各培训基地负责人由各省卫生行政部门推荐，卫生部发文确定。培训基地应设秘书及网络数据员。各培训基地导师由培训基地推荐，经卫生部统一培训，正式聘用，聘期一般为一年。培训基地学员报名时可选择第一及第二培训基地，最后由卫生部医政司项目办公室按照各培训基地学员报名情况及导师数量统一分配。

学员进入培训基地报到时，应按照《全国心血管疾病介入诊疗技术培训基地学员守则》进行岗前培训，包括基地情况、请假制度、发放《全国心血管疾病介入诊疗技术培训大纲及手册》及落实指导导师等。建立培训学员个人档案，包括培训学员个人基本信息、阶段性考试考核情况、听课内容次数、学员考勤情况记录、培训过程记录及结业评定表等。阶段性考试包括入培训基地时的摸底考试（初试）、期中考试及期末考试。初试以便使指导导师了解学员的基本状况和水平，更好地为学员制订培训计划；根据期中考试情况，有针对性地帮助学员提高。最终的期末考试是决定学员是否培训合格。只有通过培训基地的考试考核合格并由基地授予培训结业合格证后才可参加卫生部国家医学考试中心组织的全国统考。

先天性心脏病介入治疗是一项复杂而精细的技术，涉及许多不同的心血管解剖畸形。因此介入医师不仅要熟练掌握心脏大血管解剖结构及由于先天性畸形引起的心脏解剖和血流动力学变化，还应熟悉X线、超声心动图等心血管影像学及相关治疗方法。要取得相应资质，培训期间介入医师需要在上级医师指导下，参与完成不少于25例诊断性心导管检查、心血管造影检查和不少于15例先天性心脏病介入治疗病例。

自2009年开始，全国25个先天性心脏病介入治疗培训基地（不包括军队医院）已招收学员，有统一的培训教材、大纲及手册；培训结束后，填写由资格认定委员会统一制订的培训项目考核表，培训基地负责人签署考核意见。

培训基地为动态管理，每2年卫生部医政司要组织专家进行复审。对于管理不到位及培训学员最终合格率低的单位将取消培训基地资格。

自2011年开始，凡在全国心血管疾病介入诊疗培训基地完成培训并考核合格者，可参加由国家医学考试中心组织的全国心血管疾病介入诊疗统考，其中心内科医师需先参加心内科专科医师资格考试，再参加心血管疾病介入诊疗统考。考核考试合格者由卫生部医政司颁发证书。而心血管疾病介入诊疗技术资质证书则由省级卫生行政部门审核评定后颁发。

对于刚开展先天性心脏病介入治疗或介入例数尚不多的医院，介入医师应该通过参加基地培训、专业学术会议或学习班等形式，进一步加强对先天性心脏病基本知识的认识，包括解剖、病理生理、各种检查方法及介入技术操作等；交流和分享兄弟单位的介入治疗技术及经验，吸取别人的教训；并定期总结自己介入治疗的成功率、并发症发生率及失败的原因等。同时介入医师应严格掌握先天性心脏病介入治疗的适应证及禁忌证，充分认识可能发生的各种并发症并掌握其防治措施。医疗单位应健全病例讨论会诊制度，包括特殊或病情较重病例的术前会诊、术中及术后并发症或死亡病例讨论等；建立严格的病例随访制度，认真总结经验教训，不断提高介入治疗水平。

总之，只有充分发挥先天性心脏病培训基地作用，培养优秀的先天性心脏病介入治疗人才，严格执行《管理规范》，才能保证先天性心脏病介入治疗的安全性和有效性，使其健康稳定地发展，让更多的先天性心脏病患者获益。

（蒋世良）